瘢痕・ケロイドは
ここまで治せる

Less-Scar Wound Healingのための形成外科

【編著】
小川 令

克誠堂出版

執筆者一覧
(敬称略)

【編　著】　小川　令　　　日本医科大学形成外科

【執筆者】(執筆順)
貴志 和生	慶應義塾大学医学部形成外科
松村　一	東京医科大学形成外科学分野
赤石 諭史	日本医科大学形成外科
荒牧 典子	慶應義塾大学医学部形成外科
内藤 素子	京都大学医学部形成外科学
上田 晃一	大阪医科大学形成外科
黒川 憲史	高槻病院形成外科
村尾 尚規	北海道大学医学部形成外科
須永　中	自治医科大学形成外科
長尾 宗朝	岩手医科大学形成外科
小林 誠一郎	岩手医科大学形成外科
土佐 眞美子	日本医科大学形成外科
秋田 定伯	長崎大学医学部形成外科
岡部 圭介	慶應義塾大学医学部形成外科
林　瑠加	慶應義塾大学医学部形成外科
渡邊 英孝	熊本赤十字病院形成外科
上村 哲司	佐賀大学医学部付属病院形成外科
百束 比古	日本医科大学形成外科
吉龍 澄子	独立行政法人国立病院機構大阪医療センター形成外科
古妻 理之	独立行政法人国立病院機構大阪医療センター放射線治療科
清水 史明	大分大学医学部形成外科
冨士森 英之	冨士森形成外科医院
土佐 泰祥	昭和大学医学部形成外科学講座
大城 貴史	大城クリニック
大城 俊夫	大城クリニック
河野 太郎	東海大学医学部外科学系形成外科学
戸佐 眞弓	まゆみクリニック
かづき れいこ	REIKO KAZKI／日本医科大学形成外科

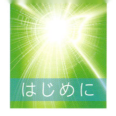

はじめに

　形成外科が真摯に取り組んできた領域の一つが，瘢痕（傷あと）をいかに目立たなくするかという方法論の確立でした。胎児創傷治癒では Scarless wound healing（瘢痕のない創傷治癒）が生じると言われておりますが，われわれの体では Less-scar wound healing（瘢痕の少ない創傷治癒）が現在の目標です。現在の医学では瘢痕を消すことはできませんが，そこに他人の目が向かなくなれば目標を達成したと言うことができるでしょう。

　ただ，ケロイド・肥厚性瘢痕という壁があり，Less-scar wound healing でさえ達成が困難で，なかなかこの領域の臨床が進まなかったのも事実です。しかし，昨今の基礎研究の飛躍的な進歩から，瘢痕形成のメカニズムが徐々に明らかになりつつあります。瘢痕形成のメカニズムを理解することによって，熱傷瘢痕，瘢痕拘縮，ケロイド，肥厚性瘢痕，成熟瘢痕，萎縮瘢痕といったさまざまな瘢痕に最適化した治療が可能となるのです。

　世界中の学会や学術誌でも，「Scar」がキーワードとなり，熱い議論がかわされ始めています。世界は「傷を治す」時代から，「傷あとを残さない」時代に突入していると言っても過言ではありません。

　本書の刊行にあたり，日本の形成外科の叡智を結集して瘢痕に立ち向かうために，この分野のエキスパートの先生方に執筆をお願いいたしました。瘢痕形成のメカニズムを基礎から理解でき，かつ臨床にすぐに役立てる本となったと自負しております。また，克誠堂出版の大澤王子様には企画から刊行に至るまで大変なご尽力をいただきましたので，深謝いたします。

2015 年 1 月

日本医科大学形成外科

小川　令

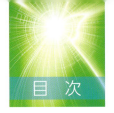

はじめに　iii

基礎編

1 胎仔創傷治癒とScarless Wound Healing ……… 貴志 和生　2
 1　瘢痕や傷あとをどのように認識しているのか　3
 2　胎仔の創傷治癒の研究とは　3
 3　胎仔の創傷治癒と一般的な成獣の創傷治癒との違い　4
 4　胎仔の皮膚が再生能を有している理由　6

2 動物とヒトにおける瘢痕形成の違いと動物瘢痕モデル ……… 松村 一　8
 1　ヒトと動物の瘢痕形成の違い　8
 2　ヒトと動物の皮膚構造の違い　8
 3　瘢痕研究の手法と動物モデル　10
 4　動物モデルの限界と可能性　11

3 瘢痕のメカノバイオロジーとメカノセラピー ……… 小川 令・赤石 諭史　15
 1　メカノバイオロジー　15
 2　メカノセンサー，メカノレセプター　16
 3　メカノシグナル伝達経路　17
 4　メカノセラピー　17
 5　瘢痕予防・治療のためのメカノセラピー　19

4 皮膚創傷における細胞外マトリックスのさまざまな機能 ……… 荒牧 典子　24
 1　瘢痕における細胞外マトリックス　24
 2　創傷治癒過程における細胞外マトリックスのさまざまな機能　25

5 瘢痕形成と弾性線維の役割 ……… 内藤 素子　31
 1　弾性線維の基礎　31
 2　瘢痕と弾性線維　33

6 ケロイド・肥厚性瘢痕のメカニズム総論 ……… 小川 令・赤石 諭史　39
 1　創傷治癒過程における瘢痕形成　39
 2　ケロイド・肥厚性瘢痕の局所因子　40
 3　ケロイド・肥厚性瘢痕の全身的因子（体質）　42
 4　ケロイド・肥厚性瘢痕の人種差・動物種差　42
 5　ケロイド・肥厚性瘢痕の病理組織学的所見　42

7 ケロイド・肥厚性瘢痕のエネルギー代謝 ……… 上田 晃一・黒川 憲史　45
 1　ケロイド・肥厚性瘢痕のATP値　45

8 炎症性疾患としてのケロイド・肥厚性瘢痕 ―CD4陽性T細胞などの炎症細胞が病態に及ぼす役割― ……… 村尾 尚規　52
 1　慢性炎症と線維化のメカニズム　52
 2　CD4陽性T細胞と免疫バランス，線維化　53
 3　炎症性疾患としてのケロイド・肥厚性瘢痕　56

9 線維増殖性疾患としてのケロイド・肥厚性瘢痕 ……… 須永 中　60
 1　創傷治癒と線維化について　60
 2　線維増殖性疾患としてのケロイド・肥厚性瘢痕の特徴　60
 3　線維化の機序についての知見　62

4 治療の展望 63

10 ケロイド発症における fibrocyte の関与の可能性 ───── 長尾 宗朝・小林 誠一郎　65
1 Fibrocyte とは　65
2 Fibrocyte の機能　66
3 ケロイドと fibrocyte の関連性について　67
4 Fibrocyte を標的とする治療の可能性　67

11 ケロイド治療の標的としての IL-6 シグナルと Wnt シグナル ───── 土佐 眞美子　69
1 ケロイド電子線治療による遺伝子変化　69
2 ケロイドと IL-6 シグナル　71
3 ケロイドと Wnt シグナル　73

実践編

12 種々の瘢痕評価スケールの特徴と比較 ───── 秋田 定伯　76
1 概説：瘢痕評価スケール　76
2 瘢痕評価スケールの検証　80
3 熱傷瘢痕評価スケールの信頼性の検討　82
4 線状瘢痕評価スケールの信頼性の検討　82
5 客観的評価のための評価ツール　83
6 日本からの瘢痕分類評価表の発信　84

13 瘢痕・ケロイドの診断 ───── 岡部 圭介　86
1 概念　86
2 JSW Scar Scale 2011 を使用したケロイド・肥厚性瘢痕の診断　91
3 ケロイド・瘢痕診断の今後　93
4 読者に伝えたいこと・関連事項　95

14 種々の瘢痕に対する切除および縫合法 ───── 小川 令・赤石 諭史　97
1 概念　97
2 施術手技の概念　102
3 施術手技の実際　105
4 術後管理　108
5 読者に伝えたいこと　109

15 瘢痕に対する植皮術 ── リストカット瘢痕に対する植皮による治療 ── 林 瑠加・貴志 和生　110
1 概念　110
2 適応と非適応　110
3 施術手技・術後管理・経過観察　111
4 読者に伝えたいこと　115

16 瘢痕・ケロイドに対する皮弁手術 ───── 渡邊 英孝　117
1 概念　117
2 適応　118
3 施術手技・術後管理　118
4 代表症例　118
5 読者に伝えたいこと・関連事項　123

17 熱傷瘢痕・瘢痕拘縮に対する予防・手術法 ───── 百束 比古　124
1 概念：熱傷瘢痕の手術について　124
2 施術手技　126
3 読者に伝えたいこと　134

18 ケロイドに対する術後放射線治療 ───── 小川 令　136
1 概念　136
2 治療の実際　138

19 ケロイドに対する高線量率組織内照射療法 ───── 吉龍 澄子・古妻 理之　144
1 概念　144
2 適応と非適応　145
3 施術手技　147
4 術後管理・経過観察　149
5 代表症例　149
6 補足　152

20 ケロイド・肥厚性瘢痕に対するステロイド治療 ……… 清水 史明　154
- 1　概念　154
- 2　適応と非適応　154
- 3　施術手技　155
- 4　術後管理・経過観察　156
- 5　代表症例　157
- 6　読者に伝えたいこと・関連事項　162

21 瘢痕・ケロイド治療における圧迫・固定療法 ……… 冨士森 英之　164
- 1　概念　164
- 2　適応と非適応　164
- 3　施術手技　165
- 4　術後管理・経過観察　168
- 5　代表症例　169
- 6　読者に伝えたいこと　174

22 シリコーン材を用いた瘢痕治療 ……… 土佐 泰祥　175
- 1　概念　175
- 2　適応と非適応　179
- 3　施術手技　180
- 4　術後管理・経過観察　181
- 5　代表症例　181
- 6　読者に伝えたいこと・関連事項　182

23 ケロイド・肥厚性瘢痕に対するNd：YAGレーザー治療 ……… 赤石 諭史・小川 令・百束 比古　184
- 1　概念　184
- 2　適応と非適応　185
- 3　施術手技　186
- 4　代表症例　187
- 5　読者に伝えたいこと・関連事項　189

24 瘢痕・ケロイドに対するパルス色素レーザー治療 ……… 大城 貴史・大城 俊夫　190
- 1　概念　190
- 2　適応と非適応　193
- 3　施術手技　193
- 4　術後管理・経過観察　194
- 5　代表症例　194
- 6　読者に伝えたいこと・関連事項　197

25 成熟瘢痕に対するフラクショナルレーザー治療 ……… 河野 太郎　199
- 1　概念　199
- 2　適応と非適応　202
- 3　施術手技　204
- 4　術後管理　205
- 5　代表症例　205
- 6　合併症回避のコツ　205
- 7　読者に伝えたいこと　206

26 ざ瘡瘢痕に対するケミカルピーリング ……… 戸佐 眞弓　208
- 1　概念　208
- 2　適応と非適応　208
- 3　施術手技と術後管理　209
- 4　代表症例　212
- 5　読者に伝えたいこと・関連事項　216

27 瘢痕に対するリハビリメイク ……… かづき れいこ　217
- 1　概念　217
- 2　適応と非適応　217
- 3　施術手技　218
- 4　瘢痕に対するリハビリメイクの特徴　220
- 5　事例　223
- 6　読者に伝えたいこと　229

索　引　231

基礎編

基礎編

1 胎仔創傷治癒と Scarless Wound Healing

貴志 和生

はじめに

表皮までの創傷は，跡形なく再生する。これは，表皮は細胞同士が接着していて，その間隙に瘢痕の主要成分となるコラーゲンを中心とした細胞外マトリックスを保有しないことからも当然であると思われる。同じような現象は，肝臓の損傷，骨折や骨延長後の骨新生部，骨格筋の部分断裂後などでも見られ，損傷後に細胞が増殖ないし局所に遊走し，修復後に細胞間に線維化を来たしにくい臓器は，組織学的に見て再生していると言えよう（図1）。一方で真皮網状層に至る創傷は，形成外科の手技を駆使してどのようにきれいに処置を行っても，ある程度の傷あとは残る。しかし，真皮に至る創傷でも，ごく浅い創傷は，適切な治療を行うと長期的には跡形なく治癒する。これは，深度別の熱傷後の治癒でも同様である。真皮でも浅い部分は再生し，深い部分に至ると瘢痕が残る（図2）。一体何が起きているのか？本書の目的は皮膚の瘢痕をいかに軽減させ，再生に持ってゆく方法を探るということである。そのためには，まず瘢痕とは何かを知らなければならない。

瘢痕の評価でしばしば用いられるVancouver general hospital burn scar assessment score [1]は，他覚所見として皮膚の色素沈着，発赤，柔

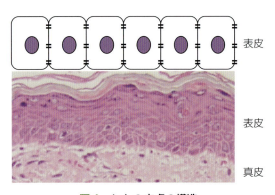

図1 ヒトの皮膚の構造
表皮では，細胞同士が接着していて，細胞間に線維組織がない。

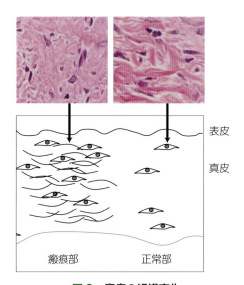

図2 瘢痕の組織変化
真皮瘢痕部分では，線維組織の乱れが見られる。

軟性，隆起を評価の項目としている。この評価でわかるようにこれは最も目立つ瘢痕として肥厚性瘢痕を捉えている。また，Beausangらは，ヒトの瘢痕の評価法の提案を行っているが，やはりケロイド・肥厚性瘢痕を最も目立つ瘢痕として捉えている[2]。一方でその対極の，瘢痕が最も目立たない状態を正常皮膚としている。しかし，本書でも触れられるがケロイド・肥厚性瘢痕は慢性炎症による病的な状態である。このため，完全な皮膚の再生の対極にケロイド・肥厚性瘢痕があると考えるのは正しくない。完全な皮膚の再生の対極は「目立つ成熟瘢痕」である。正常の瘢痕を正常皮膚にまで変化させる過程は「修復」ではなく「再生」である。

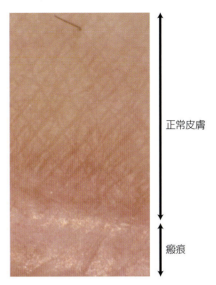

図3　成熟瘢痕の表面のダーマスコープ像
瘢痕の上ではきめが無いか乱れているが，正常皮膚のきめは整った形をしている。

1 瘢痕や傷あとをどのように認識しているのか

　瘢痕を少なくするためには，まずケロイド・肥厚性瘢痕ではない成熟した瘢痕を，私たちがどのように傷あととして認識できるのかを考えてみる必要がある。成熟瘢痕をダーマスコープを用いて拡大して観察してみると，正常皮膚と比較して瘢痕は色調の変化，皮膚表面の質感の変化，皮膚付属器の消失があることが挙げられる（図3）。色調の変化は，発赤，色素沈着，蒼白が挙げられる。発赤は毛細血管の増加ないしは拡張であり，色素沈着は瘢痕周辺の過剰なメラニン沈着による。色素沈着を起こしていないと思われる成熟瘢痕でも，ダーマスコープの偏光モードで皮膚のきめを消失させて観察すると瘢痕周辺に色素沈着を有していることが多く，これによりさらに瘢痕部が強調されている。成熟瘢痕に見られるように瘢痕が白く見えるのは，表皮を通して深部の瘢痕組織内の膠原線維が密になっている状態が透けて見えているもの

と思われる。実際，特殊な手術で，瘢痕の表面に存在する薄い皮膚を除去すると，この白く見えている部分は真皮の瘢痕部に生じた線維化の部分であることがわかる。色調の変化の中で，色素沈着や発赤はレーザー治療や軟膏療法で改善が見込まれる。

　瘢痕では，真皮の線維化と皮膚表面の皮溝・皮丘の消失ないし乱れ，皮膚付属器の消失が不可逆的に起こるために，瘢痕が傷あととして認識される。これらが正常皮膚と同様なパターン形成により再生されれば，外から見て傷あとを残すことなく皮膚が再生されることとなる。

2 胎仔の創傷治癒の研究とは

　哺乳類以外では，イモリやサンショウウオなどの有尾両生類は，四肢や顎，心臓の欠損を再生させる能力を有している。カエルは成体になった後は，このような高い再生能力は有して

いないが，主に水中で暮らすアフリカツメガエルは，皮膚にできた創傷は完全に再生する[3]。アフリカツメガエルの皮膚には分泌腺が存在し，これらの分布が正常皮膚と同様に再生するのである。

一方で哺乳類は，上述のように，ある程度以上の真皮より深く創傷ができると，瘢痕を伴って治る。ところが，哺乳類でも胎仔は再生能力を有していることがわかっている。ある発生段階までの胎仔の皮膚にできた創傷は，きめや皮膚付属器を含めて再生させ，真皮の線維化を起こさないで皮膚を再生させることができる。これをもとに，そのメカニズムを解析して成獣に応用することで，瘢痕を残さないで皮膚を再生させる方法を開発できる可能性を秘めているのが，胎仔の創傷治癒の研究である（図4, 5）。

胎生期のある時期までは，胎仔の皮膚に傷ができても傷は素早くそして瘢痕を残すことなく治癒し，皮膚は完全に再生するが，この時期を過ぎると瘢痕が残る。この切り替わりの時期は，出生前後ではなく胎生中期ごろである。胎仔の創傷治癒の研究は，この現象を踏まえて，皮膚の創傷が瘢痕を残すことなく再生する時期と，

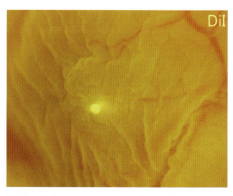

図5　胎生13日のマウス胎仔に傷をつけ，2.5日後の創傷部

きめを含め完全に再生している（創傷部の同定のため創作成時に蛍光色素（DiI）でマーキングを施した）。黄色く光っている部分が創傷作成部分。

瘢痕を残す時期の違いを明らかにし，再生するメカニズムをもとに出生後も瘢痕を残さないで皮膚を再生させることを目的とした研究分野である。

3　胎仔の創傷治癒と一般的な成獣の創傷治癒との違い

1　炎症反応が少ない

胎仔の創傷治癒には炎症反応が欠如ないし少ないとされている。しかし，妊娠後期になると好中球やマクロファージなどの炎症細胞が多数創傷部に出現し，通常の成獣の創傷治癒と同様に炎症反応が起きる。実際にMartinらは，遺伝的にマクロファージと機能的な好中球がないために炎症反応が起きないとされているPU.1 null mouseの成獣の皮膚に傷をつけたところ，胎仔のように瘢痕が少ない状態で治癒したとしている[4]。彼らのデータを見ると，組織学的に真皮の線維化は少なくなっているようである

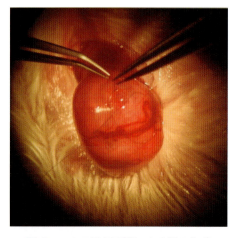

図4　マウス胎仔手術による創の作成

実体顕微鏡下に子宮を切開し，胎仔に創を作成している。

が，皮膚付属器を含めた完全な再生とは言えないようである。しかし，炎症反応がなくても創傷治癒が通常と同様に進行するということと，炎症反応が瘢痕形成に悪影響を及ぼすということは重要な知見である。ここでの瘢痕形成は，上述の瘢痕の要素のうち真皮の線維化を見ていると思われる。また，臨床上，上皮化まで時間がかかり，炎症が遷延すると，瘢痕の形状が悪化することはよく経験する。炎症細胞はさまざまなサイトカインを放出し，そのうち多くのものは線維化を増悪させるので，炎症反応を少なくすることは真皮の線維化を少なくし，瘢痕を軽減するのに役立つと思われる。

2 創傷部での分子メカニズムの違い

●胎仔と成獣の創傷治癒を比較した時に，炎症細胞はどのような物質を出すことで，瘢痕を増悪したり軽減したりするのであろうか？

TGF-βスーパーファミリーは線維化との関係で数多くの研究がなされている。その中でTGF-β_1は特に瘢痕形成に中心的に働くものと考えられている。TGF-β_1はさまざまな臓器に線維化を引き起こす。成獣の創傷治癒過程では主にマクロファージによって分泌されたTGF-β_1が創内に過剰発現している。一方で，胎仔の創傷治癒過程でのTGF-β_1の発現は少ないとされている。また胎仔の創にrecombinant human（rh）TGF-β_1を投与すると線維化を起こし，また創収縮が強くなると報告されている。成獣の皮膚にrhTGF-β_1タンパクを投与すると線維化を引き起こす。さらにrhTGF-β_1タンパクをラット創に投与すると瘢痕の線維化が強くなり，TGF-β_1，β_2の中和抗体を用いてラット創周囲に発現されているTGF-β_1，β_2の活性を中和すると瘢痕が軽減されたと報告されている[5]。

TGF-βスーパーファミリーの中のその他のメンバーについては，TGF-β_3がTGF-β_1と逆の効果を有していて"anti-scarring"であると報告され製薬の方向で進んでいたが，臨床試験で有意差を示すことができなかった。

3 線維芽細胞の性質の違い

このようなシグナルを受け，次に注目されるのは線維芽細胞である。

●真皮の細胞外マトリックスを合成し，線維化を起こさせるのは，主に線維芽細胞である

線維化の刺激を起こすのは上述の炎症細胞であるが，実際にその刺激を受け取り，反応するのは線維芽細胞であり，胎仔の皮膚再生の中心的な役割を果たす細胞である。胎仔と成獣の皮膚由来線維芽細胞はTGF-β_1による遊走能，TGF-β_1によるコラーゲン合成，ヒアルロン酸合成など多くの点で異なっている。一方で，線維芽細胞にもsubtypeがあると考えられていて，臓器別にそれぞれ特徴が異なる。また，ケロイド・成熟瘢痕・正常皮膚由来の線維芽細胞は，それぞれ性質が異なる。皮膚の中にも真皮の深度の違いによりさまざまなsubtypeが存在することが示された[6]。

●胎仔皮膚細胞は，直接的に炎症反応が少ない状態では，皮膚再生能を有する

その証拠として，胎仔由来真皮細胞と表皮由来細胞を免疫不全マウス背部で再構築すると，正常な皮膚を再生させることができる[7]。他部位由来の線維芽細胞では，皮膚は再生しないし，表皮細胞や真皮細胞一方のみでも再生しない。このように胎仔の線維芽細胞が瘢痕を軽減させ，また早く創傷治癒を進行させる特徴があるので，培養ヒト胎仔由来皮膚細胞を用いた臨

床研究がなされている。本来なら植皮が必要なⅡ度からⅢ度熱傷創面に貼付することで，創が早く自然閉鎖し拘縮も少なかったと報告されている。

4 細胞外マトリックスの違い

成獣の皮膚のおもな細胞外マトリックスはⅠ型コラーゲンであるが，胎仔皮膚の主な細胞外マトリックスはヒアルロン酸である。ヒアルロニダーゼ（hyaluronidase）を用いて胎仔創からヒアルロン酸を分解して創を作ると，胎仔の皮膚でも瘢痕を残し，逆に組織培養モデルを用いた創傷治癒実験で，培養液中のヒアルロン酸濃度を上げると瘢痕を少なく治癒したと報告されている。ヒアルロン酸は水を多く保持するので，細胞外マトリックスがヒアルロン酸で多く占められているということは，細胞が移動しやすい状況になっていると推察される。皮膚の再生に線維芽細胞が必要なことから，周囲の細胞が移動しやすい状況は皮膚の再生に必須であろう。ヒアルロン酸は，さらに胎仔血小板の凝集と血小板からのサイトカインの放出を抑制することが報告されている。このようにヒアルロン酸は細胞遊走に有利に働き，炎症を抑制し，胎仔皮膚の再生に有利な微小環境を整えているようである。

4 胎仔の皮膚が再生能を有している理由

以上をまとめると，次のようになる。炎症反応が少なく，このため炎症性サイトカインの放出が少なく，真皮線維化を促進する要因が少なくなる。このような条件の下で，胎仔真皮の線維芽細胞が表皮細胞と相互作用を及ぼすことで，ヒアルロン酸が多く細胞が移動しやすい環境下に皮膚を再生させていると思われる。成獣では，外的ストレスから身を守るために炎症反応を保有した。炎症反応を抑えることは，創傷治癒の過程を遅らせたり細菌感染に弱くなってしまうことになるが，きれいな傷あとということを考えると炎症を抑制した方が有利に働く。

前述のように，実際にヒトで胎仔の線維芽細胞の移植が創傷治癒促進目的で行われている。この報告で皮膚付属器の再生があったか否かは記されていないが，皮膚付属器の再生は表皮真皮相互作用により起きるので，この方法のみで皮膚を再生させることは困難であろう。

もう1つの方向性として，胎仔の真皮と同等の線維芽細胞を成獣の生体の中に求める方法が考えられるが，成獣の体の中にそういった細胞が存在するかどうかは不明である。しかし，真皮毛乳頭細胞や皮膚由来多能性前駆細胞（skin derived precursors：SKP）は，毛包の形成能を有している。胎仔の創傷治癒が毛包の再生を伴っていることを考えると，これらの細胞が瘢痕を抑制し，皮膚を再生する可能性は考えられる。マウスの瘢痕にWntシグナルを増強させると毛包誘導率が増強するというItoらの論文[8]は非常に興味深い。瘢痕の中に毛包誘導を引き起こす方法を探る術になるかもしれない。

おわりに

以上，胎仔創傷治癒の特徴をまとめた。自己の大人の組織に存在する胎仔真皮様の未分化な細胞の局在を見つけ，それを体外で増幅し，戻すことができれば皮膚付属器を含めた皮膚の再生が現実となるかもしれない。それ以前に，局所の炎症やサイトカインのプロファイルを胎仔のようにすることで，真皮の線維化を抑制し，瘢痕を軽減することができるようになるであろう。

【文献】

1) Sullivan T, Smith J, Kermode J, et al : Rating the burn scar. J Burn Care Rehabil 11 : 256-260, 1990

2) Beausang E, Floyd H, Dunn KW, et al : A new quantitative scale for clinical scar assessment. Plast Reconstr Surg 102 : 1954-1961, 1998

3) Yokoyama H, Maruoka T, Aruga A, et al : Prx-1 expression in xenopus laevis scarless skin-wound healing and its resemblance to epimorphic regeneration. J Invest Dermatol 131 : 2477-2485, 2011

4) Martin P, D'Souza D, Martin J, et al : Wound healing in the PU.1 null mouse ; tissue repair is not dependent on inflammatory cells. Curr Biol 13 : 1122-1128, 2003

5) Shah M, Foreman DM, Ferguson MW : Control of scarring in adult wounds by neutralising antibody to transforming growth factor beta. Lancet 339 : 213-214, 1992

6) Driskell RR, Lichtenberger BM, Hoste E, et al : Distinct fibroblast lineages determine dermal architecture in skin development and repair. Nature 504 : 277-281, 2013

7) Kishi K, Katsube K, Satoh H, et al : The fetal dermal but not loose fascial mesenchymal cells possess regenerative activity of dermal structure. Cell transplant 14 : 709-714, 2005

8) Ito M, Yang Z, Andl T, et al : Wnt-dependent de novo hair follicle regeneration in adult mouse skin after wounding. Nature 447 : 316-320, 2007

基礎編

2 動物とヒトにおける瘢痕形成の違いと動物瘢痕モデル

松村 一

はじめに

肥厚性瘢痕やケロイドに対し，これまで画期的な研究成果や治療法の確立がなされてきていない原因の1つには，ヒトのケロイド・肥厚性瘢痕を良好に再現できる実験モデルが確立していないことである．本稿では，動物とヒトにおける瘢痕形成の違いを理解し，肥厚性瘢痕に対する研究に用いられる動物実験モデルに関して述べる．

1 ヒトと動物の瘢痕形成の違い

ヒトにおいては，創傷は少なからず瘢痕を残して治癒する．唯一，前項でも触れられたように特定の胎仔皮膚の創は瘢痕を残さずに治癒する．瘢痕形成の程度に関しては，ヒトにおいても人種，年齢，部位によって違いがあり，同時に，創の深さやその治癒の状況により肥厚性となるかどうかも異なる．

一般に，有色人種や若年者で肥厚性となりやすい．眼瞼や頭皮では肥厚性の瘢痕となることは少なく，あごひげ部分や肩部，胸骨部などでは肥厚性になりやすい．創感染や二次治癒となった部位，治癒に時間を要した創も肥厚性となりやすい．また，脊髄損傷患者で麻痺部の創は肥厚性となりにくいことも多く経験する．

一方，実験動物として頻用されるマウスやラットなどのげっ歯類などの動物においては，作成された創傷はヒトに比べて非常に早く治癒し瘢痕もほぼ認識できない状態になる．より大型の犬などの実験動物においても，その傾向は変わらないが，早期の瘢痕自体は肉眼的にも認識が可能であるものの，肥厚性とはならない．

2 ヒトと動物の皮膚構造の違い

ヒトと動物との皮膚構造は大きく2つの点で異なる．

1つはげっ歯類を代表とするloose skinの動物には，皮膚直下に肉様膜（panniculus carnosus）と呼ばれる筋繊維層があり，ヒトの陰嚢部皮膚と同様に移動性，伸縮が良好な構造となっている点である．通常，マウス・ラットの背部皮膚弁作成では，この膜を含めて挙上されるものである．このため，作成された皮膚欠損層は，容易に収縮し治癒する．ヒトでは皮膚の下層は脂肪組織からなる皮下組織があるが（眼瞼などの一部の部位では存在しない），動物

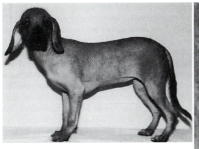
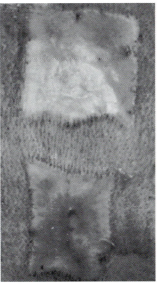

図1 Hairless descendant of the mexican hairless dogとそれに作成されたDDB熱傷24日目の状態

(Matsumura H, et al：A burn wound healing model in the hairless descendant of the Mexican hairless dog. J Burn Care Rehabil 18：306-312, 1997 より引用)

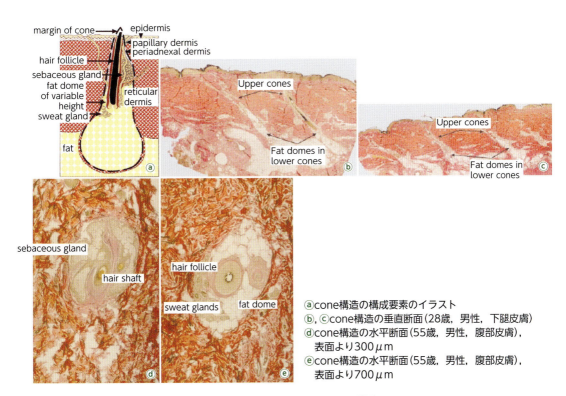

ⓐ cone構造の構成要素のイラスト
ⓑ, ⓒ cone構造の垂直断面（28歳，男性，下腿皮膚）
ⓓ cone構造の水平断面（55歳，男性，腹部皮膚），表面より300μm
ⓔ cone構造の水平断面（55歳，男性，腹部皮膚），表面より700μm

図2　ヒト皮膚に存在するcone構造

ヒト真皮層では，毛囊脂腺系を包むように存在する脂肪組織のcone構造があり，この部分が熱傷などの外傷を契機として，多くの炎症細胞浸潤を起こす。cone構造は，炎症の場を与えていると考えられ，肥厚性瘢痕の形成に深くかかわっていると考えられる。肥厚性瘢痕の生じないヒトの眼瞼や一般の動物にはこの構造はない。肥厚性瘢痕を生じる特別なブタ（red duroc pig）には，cone構造が存在する。

(Matsumura H, et al：Cones of skin occur where hypertrophic scar occurs. Wourd Repair Regen 9：269-277, 2001 より引用改変)

皮膚と肉様膜の間には皮下脂肪組織は存在しない。

もう1つは動物においては，体毛を中心に非常に多くの皮膚付属器があり，分層欠損創においても非常に早期に創治癒が行われ，ヒトと相同の治癒とはならない点である。

体毛の非常に少ない犬の分層採皮創は，ヒトと同等の期間で治癒する。創傷治癒モデルとしては有用であるが（図1）[1]，肥厚性瘢痕は形成しない。

また，Matsumuraら[2]は，ヒト皮膚の真皮レベルで毛囊脂腺系を包むように存在する脂肪組織の構造をcone構造と名づけているが，これは通常の動物では存在しない（図2）（肥厚性瘢痕を生じる一部の動物を除く）。

3 瘢痕研究の手法と動物モデル

瘢痕研究において，その手法は大きく2つに分けられる。1つは *in vitro* つまり組織培養を用いた実験方法であり，もう1つが *in vivo* つまり動物を用いた実験である。

組織培養を用いた実験では，主としてヒトのケロイド・肥厚性瘢痕組織から線維芽細胞などの細胞を取り出し，それを培養して各種の実験的介入を行い，その変化を比較する方法である。非常に有効で，現状では主たる方法となっているが，病態の一面だけを検討することになりかねないこと，取り出した細胞を継代培養する状況で本来の生体内での性格と異なってくる可能性があることなど欠点もある。

一方，実験動物を用いた方法は，病態の解明だけでなく，治療の可能性に関する検討にも有効である。しかしながら，最大の問題点は，瘢痕研究においては，通常の動物ではヒトと同じような瘢痕，特にケロイド・肥厚性瘢痕は生じないという点である。

瘢痕研究に用いられる動物モデルは，下記の3つのモデルに大別される。

1 ヒト瘢痕組織を免疫学的寛容な動物に移植するモデル

Shetlarら[3]は，1985年に免疫不全のマウスにヒトのケロイド組織を移植したモデルを発表し，60日後でも，その病理組織学的特徴は維持されたと報告した。同様の方法は，2000年代に入り，Escamezら[4]により，ヌードマウスの背部にヒト細胞由来の培養皮膚を移植しヒトと同様の創傷治癒過程を示すと報告されているが，肥厚性瘢痕の形成にまでは至っていない。

さらに2007年にYangら[5]が，ヌードマウスの背部にヒト全層皮膚を移植して，生着後に真皮層までを除去すると，90％のマウスで6カ月のあいだ肥厚性瘢痕を呈したと報告している。2013年にはMomtaziら[6]が，ヌードマウスの背部皮膚欠損にヒトの分層皮膚を移植して，180日のあいだ肥厚性瘢痕の状態を示したと報告している。しかしながら，その肥厚した皮膚厚は平均540.9μmとされており，ヒトの肥厚性瘢痕の状態とはかなり異なる。

2 通常では肥厚性瘢痕を生じない動物において，特別な方法で肥厚性瘢痕を生じさせるモデル

2002年，Aksoyら[7]は，モルモットの全層皮膚欠損にコールタールで処理を追加することで，約1／3に肥厚性瘢痕を生じさせたと報告している。しかしながら，コールタールを使うことによる動物の死亡も指摘されている。

1997年，Morrisら[8]は，ウサギの耳に軟骨

に至る全層欠損層を作成することでコラーゲンの増生が9カ月間認められたと報告している。同時にステロイド投与によりそれが縮小している。このラビットイヤーモデルは、瘢痕に対する薬剤の影響を見るためにいくつかの追試がなされている。しかしながら、報告されている組織写真では、肥厚の多くの部分が軟骨成分となっている。

2011年、Gurtnerら[9]は、ブタの皮膚に伸展刺激を加えることで肥厚性モデルを作成している。このモデルは、ヒトの皮膚欠損創を皮膚緊張を伴って閉鎖した場合に生じる肥厚性瘢痕と同様の機序であり、今後も期待される。わが国でもクラウン系ミニブタの皮膚に緊張をかけることで肥厚性瘢痕を生じさせ得ることは、坂本らと著者らの共同実験でも明らかになっている（2013年、後述）。

3 肥厚性瘢痕を生じる特別な動物を用いるモデル

著者らは、2001年にcone構造がある皮膚の部位と肥厚性瘢痕の形成する部位との関係性に関して報告した[2]。ヒトにおいても、このcone構造は頭皮、眼瞼、手掌、足底などには存在しない。また同時にcone構造は、ヒト胎児、マウス、ラット、ラビットには存在しない。しかしながら、red duroc pigにはcone構造が存在し、実際に平均9 mm厚までの肥厚性瘢痕を生じると報告されている[2), 10]。さらに、2006年にはCuttleら[11]がlarge white pigの腹部の熱傷創で肥厚性瘢痕を生じること、また、この皮膚においてもcone構造があることを報告した。

Red duroc pigの肥厚性瘢痕モデルに関しては、複数の研究グループで、ヒト肥厚性瘢痕との相同性が検証されている。デコリン（decorin）、バーシカン（versican）、IGF-1, TGF-βなどの免疫学的パターン[12]、神経繊維数[13]、VEGF、NOのレベル等[14]でのヒト肥厚性瘢痕との相同性が報告され、そのモデルの有効性が確立されている。

また、red duroc pigとyorkshireなどの他種の豚との比較研究も行われてきた[15〜17]。これらの結果でも、ヒトの瘢痕組織との相同性が示され、瘢痕モデルとして有効であることが示されている。

4 動物モデルの限界と可能性

現在報告されている肥厚性瘢痕動物モデルの中で、ヒトとの相同性があり有効なモデルとされているred duroc pigモデルにも、大きな問題点がある。

まず1点目は、真皮深層までの深い分層欠損創を用いており、切開創の瘢痕モデルは十分に検討されていない点である。もちろん、熱傷瘢痕などの研究においては適しているが、実臨床では圧倒的に罹患患者の多い切開創後の肥厚性瘢痕に関しては十分な検討がなされていない。

2点目はヒトの瘢痕形成に近い期間で肥厚性瘢痕を形成するため[16]、瘢痕研究に必要な飼育期間が長期になることである。そのうえ、飼育期間中に200kg以上と大きくなり、飼育、実験自体に多くの労力と大きな飼育施設が必要で、研究費の面でも大きな負担となる。

このような欠点を考え、著者らも大型動物での肥厚性瘢痕モデルではないものを開発しようと努めてきており、ヒト瘢痕組織を免疫不全マウスに移植するモデルも含めて模索してきたが、現状ではヒトと同じような瘢痕組織を安定して作るには至っていない。

このため、著者らは、小型の豚でred duroc pigと同様の瘢痕を形成する種を探してきたが、

クラウン系のミニブタには大きな可能性があると考えられる（unpublished data）。クラウン系ミニブタは，duroc種とミニブタを掛けあわせてできた種であり（図3），重さも30kg程度と扱いも格段に易しい。

このミニブタの背部に深達性の真皮欠損を作成すると，約3カ月でred duroc pigよりは程度が少ないものの，ヒト肥厚性瘢痕と相同する瘢痕が形成される（図4, 5）。今後も，線状瘢痕も含めて，このモデルの可能性を検討したい。

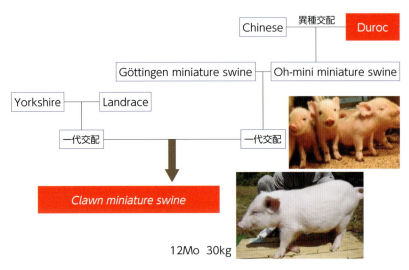

図3　クラウン系ミニブタの交配系統図

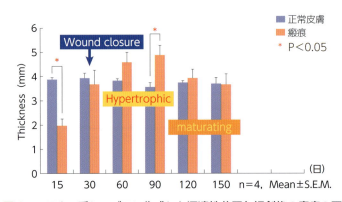

図4　クラウン系ミニブタに作成した深達性分層欠損創後の瘢痕の厚さ

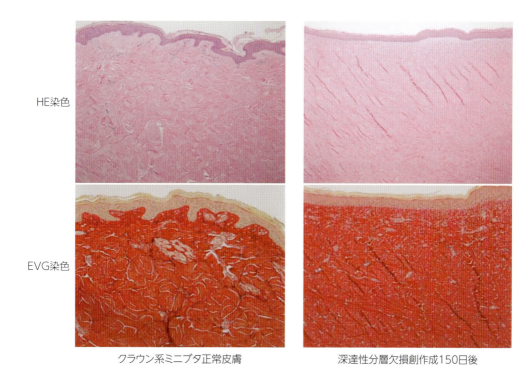

HE染色
EVG染色
クラウン系ミニブタ正常皮膚
深達性分層欠損創作成150日後

図5　クラウン系ミニブタに作成した深達性分層欠損創後の組織学的所見

【文　献】

1) Matsumura H, Yoshizawa N, Kimura T, et al：A burn wound healing model in the hairless descendant of the Mexican hairless dog. J Burn Care Rehabil 18：306-312, 1997
2) Matsumura H, Engrav LH, Gibran NS, et al：Cones of skin occur where hypertrophic scar occurs. Wound Repair Regen 9：269-277, 2001
3) Shetlar MR, Shetlar CL, Hendricks L, et al：The use of athymic nude mice for the study of human keloids. Exp Biol Med 179：549-552, 1985
4) Escamez MJ, Garcia M, Larcher F, et al：An in vivo model of wound healing in genetically modified skin-humanized mice. J Invest Dermatol 123：1182-1191, 2004
5) Yang DY, Li SR, Wu JL, et al：Establishment of a hypertrophic scar model by transplanting full-thickness human skin grafts onto the backs of nude mice. Plast Reconstr Surg 119：104-109; discussion 110-111, 2007
6) Momtazi M, Kwan P, Ding J, et al：A nude mouse model of hypertrophic scar shows morphologic and histologic characteristics of human hypertrophic scar. Wound Repair Regen 21：77-87, 2013
7) Aksoy MH, Vargel I, Canter IH, et al：A new experimental hypertrophic scar model in guinea pigs. Aesthetic Plast Surg 26：388-396, 2002
8) Morris DE, Wu L, Zhao LL, et al：Acute and chronic animal models for excessive dermal scarring；Quantitative studies. Plast Reconstr Surg 100：674-681, 1997
9) Gurtner GC, Dauskardt RH, Wong VW, et al：Improving cutaneous scar formation by controlling the mechanical environment；Large animal and phase I studies. Ann Surg 254：217-225, 2011
10) Zhu KQ, Engrav LH, Gibran NS, et al：The female, red duroc pig as an animal model of hypertrophic scarring and the potential role of the cones of skin. Burns 29：649-664, 2003
11) Cuttle L, Kempf M, Phillips GE, et al：A porcine deep dermal partial thickness burn model with hypertrophic scarring. Burns 32：806-820, 2006
12) Zhu KQ, Engrav LH, Tamura RN, et al：Further similarities between cutaneous scarring in the female, red duroc pig and human hypertrophic scarring. Burns 30：518-530, 2004
13) Liang Z, Engrav LH, Muangman P, et al：Nerve quantification in female red duroc pig (FRDP) scar compared to human hypertrophic scar. Burns 30：57-64, 2004
14) Zhu KQ, Engrav LH, Armendariz R, et al：

Changes in VEGF and nitric oxide after deep dermal injury in the female, red duroc pig-further similarities between female, duroc scar and human hypertrophic scar. Burns 31：5-10, 2005

15) Gallant CL, Olson ME, Hart DA：Molecular, histologic, and gross phenotype of skin wound healing in red duroc pigs reveals an abnormal healing phenotype of hypercontracted, hyperpigmented scarring. Wound Repair Regen 12：305-319, 2004

16) Engrav LH, Tuggle CK, Kerr KF, et al：Functional genomics unique to week 20 post wounding in the deep cone/fat dome of the Duroc/Yorkshire porcine model of fibroproliferative scarring. PLoS One 6：e19024, 2011

17) Zhu KQ, Carrougher GJ, Couture OP, et al：Expression of collagen genes in the cones of skin in the Duroc/Yorkshire porcine model of fibroproliferative scarring. J Burn Care Res 29：815-827, 2008

基礎編

3 瘢痕のメカノバイオロジーとメカノセラピー

小川　令・赤石　諭史

1 メカノバイオロジー

　皮膚および軟部組織には，自然の状態で張力をはじめとするいろいろな力が生じている[1]。皮膚をメスで切開すると，自然に創が開く。これは普段から皮膚に張力がかかっている証拠である。皮下組織にも圧が生じており，リンパ浮腫や蜂窩織炎などでは，組織圧が高くなることにより血行障害などの障害を生じることとなる。

　これら物理的刺激が，創傷治癒過程に大きな役割を担っていることが最近わかってきた[2,3]。例えば外傷によってできた開放創や結果的に生じた硬い瘢痕では，細胞の物理的環境の破綻が生じており，この環境を是正することが治療に繋がる[4,5]。物理的刺激の少なくなった創には物理的刺激を加え，物理的刺激が過剰になった創からは物理的刺激を取り除くことが必要である。創傷治癒や瘢痕形成を考えるには物理的刺激の意味をもっと深く考える必要がある。

　メカノバイオロジー（Mechanobiology）とは，張力や剪断応力，静水圧や浸透圧といった物理的刺激（機械的刺激，力学的刺激）が，細胞や組織，臓器にどのような影響を与えるかを研究する学問である[6]。筋や骨格，心・血管系の研究者には比較的なじみのある研究分野であるが，皮膚や軟部組織を扱う形成外科の領域ではまだ一般的ではない。しかし，皮膚は体内と体外それぞれから常に物理的刺激を受けている組織であり，特に瘢痕治療に取り組む医師はメカノバイオロジーを理解しておく必要がある。物理的刺激は組織から細胞，細胞膜から核内へ，さまざまな構造を通じて感受され，物理化学的信号に変換されながらシグナル伝達経路に影響を与えることがわかっている。例えば皮膚や創を伸展しただけでも，細胞はその刺激を感じ，遺伝子発現が変化することが実験的に示されている[7]。

　地球上の生命は外部からの重力や大気圧などの物理的刺激を常に感受している。進化の過程で，地球上の環境があって，この環境に適応できた生物が選択され，われわれの体が形成され，現在の地球上の生物は三次元形態を維持していると想像される。例えば宇宙飛行士は地球に帰還すると歩行できなくなるが，その原因は重力がなくなることによる骨密度の減少，関節軟骨の吸収，筋肉の萎縮による。このような環境下で，いくら多分化能を持つ幹細胞を，宇宙飛行士の膝の骨や軟骨に注射したとしても治療にはならないことが推察される。それは周囲の環境によって細胞が恒常性を維持していると考えられるからである。

このことから推測するに，瘢痕を治療しようとして細胞を注射するのは短絡的な考えであるはずで，瘢痕周囲の物理的環境を考えることが先決であると思われる。

2 メカノセンサー，メカノレセプター

線維芽細胞などの接着細胞は，細胞外マトリックスに接着し，また細胞同士で接着し，細胞外マトリックスが張力などで伸展されたり障害されたりすれば大きな影響を受ける（図1）。また浮遊細胞も含めてあらゆる細胞は，血液や間質液といった細胞外液（extracellular fluid：ECF）から常に静水圧や浸透圧などの物理的刺激を受けている。接着細胞に物理的刺激が加わると，インテグリン（integrin）など細胞膜の接着分子が刺激を受け，接着分子と細胞内部で結合しているアクチンフィラメントなどの細胞骨格にその刺激が伝達される。アクチンフィラメントは細胞膜のイオンチャネルなどとも結合しており，イオンチャネルをはじめとする種々の分子が活性化することがわかっている。一方，静水圧などの水圧は，細胞の形をほとんど変形させずに（細胞骨格に作用せずに）直接イオンチャネルを活性化させる可能性もある。

これら細胞膜に存在する接着分子やイオンチャネル，また細胞骨格などが物理的刺激を感受する細胞のメカノセンサーと考えられており，現在も少しずつメカノセンサーが発見され，その機能が明らかになりつつある[8]。また組織レベルでは，末梢神経も重要な物理的刺激に対する侵害受容器の1つ，メカノレセプターである。例えば皮膚に刺激が加わると，脳では末梢神経を通じて刺激を感じる一方，軸索反射や後根反射によって脊髄で産生された神経伝達物質が末梢神経線維から放出され，神経原性炎症などの生物学的変化が組織内に生じる[6]。最近では表皮に発現しているトリップ（transient receptor potential：TRP）チャネルがまず物理的刺激を感受し，その刺激が神経に伝達される，といった報告も散見される[8]。

地球上に生命が誕生したのが約35億年前であるが，単細胞体制（原核生物）から現在の多細胞体制（真核動植物）に進化する過程で，機能的に分化したさまざまな細胞同士の接着システムが発達し，細胞‐組織‐器官‐個体という階層性をもった高次多細胞体制が確立されてきた可能性がある[9]。この過程で接着分子などの細胞膜の分子が発達し，物理的刺激がより感受されるようになり，細胞機能に重要な役割を獲得してきたと想像される。物理的刺激は非常に原始的だが，われわれの細胞の機能を調節するために必須の刺激となっている可能性がある。

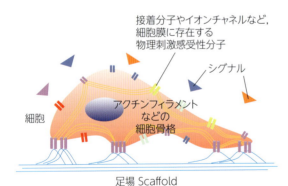

図1 メカノセンサー

接着細胞は，細胞膜の接着分子を介して細胞外マトリックス（足場）に結合している。皮膚を伸展・収縮すれば細胞外マトリックスが伸展・収縮し，接着分子を介して細胞内の細胞骨格が伸展・収縮する。その際，種々の細胞膜にある分子が刺激を感受し，さまざまなシグナル伝達経路が活性化される。

3 メカノシグナル伝達経路

　物理的刺激はあらゆる細胞で感受されると考えられるが，上記のような構造を通じて核内に伝達されるシグナル伝達経路（mechanosignaling pathways）（図2）を，瘢痕形成のメカニズムを解明する目的で研究する必要がある[10]。現時点では，種々の細胞におけるメカノシグナル伝達経路が化学的・電気的信号に変換される機構として，TGF-β／Smad，インテグリン，MAPK／Gタンパク，TNF-α／NF-κB，Wnt／βカテニン，インターロイキン，またカルシウムイオンチャネル伝達経路などが関与すると考えられている[10]。これらの経路を促進したり抑制したりすることで，創傷治癒や組織再生を促進させたり，過剰な瘢痕形成を抑制したりできる可能性が示唆されている。特にTGF-β／Smadシグナル伝達経路などは線維化や瘢痕に関与することが長らく議論されてきたが，これが物理的刺激によって活性化されることはたいへん興味深い。

4 メカノセラピー

　物理的刺激をコントロールすることにより，瘢痕形成を抑制できる可能性が示唆されてい

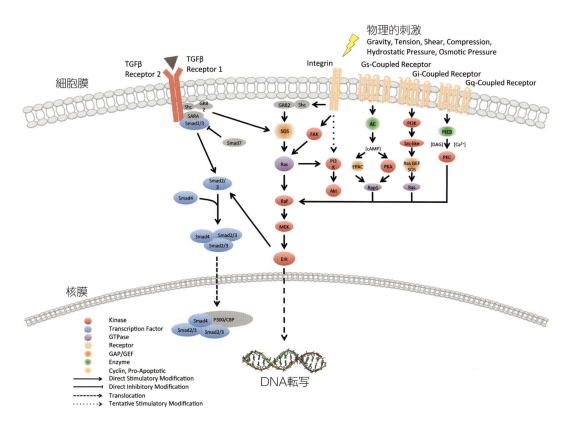

図2　メカノシグナル伝達経路
(Huang C, Akaishi S, Ogawa R：Mechanosignaling pathways in cutaneous scarring. Arch Dermatol Res 304：589-597，2012より引用改変)

る．あらゆる臓器は，種々の物理的刺激（図3）が加わっていることによってその形態・機能を維持していると推測され，物理的刺激のコントロールは，瘢痕治療のみならず，再生医療や抗加齢医療，創傷治癒の促進，種々の疾患治療にも応用することが可能なはずである．従来，物理的刺激を加える医療は，筋肉に対して行うリハビリテーションが主体であった．今後は，あらゆる臓器・組織・細胞そして細胞内の分子構造に物理的刺激を加えたり抑制したりする医療が展開される可能性がある．これらを「メカノセラピー（mechanotherapy）」として報告した[11]．形成外科の領域で行われてきた，骨延長術やエキスパンダー手術なども手術におけるメカノセラピーと考えられるが，あらゆる領域で今後，メカノセラピーを開発，発展させる必要がある．その中の1つが，瘢痕治療におけるメカノセラピーである（図4）．

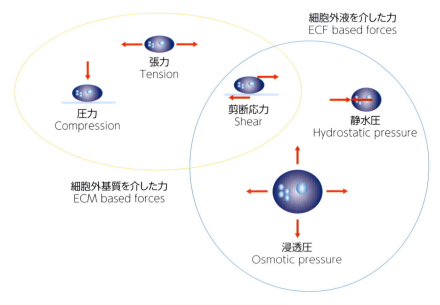

図3　種々の物理的刺激

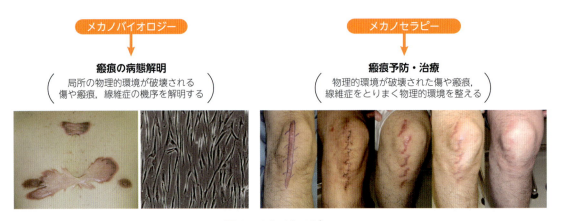

図4　メカノセラピー

5 瘢痕予防・治療のためのメカノセラピー

創ができると，修復するために炎症が生じ線維が形成され，硬くなる。この硬さは周囲の皮膚の伸展の妨げとなり，周囲皮膚に過剰に力が加わり，さらに炎症が悪化する。炎症が増加した皮膚はさらに硬くなる。というように，一度硬い瘢痕ができ，力が加わり続けると悪循環が生じる。よって，瘢痕予防や治療では下記の点に留意することが必要である。

1 切開の方向を考える

手術で切開の方向を決めることができる場合，力が分散されやすい方向に切る。腫瘍や病変部があり，切開の方向が決められない場合は，力を分散するためにZ形成術やW形成術を行うなどが考えられる（図5, 6）。例えばケロイドは，切開線の両端に力が加わることで炎症がダンベル型に広がることが示唆されている。このことから，大胸筋の働きで横方向に伸展・収縮する胸部では，縦に切開するのがよく，胸部正中切開は瘢痕形成の点からは理にかなっている。しかし，腹部では腹直筋の働きで上下に伸展・収縮が加わるため，帝王切開では縦切開よりも横切開の方が，瘢痕形成の観点では優れていると考えられる（図7）。

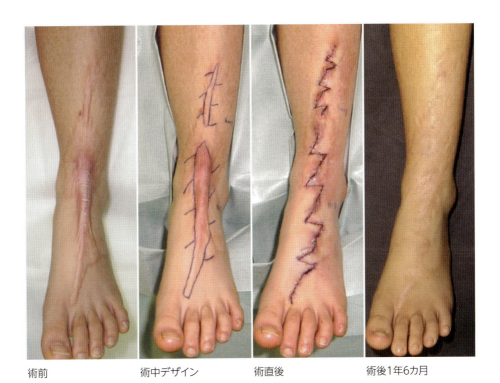

術前　　術中デザイン　　術直後　　術後1年6カ月

図5　関節部におけるZ形成術
例えば足関節は長軸方向に伸展・屈曲するため，長軸方向に拘縮が生じる。よって水平方向にZ形成術を入れ，瘢痕を分断する必要がある。

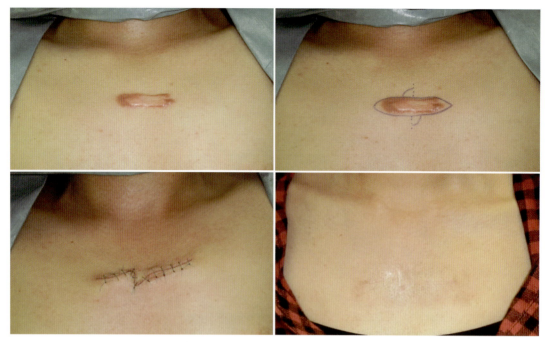

図6　前胸部ケロイドにおけるZ形成術

前胸部の皮膚は大胸筋の働きで，水平方向に伸展・収縮する．よって，胸部正中で縦方向にZ形成術を入れるとよい．本症例では，ケロイドを全摘し，術後放射線治療を施行した．2年が経過する現在，瘢痕の幅は広がらず，再発を認めていない．

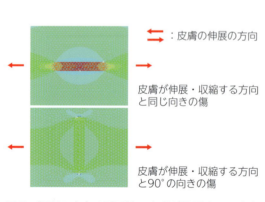

図7　切開の方向の重要性：皮膚が伸展される方向と切開の方向の関係

皮膚が伸展・収縮する方向と同じ向きに切開すると，両端に力がかかり，瘢痕全体の張力が高くなる．これが肥厚性瘢痕やケロイド形成のリスクとなる．一方，皮膚が伸展・収縮する方向と90°直交する向きに切開すると，力が分散し，ケロイド・肥厚性瘢痕形成のリスクは減少する．

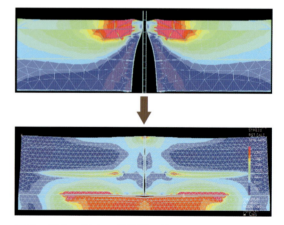

図8　縫合の深さの重要性：縫合するレイヤーに生じる張力

例えば，緊張のかかる創において真皮縫合のみを行って層を寄せると，ケロイド・肥厚性瘢痕が発生する真皮に強い力がかかってしまう．そこで，真皮縫合する時点で，創面が自然と十分に合っている状況を作っておかねばならないが，そのためには，深筋膜や浅筋膜など，強い縫合に耐え得る構造物を術中に同定し，縫合する．すると下図のように真皮にかかる力が最小限となる．

皮膚のしわは，そもそも皮膚がたるむ余裕のある部分にできるため，皮膚のしわに沿って切開することは目立たない瘢痕をつくるために必要である。

しかし体の各部位で，皮膚の厚さ，皮下構造物の硬さ，複数の筋肉によって複雑な皮膚の動きをする部分があるため，体幹の正中やしわでない部分の切開の方向はケースバイケースで考える必要がある。

2 縫合方法を考える

瘢痕，特にケロイド・肥厚性瘢痕は，常に真皮の深い層である網状層から生じる。よって，真皮縫合する際に真皮に力をかけて寄せながら縫合すると，真皮網状層に炎症が生じる原因となる。真皮縫合する時点で，創面が自然と十分に合っている状況を作っておかねばならない。このためには，皮下脂肪組織の十分な切除に加え，筋膜など強固な構造物でしっかり創を寄せておく必要がある。皮下や筋膜で減張縫合を行い，軽く創面を合わせるだけの真皮縫合とせねばならない（図8，9）。

減張縫合に用いる縫合糸は，できるだけ長期間減張効果が保たれる吸収糸（ポリジオキサノン糸など）を選択する必要がある。

3 手術方法を考える

ケロイド・肥厚性瘢痕を手術する際，すべてを切除できない場合がある。このような場合は，術後少しずつ伸展することができる軟らかい皮弁で再建するのがよい（図10）。植皮を用いることもあるが，皮弁と逆に二次収縮が起こるた

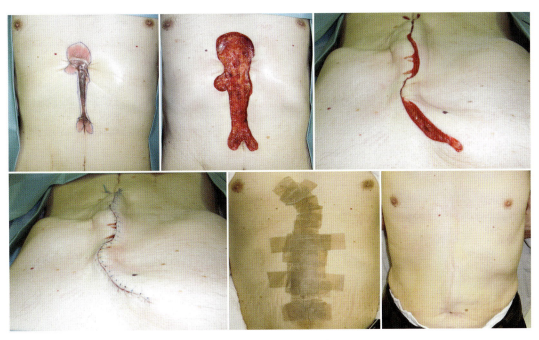

図9　筋膜縫合の重要性
大きなケロイド・肥厚性瘢痕を手術する際は，直下の脂肪を全摘し，創縁の皮膚の下に深筋膜など強固な構造をつけるようにその下で剥離する。脂肪層で剥離しても脂肪同士の縫合は弱く，十分な抗張力を得られない。分解速度の遅いポリジオキサノン糸などで筋膜をしっかり縫合し，真皮縫合する時点で自然と創縁が密着する状況をつくる必要がある。

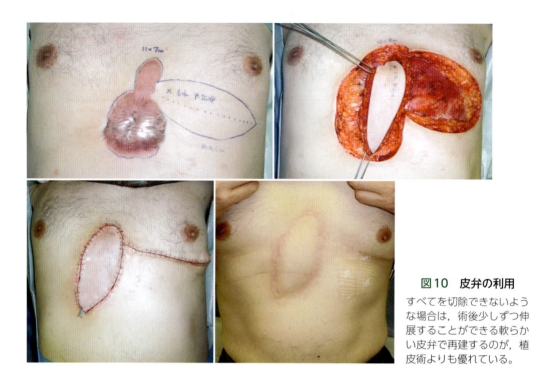

図10 皮弁の利用
すべてを切除できないような場合は，術後少しずつ伸展することができる軟らかい皮弁で再建するのが，植皮術よりも優れている。

め，植皮周囲にケロイド・肥厚性瘢痕が再発しやすい印象がある。皮弁では島状皮弁よりも皮膚茎皮弁の方が，術後伸展しやすいと考えられる。また，表皮や真皮乳頭層は正常であることに着目して，増大した網状層（線維塊）のみを切除して（くり抜き法），残存させた表皮と真皮乳頭層からなる皮弁をゆったりと縫合する方法も考え得る。ケロイドの場合，術後放射線照射が必要となるが，皮弁のドナーに関しては，全身にケロイドが多発している患者では照射すべきと考えるが，局所因子の強いケロイドの場合は，照射せずにドレニゾンテープなどを用いて術直後から予防的治療を開始し，万が一再発した場合に放射線一次照射を行う，という考え方も可能である。

4 創の安静・固定を考える

目立たない成熟瘢痕をつくるには，術後や外傷後にどのような体の動きをしても，創がまったく動かないことが理想である。簡便で安価なのはサージカルテープによる固定であるが，接触皮膚炎や表皮損傷を認めることもあるので，シリコーンテープによる固定，シリコーンジェルシートやポリエチレンジェルシートなどによる固定もよい。また腕や足などでは，サポーターや包帯などで360°固定してしまう方法もある（図11）。昔から外科医は「傷は動かさないようにした方が早く治ります」，「術後は重い荷物を持ったり傷に力をかけたりしないように」と患者に説明してきたが，この理論はメカノバイオロジーで説明できる。

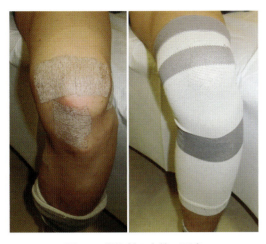

図11 術後創の安静・固定
サージカルテープやシリコーンテープ，シリコーンジェルシートなどによる創の安静・固定は重要であるが，四肢などではサポーターやニーブレースなどで360°固定してしまうと簡便である。患者が継続できる簡便な方法を患者と相談しながら決めることが大切である。

【文 献】

1) Wells HS, Youmans JB, Miller DG Jr：Tissue Pressure (Intracutaneous, Subcutaneous, and Intramuscular) as Related to Venous Pressure, Capillary Filtration, and Other Factors. J Clin Invest 17：489-499, 1938

2) Huang C, Ogawa R：Fibroproliferative disorders and their mechanobiology. Connect Tissue Res 53：187-196, 2012

3) Gurtner GC, Werner S, Barrandon Y, et al：Wound repair and regeneration. Nature 453：314-321, 2008

4) Huang C, Holfeld J, Schaden W, et al：Mechanotherapy；Revisiting physical therapy and recruiting mechanobiology for a new era in medicine. Trends Mol Med 19：555-564, 2013

5) Ogawa R, Akaishi S, Huang C, et al：Clinical applications of basic research that shows reducing skin tension could prevent and treat abnormal scarring；The importance of fascial/subcutaneous tensile reduction sutures and flap surgery for keloid and hypertrophic scar reconstruction. J Nippon Med Sch 78：68-76, 2011

6) Ogawa R：Mechanobiology of scarring. Wound Repair Regen 19：s2-9, 2011

7) Chin MS, Ogawa R, Lancerotto L, et al：In vivo acceleration of skin growth using a servo-controlled stretching device. Tissue Eng Part C Methods 16：397-405, 2010

8) Denda M, Sokabe T, Fukumi-Tominaga T, et al：Effects of skin surface temperature on epidermal permeability barrier homeostasis. J Invest Dermatol 127：654-659, 2007

9) 鈴木信太郎：序章 多細胞生物と細胞接着．多細胞体の構築と細胞接着システム，関口清俊ほか編，pp1-8，共立出版株式会社，2002

10) Huang C, Akaishi S, Ogawa R：Mechanosignaling pathways in cutaneous scarring. Arch Dermatol Res 304：589-597, 2012

11) Huang C, Holfeld J, Schaden W, et al：Mechanotherapy；Revisiting physical therapy and recruiting mechanobiology for a new era in medicine. Trends Mol Med 19：555-564, 2013

基礎編

4 皮膚創傷における細胞外マトリックスのさまざまな機能

荒牧 典子

はじめに

　細胞外マトリックス（extracellular matrix：ECM）は，細胞の外に存在し，細胞の隙間を埋めている細胞外構造としてだけではなく，細胞の遊走，増殖，分化の制御に関与していることが近年明らかにされているタンパクである。創傷治癒過程のすべての時期において，その産生・再構築が重要な役割を果たしているとされている。またインテグリンのような細胞間結合の受容体と接着することによって成長因子の生理的活性を制御したり，成長因子の受容体に直接結合することで制御を行う。再生医療や組織工学における幹細胞などの増殖・分化を制御する因子としても，細胞外マトリックスは重要な役割を果たしている。

　皮膚における細胞外マトリックスの主成分は，コラーゲンから構成される膠原線維からなる。膠原線維は，線維の走行に平行に働く張力に対して抵抗性が強く（抗張力），皮膚の力学的な強度を保つ支持組織として重要である。一方，弾性線維（エラスチン）は，コラーゲンの間に存在し（図1），弾力性に富み，皮膚の伸展性を司っている。膠原線維や弾性線維などの線維成分の隙間を埋めているプロテオグリカンは，水分を多く結合することができ，線維成分

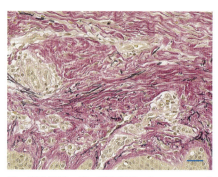

黒：弾性線維　　紅：膠原線維　　（ber = 50 μm）
図1 皮膚における膠原線維と弾性繊維
（エラスチカ・ワンギーソン染色）

を保護し，細胞を支持する。

1 瘢痕における細胞外マトリックス

　皮膚が損傷を受けると，細胞の遊走，進入の場として一時的に細胞外マトリックスが形成され，皮膚の修復機構が活性化される。細胞外マトリックスには，創傷部位に血小板や炎症細胞を誘導する役割があり[1]，止血や炎症期の創の清浄化が行われる。続いて増殖期では，線維芽細胞や血管内皮細胞，表皮細胞といった細胞が増殖し，創が修復される。再生した表皮細胞の

下の組織は，完全な真皮に置き換わるわけではなく，瘢痕組織として残る。

　瘢痕とは，いわゆる傷あとのことであり，肉芽組織の形成を経て，最終的に細胞外マトリックスに置き換わることで修復された状態である。瘢痕において細胞外マトリックスは，修復を継続しながら，再構築を1年以上に渡り繰り返し行う。瘢痕組織はコラーゲン配列が不規則で，真皮結合組織の線維化が起こった状態である。肉眼的には瘢痕表面の皮溝，皮丘の消失または乱れ，脂腺や汗腺，毛根といった皮膚付属器の欠如が認められる。真皮結合組織の線維化は細胞外マトリックスが主体となるため，瘢痕を考えるうえで細胞外マトリックスの機能を知ることはとても重要である。

2 創傷治癒過程における細胞外マトリックスのさまざまな機能

　創傷治癒過程における細胞外マトリックスは，その主な機能から，①細胞外構造としてのもの，②細胞接着における足場の役割を果たすもの，③グリコサミノグリカン，プロテオグリカン，④細胞の機能を調整するマトリセルラータンパク，の4つに大別される（表、図2）。瘢痕形成においては，コラーゲンを主とした細胞外構造が増加し再構築されるのみならず，さまざまな細胞外マトリックスが作用して瘢痕を形成している。

表　細胞外マトリックス

分類	細胞外マトリックス
①細胞外構造（構造分子）	コラーゲン，エラスチン，フィブリリン，フィブリン
②細胞接着における足場（細胞接着性分子）	フィブロネクチン，ラミニン，ヴィトロネクチン，マトリリン
③グリコサミノグリカン，プロテオグリカン	ヒアルロン酸，バーシカン，アグリカン，デコリン，バイグライカン，シンデカン
④細胞機能の調整（マトリセルラータンパク）	トロンボスポンジン，テネシンC，X，CCN，SPARC，BM-40，オステオネクチン，オステオポンチン

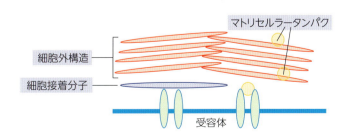

図2　細胞外マトリックスの役割

1 細胞外構造としての細胞外マトリックス（コラーゲン、エラスチン）

● 細胞外マトリックスの代表であるコラーゲンは，皮膚だけでなく体全体における細胞外マトリックスの主成分である

脊椎動物には28種類のコラーゲンがあり，特にⅠ型とⅢ型コラーゲンは真皮に顕著に認められる[2]。Ⅰ型コラーゲンは，正常皮膚ではコラーゲン全体の約85％を占め，主に真皮網状層に認められる。一方，Ⅲ型コラーゲンは全体の約10％とされ，真皮乳頭層や皮膚付属器周囲に認められる[2]。コラーゲン分子が集まり，線維を作ったものがコラーゲン線維（collagen fibril）と呼ばれる。

● 瘢痕の形成過程は，コラーゲンの再構築の過程が主体となる

創傷治癒過程では，初期の増殖期にTGF-βを主としたサイトカイン刺激により主に線維芽細胞からコラーゲンが産生され数週間持続し，Ⅰ型コラーゲンはⅢ型コラーゲンに置き換わる[3]。コラーゲンは合成されるとともに，炎症細胞や線維芽細胞などから分泌されるタンパク分解酵素であるマトリックスメタロプロテアーゼ（matrix metalloproteinases：MMP）によって分解・代謝される。コラーゲンの再構築は，線維芽細胞における合成とタンパク分解酵素による分解のバランスによって成り立っている。最終的に肉芽組織は，コラーゲンを主とした細胞外マトリックスの中に少数の線維芽細胞が存在する瘢痕組織となる。その後，創部の瘢痕組織は，数カ月から数年かけて再構築を繰り返し成熟した瘢痕組織になる。この過程で，初期に合成され置き換わったⅢ型コラーゲンは再度Ⅰ型コラーゲンに置き換わり，コラーゲン線維自体も太くなる[3]。成熟瘢痕ではコラーゲン線維の走行が周囲の正常皮膚とは異なるため判別することができる。

● 肥厚性瘢痕やケロイドでは，コラーゲンの産生亢進が認められる

ケロイドでは，膠原線維束（collagen bundle）と呼ばれるコラーゲン線維の太い束が特徴的であり，Ⅰ型／Ⅲ型コラーゲンの比は正常皮膚や瘢痕に比べ有意に上昇している[4]。また，難治性潰瘍やケロイドでは，MMPの産生が亢進していることが報告され，コラーゲン再構築における合成と分解のバランスが崩れていると考えられている[5〜7]。難治性潰瘍では，バランスのみならず，細胞の遊走障害や増殖因子の活性などの細胞外マトリックスの異常が複合的に関与している[8]。

● MMP-2とMMP-9

コラーゲンだけでなくエラスチンを分解することが知られている[9]。エラスチンは，フィブリリン（fibrillin）をはじめとするミクロフィブリルに沈着し弾性線維を形成する[10]。マルファン症候群（Marfan syndrome）は，フィブリリン-1の異常による遺伝病であり，結合組織が脆弱となり組織の弾力性が減少している疾患である[11]。エラスチンは創傷治癒に密に関係している（弾性線維の詳細は次項に譲る）。

2 細胞接着能を持つ細胞外マトリックス（フィブロネクチン、ラミニン）

● 細胞接着能を持つ代表的な糖タンパクフィブロネクチンとラミニン

代表的なものとして，細胞膜上の受容体タン

パク質であるインテグリンと結合する[12]。またコラーゲン，フィブリン，プロテオグリカンといったほかの細胞外マトリックスとも結合する。フィブロネクチンは，さまざまな間葉系細胞や上皮細胞によって生成され，血漿中では二量体として存在し，細胞表面や細胞外マトリックスでは多量体として存在する。フィブロネクチンは主に基底膜に存在し，創傷治癒や発生の過程での細胞の遊走，増殖および分化の調整や止血・血栓形成に関わる重要な役割を果たしている[12),13)]。血漿中のフィブロネクチンはフィブリンとともに傷害部位に沈着し，凝血塊を形成して出血を止める。その後，増殖期・成熟期になると線維芽細胞から分泌されたMMPはフィブロネクチンを分解し，その分解産物は創傷治癒の重要な過程である創収縮を促進することが示唆されている[13]。フィブロネクチンの断片化によってインテグリン$\alpha 4\beta 1$結合部位が露出され，断片化したフィブロネクチンがインテグリン$\alpha 4\beta 1$発現細胞の結合を促進し，それらの細胞同士の接着や周辺の細胞外マトリックスの収縮を可能にすると考えられている[13]。

● フィブロネクチン

これまで多くの論文で，ケロイド組織あるいはケロイド由来の線維芽細胞で，正常組織や正常皮膚由来の線維芽細胞に比べ，フィブロネクチンが増加しているということが報告されている[14]。肥厚性瘢痕やケロイドでは，辺縁の正常皮膚組織に比べて真皮層でフィブロネクチンが存在しているため，線維化に関与している可能性が示唆されている[15]。

● ラミニン

基底膜を構成する細胞接着性糖タンパク質である。フィブロネクチン同様インテグリンと結合し，細胞増殖，分化を促進し，癌の転移にも関与している[16]。5型ラミニンは表皮基底細胞と真皮乳頭層間の結合に寄与し，先天性表皮水疱症（junctional epidermolysis bullosa：JEB）の最重症型であるHerlitz型では5型ラミニンの異常が報告されていること[17]からも，広く上皮系細胞の基底膜への接着に重要な役割を果たしていることが明らかになってきている。

3 グリコサミノグリカン、プロテオグリカン（ヒアルロン酸、バーシカン、デコリン）

● グリコサミノグリカン（glycosaminoglycan：GAG）はムコ多糖であり，コアタンパク質（core protein）と結合したものがプロテオグリカンと呼ばれる

グリコサミノグリカンの代表であるヒアルロン酸は，プロテオグリカンとしては存在しない。プロテオグリカンは，コラーゲンやヒアルロン酸とマトリックスを作ることで身体組織や皮膚組織を維持している。プロテオグリカンには，分子量の大きいアグリカンやバーシカンがある。また分子量の小さいスモールロイシンリッチプロテオグリカン（small leucine rich proteoglycans：SLRPs）には，デコリンやバイグリカンがある。近年，グリコサミノグリカンやプロテオグリカンが細胞増殖因子の保持や提供を行い，シグナル伝達系に関与する役割を果たしていることがわかってきている[18]。

● ヒアルロン酸

GAGの1つであるヒアルロン酸は，皮膚の細胞外マトリックスのSMADシグナル伝達系を介してTGF-βによって調節されている[19),20)]。ヒアルロン酸は，CD44を介して細胞と結合し，バーシカンとも結合し，細胞周囲に存在する（図3）。

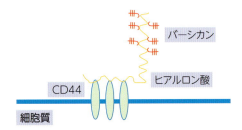

図3　ヒアルロン酸とバーシカンの結合

●バーシカン

　比較的広範な組織分布を示す分子量1,000kDa以上の大型のコンドロイチン硫酸プロテオグリカンであり，V0～V3までのアイソタイプを持ち，皮膚ではV0とV1が存在する。バーシカンは，線維芽細胞周囲に沈着することで，線維芽細胞を筋線維芽細胞に誘導する[21]。ケロイドにおけるヒアルロン酸は，太い膠原線維束の間に網状のパターンが認められ正常皮膚とは異なる分布を示し[22]，バーシカンの産生が亢進している[23]。コンドロイチン硫酸の分解酵素であるコンドロイチナーゼABCを *ex vivo* のケロイドモデルに局所注射することで，ケロイドを減少させたという報告がある[23]。

●デコリン

　生体内では広く発現し，コラーゲン細線維の集合や細胞の増殖など多彩な機能を有するとされる分子である[24]。ケロイドでは，デコリンの発現が減少している[25),26)]という報告があり，デコリンがコラーゲンの形態形成に重要な役割を果たす[26]とされることから，瘢痕形成にデコリンが寄与している可能性が考えられている。

4　細胞の機能を調整する細胞外マトリックス

●マトリセルラータンパク

　最近，一部の細胞外マトリックスの中には，細胞に結合して細胞の機能を調整するタンパクがあることが知られてきており，それらはマトリセルラータンパク（matricellular proteins）と呼ばれる[27]。細胞外構造としての細胞外マトリックスや細胞表面のレセプターに結合部位を持ち，成長因子の活性化を調整する[27]。代表的なものには，CCN familyがあり，その中にはCTGF（connective tissue growth factor）がある。ほかにトロンボスポンジン-1,2，テネイシンC，フィブリン，ペリオスチン，SPARC（secreted protein, acidic and rich in cysteine）などがある。これらは組織修復に関与していることが報告されており，再生治療におけるターゲット分子として注目されている。

●CTGF

　血管形成や細胞の遊走に関与することが知られている一方で，結合組織の主要な増殖促進因子で，さまざまな組織の線維化に関与している[28]。CTGFは細胞外マトリックスの再構築や繊維化に関与し，硬化性皮膚およびケロイドではCTGF発現の増加が見られる[28]。

●トロンボスポンジン

　MMPを介して細胞とマトリックスの相互作用やコラーゲン線維の形成，血管新生に関わることが知られている。トロンボスポンジン-1,2は，正常皮膚における血管新生の阻害因子としての主要な役割を演じている[29),30)]。基底層の表皮細胞などから発現し，真皮－表皮間の基底膜領域に存在する。表皮の血管新生を防ぐ自然

の抗血管新生バリアーとして働き，皮膚損傷の修復に重要な役割を果たしていると考えられている。

● テネイシンファミリー

結合組織や瘢痕にフィブロネクチンが接着分子として働く際に関係する分子である。正常皮膚では，基底膜上と表皮−真皮結合間にしか発現がないのに対して，ケロイドでは真皮網状層のコラーゲン線維に沿ってテネイシンCの発現が増加している[31]。

【文 献】

1) Schultz GS, Davidson JM, Kirsner RS et al：Dynamic reciprocity in the wound microenvironment. Wound Repair Regen 19：134-148, 2011
2) Smith LT, Holbrook KA, Madri JA：Collagen types I, III, and V in human embryonic and fetal skin. Am J Anat 175：507-521, 1986
3) Bran GM, Goessler UR, Hormann K, et al：Keloids；Current concepts of pathogenesis (review). Int J Mol Med 24：283-293, 2009
4) Sasaki T, Majamaa K, Uitto J：Reduction of collagen production in keloid fibroblast cultures by ethyl-3,4-dihydroxybenzoate. Inhibition of prolyl hydroxylase activity as a mechanism of action. J Biol Chem 262：9397-9403, 1987
5) Tanriverdi-Akhisaroglu S, Menderes A, Oktay G：Matrix metalloproteinase-2 and -9 activities in human keloids, hypertrophic and atrophic scars；A pilot study. Cell Biochem Funct 27：81-87, 2009
6) Imaizumi R, Akasaka Y, Inomata N, et al：Promoted activation of matrix metalloproteinase (MMP)-2 in keloid fibroblasts and increased expression of MMP-2 in collagen bundle regions；Implications for mechanisms of keloid progression. Histopathology 54：722-730, 2009
7) Dalton SJ, Whiting CV, Bailey JR, et al：Mechanisms of chronic skin ulceration linking lactate, transforming growth factor-beta, vascular endothelial growth factor, collagen remodeling, collagen stability, and defective angiogenesis. J Invest Dermatol 127：958-968, 2007
8) Falanga V：The chronic wound；Impaired healing and solutions in the context of wound bed preparation. Blood Cells Mol Dis 32：88-94, 2004
9) Khasigov PZ, Podobed OV, Ktzoeva SA, et al：Matrix metalloproteinases of normal human tissues. Biochemistry (Mosc) 66：130-140, 2001
10) Ikeda M, Naitoh M, Kubota H, et al：Elastic fiber assembly is disrupted by excessive accumulation of chondroitin sulfate in the human dermal fibrotic disease, keloid. Biochem Biophys Res Commun 390：1221-1228, 2009
11) Barrett PM, Topol EJ：The fibrillin-1 gene；Unlocking new therapeutic pathways in cardiovascular disease. Heart 99：83-90, 2013
12) Pankov R, Yamada KM：Fibronectin at a glance. J Cell Sci 115：3861-3863, 2002
13) Valenick LV, Hsia HC, Schwarzbauer JE：Fibronectin fragmentation promotes alpha4beta1 integrin-mediated contraction of a fibrin-fibronectin provisional matrix. Experimental cell research 309：48-55, 2005
14) Babu M, Diegelmann R, Oliver N：Fibronectin is overproduced by keloid fibroblasts during

abnormal wound healing. Mol Cell Biol 9 : 1642-1650, 1989

15) Kischer CW, Hendrix MJ : Fibronectin (FN) in hypertrophic scars and keloids. Cell Tissue Res 231 : 29-37, 1983

16) Tzu J, Marinkovich MP : Bridging structure with function ; Structural, regulatory, and developmental role of laminins. Int J Biochem Cell Biol 40 : 199-214, 2008

17) Kivirikko S, McGrath JA, Baudoin C, et al : A homozygous nonsense mutation in the alpha 3 chain gene of laminin 5 (LAMA3) in lethal (Herlitz) junctional epidermolysis bullosa. Hum Mol Genet 4 : 959-962, 1995

18) Rapraeger AC, Krufka A, Olwin BB : Requirement of heparan sulfate for bFGF-mediated fibroblast growth and myoblast differentiation. Science 252 : 1705-1708, 1991

19) Phan TT, Lim IJ, Aalami O, et al : Smad3 signaling plays an important role in keloid pathogenesis via epithelial-mesenchymal interaction. J Pathol 207 : 232-242, 2005

20) Meran S, Thomas DW, Stephens P, et al : Hyaluronan facilitates transforming growth factor-beta1-mediated fibroblast proliferation. J Biol Chem 283 : 6530-6545, 2008

21) Hattori N, Carrino DA, Lauer ME, et al : Pericellular versican regulates the fibroblast-myofibroblast transition ; A role for ADAMTS5 protease-mediated proteolysis. J Biol Chem 286 : 34298-34310, 2011

22) Bertheim U, Hellström S : The distribution of hyaluronan in human skin and mature, hypertrophic and keloid scars. Br J Plast Surg 47 : 483-489, 1994

23) Yagi Y, Muroga E, Naitoh M, et al : An ex vivo model employing keloid-derived cell-seeded collagen sponges for therapy development. J Invest Dermatol 133 : 386-393, 2013

24) Honardoust D, Eslami A, Larjava H, et al : Localization of small leucine-rich proteoglycans and transforming growth factor-beta in human oral mucosal wound healing. Wound Repair Regen 16 : 814-823, 2008

25) Meenakshi J, Vidyameenakshi S, Ananthram D, et al : Low decorin expression along with inherent activation of ERK1,2 in ear lobe keloids. Burns 35 : 519-526, 2009

26) Sayani K, Dodd CM, Nedelec B, et al: Delayed appearance of decorin in healing burn scars. Histopathology 36 : 262-272, 2000

27) Bornstein P, Sage EH : Matricellular proteins ; Extracellular modulators of cell function. Curr Opin Cell Biol 14 : 608-616, 2002

28) Jun JI, Lau LF : Taking aim at the extracellular matrix ; CCN proteins as emerging therapeutic targets. Nat Rev Drug Discov 10 : 945-963, 2011

29) Kim MS, Oh YJ, Lee S, et al : Ultraviolet radiation attenuates thrombospondin 1 expression via PI3K-Akt activation in human keratinocyte. Photochem Photobiol 82 : 645-650, 2006

30) Hawighorst T, Velasco P, Streit M, et al : Thrombospondin-2 plays a protective role in multistep carcinogenesis ; A novel host anti-tumor defense mechanism. EMBO J 20 : 2631-2640, 2001

31) Dalkowski A, Schuppan D, Orfanos CE, et al : Increased expression of tenascin C by keloids in vivo and in vitro. Br J Dermatol 141 : 50-56, 1999

基礎編

5 瘢痕形成と弾性線維の役割

内藤 素子

はじめに

皮膚の主な細胞外マトリックスとして，膠原線維（コラーゲン），弾性線維，グリコサミノグリカン（glycosaminoglycan：GAG）が存在するが，これらのうち弾性線維は真皮に存在し，皮膚の伸縮性（弾性）を担う重要な細胞外マトリックスである。弾性線維は皮膚以外にも，肺や動脈など，いわゆる「よく伸び縮みする組織」において豊富に存在し，引き延ばされても元に戻るという特性を持つことに貢献している。皮膚における弾性線維は，真皮乳頭層では表皮に垂直に走り，乳頭下層〜網状層では表皮に水平に走る。この2種類の異なる走行が，皮膚の伸縮性に重要であると考えられている[1]。老化，紫外線などにより弾性線維の断裂や構造異常が生じると，皮膚の伸縮性が損なわれ，たるみやしわが生じる。

1 弾性線維の基礎

皮膚にとって重要な役割を担っている弾性線維であるが，弾性線維がどのように形成されるかについてはいまだ不明な点が多い。これまでに知られていることとして，弾性線維は単に1種類の線維性分子から成るのではなく，ミクロフィブリルという線維状のいわば「鋳型」に，エラスチンタンパク質が沈着し，酵素により架橋されることにより形成される[2]。すなわち，弾性線維の主成分は架橋されたエラスチンであり，その特殊な構造により弾性線維は引き延ばしても元に戻ることができる。言いかえれば，弾性線維形成においては，エラスチンがミクロフィブリル上に線維状に並び，架橋されることが重要であり，単に構成成分である各タンパク質が存在しさえすれば，正常な弾性線維が形成されるというわけではない。最近，中邨らの報告により，弾性線維形成において，これらの構成タンパク質のオーガナイザー的な役割を果たすファイブリン（fibulin）ファミリータンパク質の存在が明らかになってきた[3,4]。

1 弾性線維を構成する主なタンパク質

●ミクロフィブリル

単量体のエラスチン分子をトロポエラスチンと呼ぶが，線維を作るためには，架橋される前にトロポエラスチンが線維状に集積する必要がある（図1）。この足場となるのがミクロ

フィブリルと呼ばれる径10〜12nmの線維であり，ミクロフィブリルの主体はフィブリリン（fibrillin）-1，フィブリリン-2という線維状の巨大タンパク質から成る。ミクロフィブリルはさまざまな組織に存在し，エラスチンと共局在しない場合もあり，すなわち弾性線維以外の部分にも存在する。

● トロポエラスチン

リジン残基を多く持ち，その側鎖同士がリシルオキシダーゼという酵素によって特徴的な架橋構造を作る。その結果，コイル状の高次構造を形成してつながると，伸び縮みするポリマーができあがる。

● リシルオキシダーゼ

5つのファミリー分子，LOX（Lysyl oxidase），LOXL1（Lysyl oxidase-like 1），LOXL2，LOXL3，LOXL4が知られているが，このうちLOXは，他の分子では代償できない重要な役割を担うと考えられている[5),6)]。LOXL2〜4の役割については不明な点が多い。

2 弾性線維の組み立てに必要なタンパク質

弾性線維を形成するタンパク質として，エラスチン，ミクロフィブリル，それに架橋を行う酵素（LOX，LOXL1など）があれば弾性線維が構築されると考えられていたが，近年，これらの材料があっても，生体内では弾性線維は形成されず，これらを組み立てるための分子が必要であることが明らかになってきた[3),7)]。

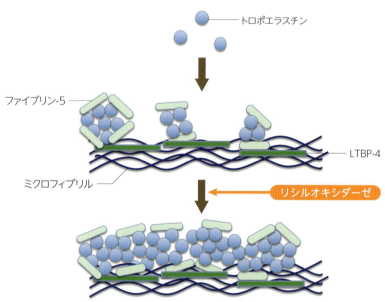

図1　弾性線維形成のモデル

細胞から分泌されたエラスチン分子（トロポエラスチン）は，ファイブリン-5やLTBP-4の助けでミクロフィブリル上に線維状に並び，リシルオキシダーゼなどの酵素により架橋され，弾性線維が形成される。
(Noda k, et al : Latent TGF-β binding protein 4 promotes elastic fiber assembly by interacting with fibulin-5. Proc Natl Acad Sci USA 110 : 2852-2857, 2013 より引用改変)

● ファイブリン-5（fibulin-5，別名DANCE）

　ファイブリン-5は発生期の心血管に発現するタンパクの1つであるが，この遺伝子欠損マウスでは全身の弾性線維がばらばらになっており，弾性線維に必須のタンパク質であることが判明した[3]。また，同様にミクロフィブリル結合タンパク質であるLTBP-4（latent TGFβ-binding protein 4）も，弾性線維形成に必須のタンパクであることが報告されたが[8]，ファイブリン-5と結合して弾性線維形成に関与することがわかってきた[9]（図1）。興味深いことに，ファイブリン-5とLTBP-4は，培養線維芽細胞に対して弾性線維形成を強力に促進し，弾性線維再生タンパクとしての機能を有することがわかった。

　このほかにも，ファイブリン-5とよく似た分子であるファイブリン-4（Fibulin-4）は，LOXをその基質であるエラスチンまでエスコートすることで，弾性線維形成に重要な役割を担うことが報告されている[10]。

3　そのほかの弾性線維構成タンパク質

　弾性線維と共局在することから，弾性線維を構成するタンパクとして考えられている分子は多数あり，エミリン（Emilin）-1，エミリン-2，MAGP1，MAGP2，などが挙げられる。しかし，これらのタンパクの弾性線維形成における機能についてはいまだ不明点が多い[7]。

　このように，弾性線維は複数のタンパク質から構成され，近年その分子形成メカニズムについて少しずつ解明が進んでいる。

2　瘢痕と弾性線維

　ケロイド・肥厚性瘢痕などの瘢痕組織では，皮膚の真皮内への過剰なコラーゲンの蓄積が病態の主体と考えられてきた。これ以外に，弾性線維の欠落や断裂などの異常が存在することが知られている[11),12)]。さらには，筆者らをはじめ他のグループから，グリコサミノグリカンの過剰蓄積が報告されている[13]。すなわち，瘢痕組織においては，皮膚の主要な細胞外マトリックスのいずれにも異常が認められる。コラーゲン線維は伸び縮みせず，引っ張りに対して非常に強く，組織の強度を保つことに役立っているが，弾性線維は伸び縮みし，元に戻るという復元力をもって組織にしなやかさを与えている。このようにそれぞれ異なる特徴を持つ細胞外マトリックスが絶妙のバランスをもって正常皮膚組織を構築しているが，瘢痕組織はこのバランスが著しく損なわれた状態といえる。過剰なコラーゲンと弾性線維の破綻は，瘢痕組織の硬く，柔軟性のない性状につながる。

1　皮膚における正常弾性線維の病理組織学的所見

　膠原線維は胎生6週頃より出現しはじめ，膠原線維束が胎生12週頃には見られるようになり，その後，発現量が増えて行く。これら膠原線維より遅れて，弾性線維の発現は胎生22週で認められるようになる[14]。真皮における弾性線維は，深部ほど太くなる。網状層では皮膚表面に対して水平に走り，膠原線維束の間にほぼ均等に散在する（図2a）。乳頭層へ近づくほど線維は細くなり，走行は皮膚表面に対して垂直になっていく。真皮乳頭層では表皮に向かっ

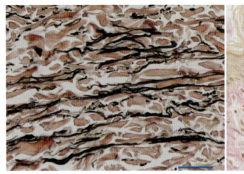
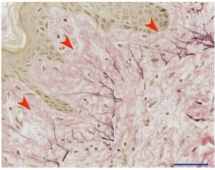

ⓐ真皮乳頭下層〜網状層の弾性線維(EVG染色) ⓑ乳頭層の弾性線維(EVG染色)
深部ほど弾性線維は太くなり，皮膚表面に対して水平に走る。　乳頭層では，線維が細くなり，皮膚表面に対して垂直に走る（矢頭）。

図2　正常皮膚における弾性線維の病理組織学的所見 (bar = 50μm)

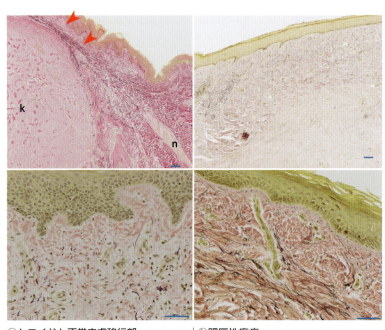

ⓐケロイドと正常皮膚移行部　　　　ⓑ肥厚性瘢痕
　n：正常皮膚　k：ケロイド部分
ⓒケロイドの成熟部位　　　　　　　ⓓ成熟瘢痕

ⓐ,ⓑ：ケロイド・肥厚性瘢痕では，密なコラーゲン線維束が結節状に蓄積している部分では弾性線維は認められない。また，それより表皮に近い部分ではコラーゲン線維束の密度は低くなるが，弾性線維構造には異常を認める。辺縁部で逆に，弾性線維が異常に増生している部分が見られる場合もある（矢頭）。乳頭層，網状層ははっきりしない。(bar=100μm)
ⓒ,ⓓ：成熟したケロイドや瘢痕組織では，弾性線維の再生が認められ，乳頭層における垂直方向の弾性線維の流れも若干の再生が見られる。(bar=50μm)

図3　瘢痕組織における弾性線維の病理組織学的所見(EVG染色)

て垂直に走ることが特徴である（図 2b）。乳頭層では，アーケード状の走行を形成しており，そこから線維が生じて垂直に上昇し，基底板に接着している（図 2b）。腺や汗管，平滑筋，神経，血管の基底板にも接合する。このような真皮内における異なる走行は，皮膚の伸縮性に重要であると考えられている[1]。弾性線維は直径 1〜3μm の線維であるが，組織学的観察においては，HE 染色では膠原線維と区別がつかないため，エラスチカ・ワンギーソン染色（EVG 染色）やワイゲルト染色などの種々の特殊染色が用いられる。

2 瘢痕組織の弾性線維

瘢痕組織では，弾性線維の欠損や断片化などの異常が見られる[11]〜[13]。ケロイドや肥厚性瘢痕の圧迫療法は古くから知られている治療法の 1 つであるが，これを行うことによって病変部の平坦化と軟化が進み，病状が改善すると，弾性線維の欠損や断裂が改善することが報告されている[15]。ケロイドや高度肥厚性瘢痕において，病変部の硬度や厚みが大きいと弾性線維は欠落し，異常の程度も強い（図 3a，b）。特に，結節状にコラーゲンが蓄積しヒアリン化が強い部分では，弾性線維が欠落し，それより表層の弾性線維構造にも異常を来たすことが多い（図 3a，b）。病変部の辺縁では，一部，弾性線維の増生が見られる場合もある（図 3a）。瘢痕組織が成熟化した場合は，rete ridge 様の組織が見られ，垂直方向の弾性線維の再生が，不完全ながらも認められる（図 3a，b）。

3 瘢痕とグリコサミノグリカン

● グリコサミノグリカン（GAG）

古くは酸性ムコ多糖とよばれ，グルクロン酸あるいはガラクトースとヘキソサミンの二糖が，β1-3 または β1-4 結合し，二糖の繰り返し構造をとる直鎖高分子である（図 4）。二糖の組み合わせの種類と，硫酸基の含有量の違いにより，ヒアルロン酸，コンドロイチン硫酸（A，C など），デルマタン硫酸，ヘパラン硫酸，ヘパリン等に分類される。このうち，皮膚における主な GAG は，ヒアルロン酸とデルマタン硫酸である[16]。ヒアルロン酸以外の GAG は，プロテオグリカンの側鎖として組織中に存在する。プロテオグリカンとは，コアタンパクとよばれる芯になるタンパク質に，多数の GAG 分子が結合した糖タンパク質を指す。GAG は単

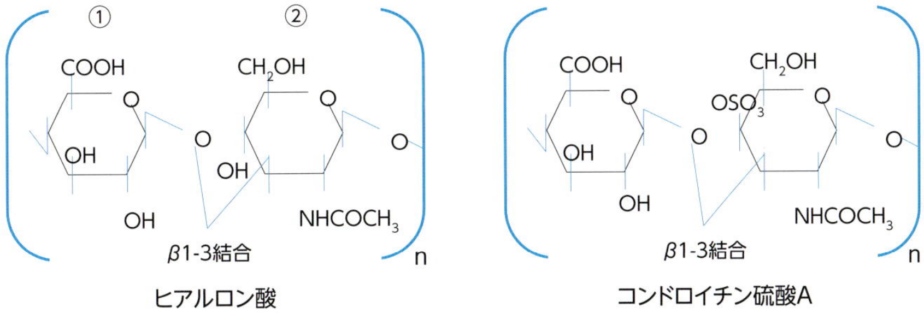

①ウロン酸（グルクロン酸またはイズロン酸またはガラクトース）と，②アミノ糖（アセチルグルコサミン，アセチルガラクトサミン）の二糖が，β1-3，あるいは β1-4 結合で結合し，直鎖状の繰り返し構造をとる。

図 4 グリコサミノグリカンの構造

に基質として存在するだけでなく，細胞の増殖や移動，発生などに関与して多彩な機能を有することが知られている。

● コンドロイチン硫酸（CS）

筆者らの研究で，ケロイドに大量のGAGが蓄積し，その主成分はコンドロイチン硫酸（chondroitin sulfate：CS）であることがわかった[13]（図5a）。また，このコンドロイチン硫酸は，プロテオグリカンであるバーシカンの側鎖として病変部に存在する可能性が高いことが示された[13]。バーシカンは弾性線維の構成成分として重要なフィブリリン-1と結合し，弾性線維の形成に抑制的に働いていると報告されている[17,18]。筆者らは，バーシカンの側鎖であるコンドロイチン硫酸をケロイド由来線維芽細胞に添加したところ，その弾性線維形成が抑制されることを報告した[13]（図5b）。すなわち，

大量に蓄積したバーシカンとそのGAG側鎖であるコンドロイチン硫酸は，病変部における弾性線維の正常な構築を妨げている可能性が示唆された。GAGは肥厚性瘢痕でも発現することが知られており[19]，このコンドロイチン硫酸を除去することはケロイド・瘢痕治療に有効であることが示唆される。

4 弾性線維の役割と瘢痕治療

正常な弾性線維ができないエラスチン遺伝子欠損マウスでは，血管内腔が閉塞するほど平滑筋細胞が異常増殖することから，正常なエラスチンは弾性だけではなく，細胞の増殖を制御する役割を持つことが報告されている[20]。ケロイドや肥厚性瘢痕においても，過剰蓄積した細胞外マトリックスとともに増生した細胞が存

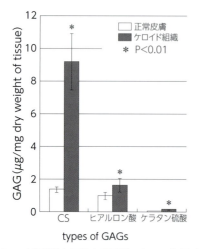

ⓐ ケロイド組織と正常皮膚組織における各種グリコサミノグリカンの含有量（μg/mg）
　ケロイド組織では，正常皮膚と比較して，大量のコンドロイチン硫酸（CS）が蓄積されている。

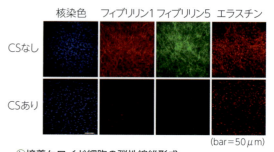

ⓑ 培養ケロイド細胞の弾性線維形成
　培養液中にコンドロイチン硫酸（CS）を添加すると，弾性線維の形成が阻害される。

図5　ケロイドにおけるグリコサミノグリカン
（Ikeda M, Naitoh M, et a：Elastic fiber assembly is disrupted by excessive accumulation of chondroitin sulfate in the human dermal fibrotic disease, keloid. Biochem Biophys Res Commun 390：1221-1228, 2009より一部改変して引用）

在する．過剰蓄積したGAGの除去と弾性線維の再生を促し，細胞外マトリックスの正常化を目指すことは，単に構成成分を元に戻すというだけでなく，細胞をとりまく病的環境を正常化し，細胞機能を正常に戻すことにつながる可能性も持ちあわせている．これまで，瘢痕というとコラーゲンが注目されてきたが，弾性線維やGAGなどにも着目することが，瘢痕の発生病理解明や治療薬の開発に必要であろう．

【文　献】

1) 多島新吾：弾性線維の酸性制御機構と病態への関与．最新皮膚科学大系　玉置邦彦編　19巻，pp175-180，中山書店，2004
2) Rosenbloom J, Abrams WR, Mecham R：Extracellular matrix 4；The elastic fiber. FASEB J 7：1208-1218, 1993
3) Nakamura T, Lozano PR, Ikeda Y, et al：Fibulin-5/DANCE is essential for elastogenesis in vivo. Nature 415：171-175, 2002
4) Hirai M, Ohbayashi T, Horiguchi M, et al：Fibulin-5/DANCE has an elastogenic organizer activity that is abrogated by proteolytic cleavage in vivo. J Cell Biol 176：1061-1071, 2007
5) Molnar J, Fong KS, He QP, et al：Structural and functional diversity of lysyl oxidase and the LOX-like proteins. Biochim Biophys Acta 1647：220-224, 2003
6) Hornstra IK, Birge S, Starcher B, et al：Lysyl oxidase is required for vascular and diaphragmatic development in mice. J Biol Chem 278：14387-14393, 2003
7) Yanagisawa H, Davis EC：Unraveling the mechanism of elastic fiber assembly；The roles of short fibulins. Int J Biochem Cell Biol 42：1084-1093, 2010
8) Sterner-Kock A, Thorey IS, Koli K, et al：Disruption of the gene encoding the latent transforming growth factor-beta binding protein 4 (LTBP-4) causes abnormal lung development, cardiomyopathy, and colorectal cancer. Genes Dev 16：2264-2273, 2002
9) Noda K, Dabovic B, Nakamra T, et al：Latent TGF-β binding protein 4 promotes elastic fiber assembly by interacting with fibulin-5. Proc Natl Acad Sci USA 110：2852-2857, 2013
10) Horiguchi M, Inoue T, Nakamura T, et al：Fibulin-4 conducts proper elastogenesis via interaction with cross-linking enzyme lysyl oxidase. Proc Natl Acad Sci USA 6：19029-19034, 2009
11) Bhangoo KS, Quinlivan JK, Connelly JR：Elastin fibers in scar tissue. Plast Reconstr Surg 57：308-313, 1976
12) Kamath NV, Ormsby A, Bergfeld WF, et al：A light microscopic and immunohistochemical evaluation of scars. J Cutan Pathol 29：27-32, 2002
13) Ikeda M, Naitoh M, Kubota H, et al：Elastic fiber assembly is disrupted by excessive accumulation of chondroitin sulfate in the human dermal fibrotic disease, keloid. Biochem Biophys Res Commun 390：1221-1228, 2009
14) 秋山真志：皮膚の発生．最新皮膚科学大系　玉置邦彦編　19巻，pp2-11，中山書店，2004
15) Costa AM, Peyrol S, Pôrto LC, et al：Mechanical

forces induce scar remodeling ; Study in non-pressure-treated versus pressure-treated hypertrophic scars. Am J Pathol 155 : 1671-1679, 1999

16) Tajima S, Nagai Y : Distribution of macromolecular components in calf dermal connective tissue. Connect Tissue Res 7 : 65-71, 1980

17) Isogai Z, Aspberg A, Keene DR, et al : Versican interacts with fibrillin-1 and links extracellular microfibrils to other connective tissue networks. J Biol Chem 277 : 4565-4572, 2002

18) Wight TN : Versican ; A versatile extracellular matrix proteoglycan in cell biology. Curr Opin Cell Biol 14 : 617-623, 2002

19) Swann DA, Garg HG, Jung W, et al : Studies on human scar tissue proteoglycans. J Invest Dermatol 84 : 527-531, 1985

20) Li DY, Brooke B, Davis EC, et al : Elastin is an essential determinant of arterial morphogenesis. Nature 393 : 276-280, 1998

基礎編

6 ケロイド・肥厚性瘢痕の メカニズム総論

小川　令・赤石　諭史

1 創傷治癒過程における瘢痕形成

瘢痕は創傷治癒過程における凝固期・炎症期・増殖期・成熟期の最終段階として生成される（図1）。創傷治癒過程が正常に進んだ場合，線状の縫合創は細長い白い瘢痕となり，熱傷などの面積を有する大きな創はその形状のまま白い瘢痕となる。

上皮系（表皮）と間葉系（真皮と皮下組織）の創傷治癒は異なる。上皮は表皮細胞が創面を被覆すれば完成するため，縫合創などの傷は1週間程度で治癒したように見えるが，真皮や皮下組織は線維芽細胞の働きによって線維が産生されるため創傷治癒に時間がかかる。よって，上皮化が終了してからもしばらく創の安静・固

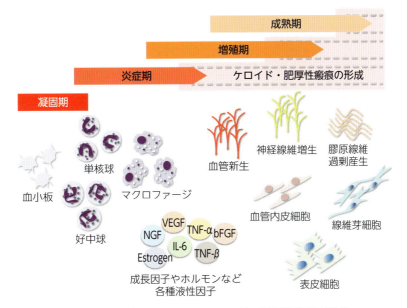

図1　創傷治癒過程におけるケロイド・肥厚性瘢痕の形成
種々の要因で炎症が増強・遷延すると，ケロイドや肥厚性瘢痕を発症すると考えられる．上皮化が完了しても，真皮ではまだ創傷治癒過程が進行しており，しばらく創の安静・固定を含めた管理が必要である．

定を含めた管理が必要である。ケロイド・肥厚性瘢痕が受傷後1～3カ月以降から出現するように見えるのはこの創傷治癒の時間差による。

真皮や皮下組織が段差を生じて不適切に縫合された場合，また欠損を生じた場合など，一次治癒が生じなかった場合は，結合の弱い二次治癒が生じ創傷治癒過程で瘢痕に幅ができて目立つ瘢痕となる。それでも順調に炎症が消退し，細胞成分も減少すれば，白い「成熟瘢痕」となる（図2）。これに対し，ケロイド・肥厚性瘢痕は真皮で炎症が継続し，赤い「未熟瘢痕」とでも言うべき状態が遷延して生じる。真皮でのこの炎症のため，毛細血管が増殖し線維芽細胞が膠原線維を過剰に産生している状態が続いている（図3）。赤い瘢痕を白くするのは一つの治療目標だが，白い瘢痕でも美容的に問題となれば治療対象となる。

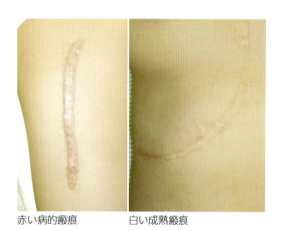

赤い病的瘢痕　　　白い成熟瘢痕

図2　幅の広い目立つ瘢痕

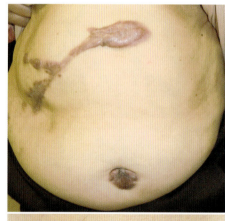

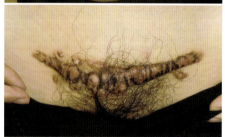

図3　真皮で炎症が継続している状態
真皮では毛細血管が増殖し線維芽細胞が膠原線維を過剰に産生している状態が続いている。

2 ケロイド・肥厚性瘢痕の局所因子

1 物理的刺激

ケロイド・肥厚性瘢痕の原因として近年注目されているものが，物理的刺激（力学的刺激，機械的刺激）である。われわれのコンピュータシミュレーションによる研究において，ケロイドの特徴的な蝶型・ダンベル型・カニ爪型といった形状は，皮膚における張力の分布と密接に関連していることが明らかとなった（図4）[1]。張力の強い部分で炎症が継続し，毛細血管が増殖し，膠原線維の過剰増生・蓄積が生じ，逆に力が減弱する中央部分において発赤・隆起が減少して成熟瘢痕化する可能性が示唆された（図4）[1]。物理的刺激は，皮膚に種々の影響を与えることがわかっている[2,3]（基礎編「3　瘢痕のメカノバイオロジーとメカノセラピー」項を参照）。種々の細胞におけるメカノシグナル伝達経路がケロイド・肥厚性瘢痕の発生に関与している可能性が示唆される[4]。昔から「ケロイドは皮膚の緊張が強い場所にできる」と言われ

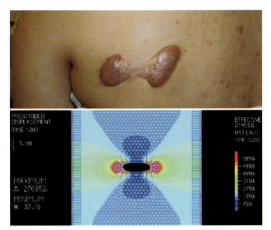

図4 ケロイドにかかる張力のコンピュータシミュレーション
(Akaishi S, et al : The relationship between keloid growth pattern and stretching tension ; Visual analysis using the finite element method. Ann Plast Surg 60 : 445-451, 2008 より引用)

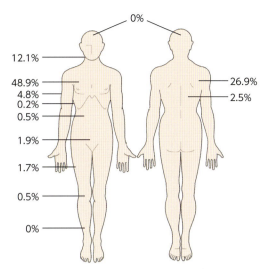

図5 ケロイド患者1,500人のケロイド発生部位
(手術やピアスケロイドを除く)ケロイド発生分布。頭頂部・前脛骨部・上眼瞼にはケロイドを認めない。
(Ogawa R, et al : The relationship between skin stretching/contraction and pathologic scarring ; The important role of mechanical forces in keloid generation. Wound Repair Regen 20 : 149-157, 2012 より引用改変)

ていたものの理論がメカノバイオロジーで説明できる。従来ケロイドは腫瘍のように無秩序に正常皮膚に浸潤していくと考えられていたが，物理的刺激に従って秩序立って増殖している可能性が示唆された。

われわれはケロイド患者1,500人のケロイド発生の統計データを解析し，頭頂部・前脛骨部・上眼瞼にはケロイドを認めないことを発見した[5]（図5）。全身に多くのケロイドを有する患者においても，これらの部位にケロイドができるのはごくまれであると思われる。頭頂部は，皮下に広くて硬い帽状腱膜および頭蓋骨がある。前脛骨部は脂肪組織が少なく脛骨が皮膚のすぐ下にあるため，皮膚を意図的に伸展しようとしても伸展できない。これらの部位はすでに皮膚が固定されている場所と考えることができる。また上眼瞼は，どんなに強く開眼・閉眼しても皮膚に緊張がかかることがない。このように，皮膚が伸展しない，張力がかからない部位には，ケロイドが極めてまれであるということが判明した。全身に多くのケロイドを有する患者においてもこれらの部位のケロイドがごくまれとい

うことから，物理的刺激がケロイド・肥厚性瘢痕の根本的な原因に近いことが示唆される。皮膚にある種々の細胞の物理的刺激に対する反応，すなわちメカノバイオロジーや，物理的刺激によって炎症が持続するメカニズムを研究する必要がある。

2 その他

炎症の原因として，ピアスの着脱時に繰り返す感染，毛囊炎やざ瘡の反復，さらに異物による炎症の遷延，といったものもケロイド・肥厚性瘢痕のリスク因子となり得るであろう。

3 ケロイド・肥厚性瘢痕の全身的因子（体質）

　ケロイド・肥厚性瘢痕の全身的因子として注目されているのが，一塩基多型（single nucleotide polymorphysms：SNPs）である。2009年，日本人におけるゲノム上の4領域のSNPsがケロイドの発症に関与していると報告され[6]，われわれの追試においてケロイドや肥厚性瘢痕の悪化には，rs8032158が関与している可能性が示唆された[7]。

　また，高血圧がケロイドの重症化に関与している可能性をわれわれが世界で初めて示した[8]。日本に高血圧患者は4,000万人いるとされ，これらのほとんどがケロイドを発症しないことから，高血圧がケロイドの原因とは考えにくい。ただし，ケロイドを有する患者が高血圧を罹患した場合には，ケロイドが重症化する傾向があることを示した。また，これは推測だが，高齢となってから高血圧を発症し，胸部や腹部の手術をして初めてケロイドや肥厚性瘢痕を罹患する症例があることから考えて，高血圧はケロイドや肥厚性瘢痕発症のリスク因子であると考えてよいかもしれない。

　また，妊娠は明らかなリスク因子である。女性ホルモンが血管系に作用し（例えばエストロゲンの血管拡張作用），ケロイド・肥厚性瘢痕が悪化すると考えられる。同様の所見が血管腫でも認められている。ケロイド・肥厚性瘢痕と血管腫との共通点も興味深い。婦人科疾患で偽閉経治療を行った患者のケロイドが鎮静化することからも，女性ホルモンもリスク因子として考えてよさそうである。

4 ケロイド・肥厚性瘢痕の人種差・動物種差

　肥厚性瘢痕の詳細なデータはないが，ケロイドは黒人に多く，白人に少なく，黄色人種はその中間であると考えられている。またケロイドはヒト以外に発症しないのが特徴で，ヒトとDNAが99％同じサルにも発症しないとされている（イルカにできるという風評もあったが，現在ではこれはロボミコーシスという真菌症による肉芽腫であることがわかっている）。一方，肥厚性瘢痕に関しては，マウスや豚の皮膚に物理的刺激（周期的な張力の負荷）を加えると発症するという報告がある[9),10]。また，ヒトにおいてはケロイドも肥厚性瘢痕も家族内発症が知られており，なんらかの遺伝的因子が関与していることが強く示唆される。

5 ケロイド・肥厚性瘢痕の病理組織学的所見

1 ケロイド・肥厚性瘢痕の過形成としての性質

　皮膚の体積が増加する疾患には悪性腫瘍・良性腫瘍・過形成が考えられるが，病理学的に細胞異型も構造異型も認めず，また物理的刺激によって「他律的」に増殖するケロイド・肥厚性瘢痕は，「過形成」に分類されるべきものであると考えることもできる（表）。ケロイドは創の範囲を越えて自律的に増殖している，という考えがあるが，例えばBCGの上腕のケロイドが肩関節を越えて頸部に拡大することはないこ

表　体積が増える皮膚疾患[1]

	増殖様式	細胞異型	構造異型
悪性腫瘍	自律的	ある	ある
良性腫瘍	自律的	ある	ある
過形成（胼胝腫など）	他律的[2]	ない	ない

[1] 浮腫や炎症性腫脹など，短時間で可逆性に生じる病変を除く
[2] 生理的あるいは異常な外部・内部からの刺激に反応して生じる

とから，物理的刺激が急に減速する場所ではその活動が収束することが知られている。どこまでも自律的に増殖するというよりは，力学的刺激などの刺激によって他律的に増殖しているという考えが適切であろう。

2　ケロイド・肥厚性瘢痕が良性腫瘍と決定的に異なる点

ヌードマウスを用いた移植実験において，移植されたヒトケロイドがすぐに消失してしまう点である。細胞培養においても，ケロイドから分離した線維芽細胞は増殖速度が速いといった報告もあるが，継代を経るごとに，その特徴を失うとされる。これも，培養皿と細胞培養用の培地という環境において線維芽細胞をとりまく微小環境が激変するため，その特徴を失うのだと考えられる。

3　ケロイドと肥厚性瘢痕の違い

臨床的にも組織病理学的にもケロイドと肥厚性瘢痕は似て非なる疾患であると考えられてきた。多くの臨床の教科書には，「両者とも赤く隆起する瘢痕であるがケロイドは創の範囲を越えて広がる瘢痕であり，肥厚性瘢痕は創の範囲に留まるものである」と記載されている。一方，組織病理学的には硝子化した太い膠原線維束が認められればケロイド，認められなければ肥厚性瘢痕と診断されてきた。

しかし，臨床診断と組織病理診断は常に一致するわけではなく，臨床的に両者が混在しているような中間的病態が多々ある。われわれは組織病理学的にケロイドの組織は常に肥厚性瘢痕と思われる組織像を有すると報告した[11]。両者が連続した病態であり，病勢の違い，炎症の強さや持続時間の違いによって生じる病態である可能性も示唆されている。

これらの知見から，肥厚性瘢痕とケロイドを明確に区別することは困難なことが示唆される。部位や皮膚の厚さが影響する張力などの局所的因子に加え，全身的因子や遺伝因子（すなわちリスク因子の数や量），炎症の強さや持続時間が影響を受け，その表現型が軽症から重症までスペクトル状に広がっている可能性が考えられる（図6）。

よって，ケロイド・肥厚性瘢痕は，「物理的刺激によって炎症が持続・拡大することによる皮膚の秩序だった線維増殖性疾患，すなわち真皮網状層の過形成である」と言えるかもしれない。瘢痕・ケロイド治療研究会では，ケロイド・肥厚性瘢痕の臨床症状を悪性腫瘍のようにグレード分類する試みが行われている（JSW Scar Scale：実践編13項を参照）。

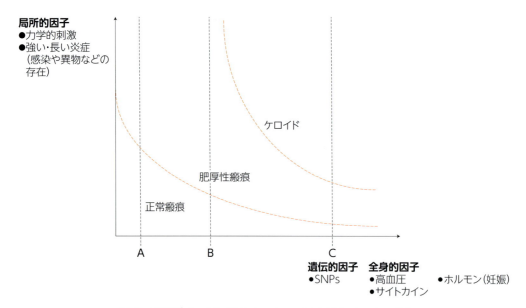

図6　正常瘢痕・肥厚性瘢痕・ケロイドを発生する人の分布

ケロイドや肥厚性瘢痕は，局所的因子に加え，全身的因子や遺伝因子すなわちリスク因子の数や量に伴い，炎症の強さや持続時間が影響を受け，その表現型が軽症から重症までスペクトル状に広がっている可能性が考えられる．たとえば体質Cの人は局所因子が悪化すればすぐケロイドを発症するが，体質Aの人はかなり局所因子が悪化してもケロイドを発症しない．

【文　献】

1) Akaishi S, Akimoto M, Ogawa R, et al：The relationship between keloid growth pattern and stretching tension；Visual analysis using the finite element method. Ann Plast Surg 60：445-451, 2008
2) Ogawa R：Mechanobiology of scarring. Wound Repair Regen 19：s2-9, 2011
3) Huang C, Holfeld J, Schaden W, et al：Mechanotherapy；Revisiting physical therapy and recruiting mechanobiology for a new era in medicine. Trends Mol Med 19：555-564, 2013
4) Huang C, Akaishi S, Ogawa R：Mechanosignaling pathways in cutaneous scarring. Arch Dermatol Res 304：589-597, 2012
5) Ogawa R, Okai K, Tokumura F, et al：The relationship between skin stretching/contraction and pathologic scarring；The important role of mechanical forces in keloid generation. Wound Repair Regen 20：149-157, 2012
6) Nakashima M, Chung S, Takahashi A, et al：A genome-wide association study identifies four susceptibility loci for keloid in the Japanese population. Nat Genet 42：768-771, 2010
7) Ogawa R, Watanabe A, Than Naing B, et al：Associations between Keloid Severity and Single-Nucleotide Polymorphisms；importance of rs8032158 as a Biomarker of Keloid Severity. J Invest Dermatol 134：2041-2043, 2014
8) Arima J, Ogawa R, Iimura T, et al：Relationship between Keloid and Hypertension. J Nippon Med Sch 79：494-495, 2012
9) Aarabi S, Bhatt KA, Shi Y, et al：Mechanical load initiates hypertrophic scar formation through decreased cellular apoptosis. FASEB J 21：3250-3261, 2007
10) Gurtner GC, Dauskardt RH, Wong VW：Improving cutaneous scar formation by controlling the mechanical environment；Large animal and phase I studies. Ann Surg 254：217-225, 2011
11) Ogawa R, Akaishi S, Izumi M：Histologic analysis of keloids and hypertrophic scars. Ann Plast Surg 62：104-105, 2009

基礎編

7 ケロイド・肥厚性瘢痕の エネルギー代謝

上田 晃一・黒川 憲史

はじめに

　肥厚性瘢痕は受傷後数ヵ月から表面が隆起し始め赤色調を呈し，拘縮が持続すればその状態が継続するが，拘縮が解除されれば時間の経過とともに色調はピンク色から白色に移行し，平坦化し成熟瘢痕に移行する。一方，ケロイドは難治性で再発傾向が強く，数年から10数年の長期間にわたって増殖を続ける。このようなケロイド・肥厚性瘢痕の増殖のエネルギーはどのようにして得られているのであろうか。

1 ケロイド・肥厚性瘢痕のATP値

1 細胞エネルギーの通貨と呼ばれるアデノシン三リン酸 (Adenosine triphosphate：ATP) の測定

　すべての細胞はATPがアデノシン二リン酸（Adenosine diphosphate：ADP）とリン酸に加水分解される際に遊離するエネルギーによって仕事を行う。そこでケロイド・肥厚性瘢痕が有するATPを計測し，エネルギーを正しく評価することから研究を始めた。

　まず，手術によって切除された瘢痕組織およびケロイドをただちに液体窒素内に保存し，その後−80℃で凍結乾燥しホモジナイズして高速液体クロマトグラフィーを用いてATPを計測した。その詳細についての方法は文献を参照されたい[1]。

● ケロイド・肥厚性瘢痕の成熟によるATPの変化

　切除されたケロイドや瘢痕組織のATPの値を縦軸に，横軸にケロイド・肥厚性瘢痕の発生

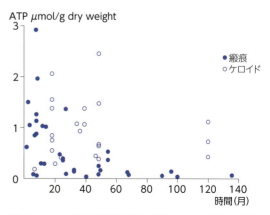

図1　ケロイドと瘢痕組織の成熟によるATPの変化
受傷から手術に至るまでの時間（月）とATP含有量の関係を示す。

から切除されるまでの時間（月）をプロットした（図1）。その結果，瘢痕組織は時間の経過すなわち成熟が進むにつれてATPの値は減少した（Spearmanの相関解析で有意な負の相関関係を認めた。相関係数－0.506，p＝0.005）。一方，ケロイドのATPは時間の経過と相関関係はなく，10年経過したケロイドでさえも依然高いATP値を示した[2]。

● タンパク含有量で補正したATP値

ATP値をタンパク含有量で補正した，より客観的なデータを求めた。瘢痕を赤い肥厚性瘢痕，ピンク色の肥厚性瘢痕，白色の萎縮性瘢痕の3種類に分類した。その結果，赤色肥厚性瘢痕の値は 1.06 ± 0.139 mmol／g of protein（平均値±標準誤差）で，ケロイドは同じく 1.06 ± 0.126 mmol／g of proteinという値で有意差はなかった。一方で，ピンク色の肥厚性瘢痕は 0.122 ± 0.023 mmol／g of protein，白色萎縮性瘢痕は 0.132 ± 0.044 mmol／g of proteinで赤色肥厚性瘢痕の約1／10の値を示した[2]。

● ATPの含有量と線維芽細胞との関係

ケロイド・肥厚性瘢痕の大部分を構成するものは，細胞外マトリックス（extracellular matrix：ECM），コラーゲン線維およびそれを合成する線維芽細胞と毛細血管などである。細胞成分で最も多いのは線維芽細胞である。受傷後早期の創傷治癒過程では，活性化した線維芽細胞が活発に分裂して，コラーゲン線維を分泌する。細胞は大きくなり，細胞質は好塩基性に変化する。ケロイドの線維芽細胞は同様に好塩基性でまわりに膠原線維を分泌している（図2）。

一方，白色萎縮性瘢痕は細胞質の乏しい扁平化した核を有する線維芽細胞が大部分を占める。そこで，ケロイドおよび瘢痕組織の病理組織学的所見の視野あたりの線維芽細胞と線維細胞をカウントした。

横軸にATPの値を，縦軸に視野あたりの線維芽細胞と線維細胞をプロットし（図3），相関関係を分析した。その結果，線維芽細胞のカウント数とATP値の間に強い相関関係を認めた（Spearman相関係数 0.726，p＝0.026）[2]。一方線維細胞のカウント数とATPの間には相

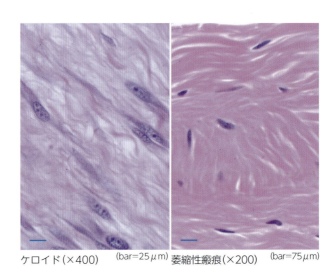

ケロイド（×400） (bar=25μm)　萎縮性瘢痕（×200） (bar=75μm)

図2　ケロイド・萎縮性瘢痕の病理組織学的所見（HE染色）

関関係を認めなかった。

　線維芽細胞がコラーゲンを生合成するには大量のATPが必要である。アミノ酸1個がペプチド結合を行う際，2個のATPが消費される。コラーゲン線維は3本のα鎖からなるが，1本のα鎖に約1,000個のアミノ酸を含むので，1本のα鎖のペプチド結合を行うだけで2,000個のATPが必要で，コラーゲン線維全体では6,000個のATPを要することになる。線維芽細胞はコラーゲンの生合成以外にもさまざまな働きを有し多量のATPを消費するので，多量のATPが存在すると考えられる。

2　ケロイド・肥厚性瘢痕の乳酸値

　生体でATPを合成する方法は2通りのみ存在する。1つは酸素を使わずに1分子のグルコースを乳酸に分解する嫌気的解糖の方法で2分子のATPしか合成されない。一方，ミトコンドリア内で酸素を使って行う酸化的リン酸化反応は効率がよく38分子のATPが合成され，グルコースは炭酸ガスと水に完全に分解される。

　そこで，ケロイドおよび瘢痕組織のタンパク含有量あたりのATPの値が同じであるなら，その合成が好気的なものか，それとも嫌気的なものかについて調べるために，乳酸値を計測した。

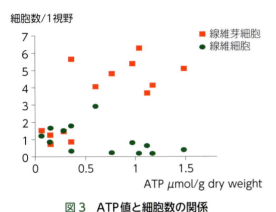

図3　ATP値と細胞数の関係

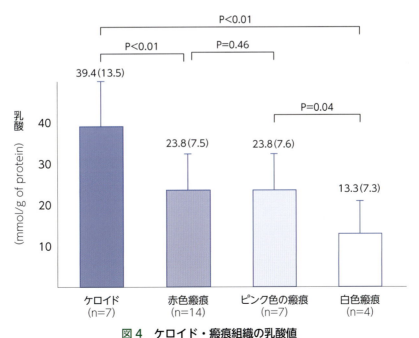

図4　ケロイド・瘢痕組織の乳酸値
ケロイドの乳酸の値が一番高い。

ATP測定の際に抽出した同じサンプルを用い，F-kit L-lactate®（J.K. International社）を用いて測定した。その結果，ケロイドで一番乳酸値が高く，次に赤い瘢痕とピンクの瘢痕で同じ値を示した。白色の瘢痕はさらに低値を示した（図4）[3]。ケロイドと赤色およびピンク色の肥厚性瘢痕の間に有意差を認めた（Mann-Whitney U test，$p < 0.01$）。

このようにケロイドでは嫌気的な状況でATPが合成されていると考えられる。白色の萎縮性瘢痕では嫌気的な状態は改善されている。

3 ケロイド・肥厚性瘢痕の血管と血管内皮細胞

● ケロイド・肥厚性瘢痕の血管像

ケロイド・肥厚性瘢痕の内部の循環状態を調べるために，CD31抗体を用いた免疫染色を行った。その結果，ケロイド内部の毛細血管はその血管内腔が押しつぶされたような像を認めた（図5）。肥厚性瘢痕ではそのような像を認めなかった。また連続切片を作成して，染色された血管像を三次元構築したところ，ケロイド内の血管密度は低く疎らで，血液の循環が乏しい印象であった（図6）。一方，肥厚性瘢痕の

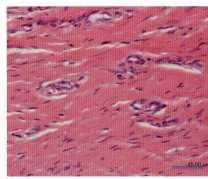
HE染色(×400)

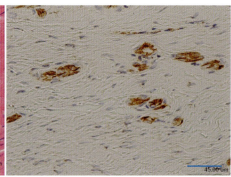
抗CD31抗体染色(×400)

図5 ケロイドの血管像 (bar = 45.00 μm)
ケロイドの血管の内腔は狭窄している。

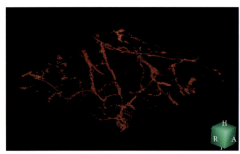
ケロイド

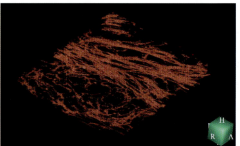
肥厚性瘢痕

図6 抗CD31抗体染色による血管の三次元構造
ケロイド内部の血管は疎らである。

表1 ケロイド・肥厚性瘢痕の毛細血管の各種計測値

	毛細血管密度 (n/mm²)	血管断面長軸の長さ (μm)	血管断面短軸の長さ (μm)	長軸:短軸
ケロイド	27.8 (14.1)	34.6 (29.2)	11.2 (5.1)	3.3 (2.6)
肥厚性瘢痕	83.0 (34.7)	26.6 (17.7)	11.9 (4.7)	2.4 (1.4)

数値は平均値(標準偏差), p=*0.01, **0.001

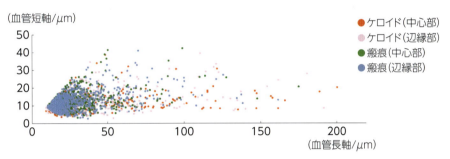

図7 ケロイド・肥厚性瘢痕の毛細血管断面の扁平率

血管の三次元画像は比較的太い血管が豊富に存在し、血液の循環が十分である印象であった（図6）。

● 血管の密度

CD31抗体で染色された毛細血管を視野あたりにカウントしたところ、ケロイドで27.8（n/mm²）、肥厚性瘢痕で83.0（n/mm²）で互いに有意差を認めた（p = 0.01）（表1）[4]。やはりケロイドで血管が少ない傾向にある。

● 血管の扁平率

CD31抗体免疫染色像で毛細血管の断面像の短軸と長軸の長さを測定した。肥厚性瘢痕と比較してケロイドの血管の短軸が短く長軸が長く扁平化している傾向にあった。血管長軸/血管短軸の値はケロイドでは3.3、肥厚性瘢痕は2.4で互いに有意差を認めた（p < 0.01）（表1）[4]。

● 扁平率の局在による違い

同様に毛細血管の断面像の短軸と長軸の長さの比率を組織の中心部と辺縁部の2ヵ所で計測し、グラフの縦軸と横軸にプロットした（図7）。中心部と辺縁部の数値の間で有意差の認められた値は、ケロイドの短軸の長さで、中心部が有意に短かった（p < 0.05）[4]。すなわち中心部で毛細血管が押しつぶされている傾向が強かった（表2）。また肥厚性瘢痕では辺縁部で長軸がより長い傾向にあった（p < 0.05）[4]。

4 酸素分圧やATP、解糖系からみたケロイド・肥厚性瘢痕のメカニズム

Sloanらは熱傷瘢痕の内部に電極を挿入して酸素分圧を測定したところ、幼若な瘢痕ほど酸素分圧が低下していると報告している[5]。ま

表2　ケロイド・肥厚性瘢痕の局在による違い

	血管密度 (n/mm²)	血管断面 長軸の長さ (μm)	血管断面 短軸の長さ (μm)
ケロイド 中心部	26.6 (14.1)	34.8 (30.7)	10.8 (4.6) ⎤
ケロイド 辺縁部	29.1 (14.7)	34.4 (26.6)	11.5 (5.3) ⎦*
肥厚性瘢痕 中心部	82.4 (30.9)	25.4 (16.2) ⎤*	11.7 (4.6)
肥厚性瘢痕 辺縁部	83.6 (42.6)	27.3 (18.8) ⎦	11.9 (4.7)

数値は平均値（標準偏差），p=*0.05

たKischerらは電顕で，ケロイド・肥厚性瘢痕の微小血管内皮細胞が異常増殖して内腔を狭窄しており，虚血環境を作っていると報告している[6]。Steinbrechらは，ケロイド患者の線維芽細胞を虚血にするとvascular endothelial growth factor（VEGF）が強く誘導されることから，ケロイドの線維芽細胞によって産生されたVEGFが毛細血管の内皮細胞を増殖させて内腔をさらに狭窄させ，虚血の悪循環を引き起こしているという仮説を唱えている[7]。われわれの結果からケロイドにおける血管密度は肥厚性瘢痕に比較して低く，血管内腔は扁平化しており，その傾向は中心部で顕著であることから，その原因として周りの膠原線維によって血管が押しつぶされている可能性も考えられた。

ヒトケロイド線維芽細胞を用いた細胞培養の研究においてもATPの産生が乳酸を生成する解糖系を用いて行っており，癌細胞と似た傾向を示しているという報告があり[8]，われわれの結果と一致している。さらにこの細胞を低酸素に曝すとATPの産生が増すことから，この反応はhypoxia inducible factor 1α（HIF-1α）が関与していると考察している。正常な線維芽細胞は主にATPの産生を酸化的リン酸化反応で行っており，正常とは異なると報告している。

ケロイドを生検した組織は常にHIF-1αを強く発現している[9]。また周りの皮膚組織と比較して強くVEGFを発現しており[9]，とくに毛細血管の内皮細胞や線維芽細胞が陽性を示している。このVEGFの発現はHIF-1αによるものと考えられる。

一方でVEGFは，血管内皮細胞や線維芽細胞のタンパク分解酵素阻害作用のあるplasminogen activator inhibitor-1（PAI-1）を活性化させる作用がある[9]。このPAI-1がケロイドで盛んに産生される細胞外マトリックスの分解を抑制している可能性がある。

以上述べた諸家の報告とわれわれの実験結果から次のように考察する：ケロイドの中心部では線維芽細胞が盛んに膠原線維と細胞外マトリックスを合成している。これらの生合成には多量のATPを必要とするが，解糖系を利用することにより酸素を必要としないでATPをまかなうことができる。膠原線維と細胞外マトリックスの過剰産生により毛細血管を押しつぶし閉塞させ，さらに低酸素の状態に陥る。しかしケロイド組織は壊死に陥ることなく線維芽細胞は生合成を持続することができると考えられる。

【文 献】

1) 上田晃一, 田嶋定夫, 古谷榮助ほか：ケロイドおよび瘢痕組織のエネルギー代謝. 形成外科 40：381-384, 1997

2) Ueda K, Furuya E, Yasuda Y, et al：Keloids have continuous high metabolic activity. Plast Reconstr Surg 104：694-698, 1999

3) Ueda K, Yasuda Y, Furuya E, et al：Inadequate blood supply persists in keloids. Scand J Plast Reconstr Surg Hand Surg 38：267-271, 2004

4) Kurokawa N, Ueda K, Tsuji M：Study of microvascular structure in keloid and hypertrophic scars；Density of microvessels and the efficacy of three-dimensional vascular imaging. J Plast Surg Hand Surg 44：272-277, 2010

5) Sloan DF, Brown RD, Wells CH, et al：Tissue gases in human hypertrophic burn scars. Plast Reconstr Surg 61：431-436, 1978

6) Kischer CW, Shetlar MR, Chvapil M：Perivascular myofibroblasts and microvascular occlusion in hypertrophic scars and keloids. Hum Pathol 13：819-824, 1982

7) Steinbrech DS, Mehrara BJ, Chau D, et al：Hypoxia upregulates VEGF production in keloid fibroblasts. Ann Plast Surg 42：514-520, 1999

8) Vincent AS, Phan TT, Mukhopadhyay A, et al：Human skin keloid fibroblasts display bioenergetics of cancer cells. J Invest Dermatol 128：702-709, 2008

9) Le AD, Zhang Q, Wu Y, et al：Elevated vascular endothelial growth factor in keloids；Relevance to tissue fibrosis. Cell Tissu Org 176：87-94, 2004

基礎編

8 炎症性疾患としての ケロイド・肥厚性瘢痕
― CD4陽性T細胞などの炎症細胞が病態に及ぼす役割 ―

村尾 尚規

はじめに

病勢の強いケロイド・肥厚性瘢痕は赤みが強い。また，周囲に拡大する傾向のあるケロイドでは，ケロイド辺縁に炎症所見を伴う（図1）ことをしばしば経験する。ケロイド・肥厚性瘢痕は慢性炎症性疾患である。

炎症細胞はケロイド・肥厚性瘢痕の病態に強く関与すると考えられるが，その詳細は依然として不明な点が多い。現在までに明らかとなっている，あるいは他臓器疾患から類推される，炎症性疾患としてのケロイド・肥厚性瘢痕の病態について記す。特にCD4陽性T細胞などの炎症細胞が病態に及ぼす役割について述べる。

1 慢性炎症と線維化のメカニズム

1 線維化とは

ケロイド・肥厚性瘢痕は皮膚の慢性炎症性線維化疾患と捉えることができる。

線維化（fibrosis）とは，皮膚，心臓，肺，肝臓，腎臓などの組織がコラーゲンなどの細胞外マトリックスの過剰な堆積により過形成，硬化，瘢痕化することである[1]。線維化は，組織の損傷のほか，自己免疫反応，アレルギー，感染などさまざまな誘因によって引き起こされた慢性炎症反応の最終結果である。

線維化の主体は筋線維芽細胞（α-SMA陽性線維芽細胞）によるコラーゲン産生である[1]。

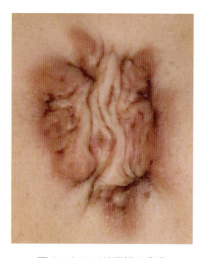

図1 ケロイド辺縁の炎症
ケロイドが周囲に拡大する辺縁部では発赤などの炎症所見が認められる。一方，中心部では炎症所見が弱まる。

筋線維芽細胞は各臓器の線維芽細胞や間葉系細胞から分化するほか，上皮系細胞や内皮系細胞から形質転換したり，骨髄幹細胞由来のfibrocyteから分化したりする。筋線維芽細胞はマクロファージ，リンパ球，筋線維芽細胞自身によって活性化される。ケロイド・肥厚性瘢痕内にも筋線維芽細胞が多く見られる。

2 通常の創傷治癒過程

●創傷治癒と炎症細胞[2]

創傷治癒では損傷後早期より炎症細胞が創傷内に浸潤する。

組織の損傷直後は好中球を主体とした炎症反応が生じる。受傷後3日に創部に出現するマクロファージはさまざまなサイトカインを産生するが，中でもTGF-βは増殖期における線維芽細胞の増殖，筋線維芽細胞への分化，コラーゲン産生を促進する。リンパ球は好中球やマクロファージより遅れて創部に出現し，抗原刺激により活性化し免疫反応に関与する。

通常の創傷治癒過程では再構築期に線維芽細胞，筋線維芽細胞のアポトーシス，細胞外マトリックスの分解が起こり，過剰な線維化が抑制される。

●TGF-βとIL-6

創傷治癒過程においてさまざまな細胞からさまざまなサイトカインが分泌される。

TGF-βは線維化に最も関与するサイトカインである。3つのアイソフォームがあり，TGF-β_1，TGF-β_2は線維化を促進するが，TGF-β_3はTGF-β受容体に拮抗的に作用する[2]。ケロイド・肥厚性瘢痕研究においてはTGF-βの線維化作用に重点が置かれがちだが，一方でTGF-βは主要な抗炎症性サイトカインの1つでもある（後述）。

炎症性サイトカインであるIL-6は皮膚の損傷直後より発現し，炎症細胞を遊走させ活性化する[2]。IL-6は皮膚線維芽細胞のコラーゲン産生を促進し瘢痕形成を強める。

通常の創傷治癒過程ではTGF-βやIL-6はいずれ活性が低下するが[2,3]，ケロイドではTGF-β（TGF-β_1）[2,3]とIL-6[4,5]の産生が持続的に亢進している。

3 慢性炎症と線維化

通常の炎症，創傷治癒の過程では，線維芽細胞（筋線維芽細胞）が自身，マクロファージ，CD4陽性T細胞の三者間のシグナル伝達によって活性化され，いったん線維化が亢進する。しかし，ある時点で三者によるネガティブフィードバック機構が働き，過剰な線維化が制御されると推測されている[6]。

線維化は，制御されていない慢性的な炎症反応の結果生じる[1]。シグナル伝達の亢進により線維芽細胞や筋線維芽細胞が増殖しコラーゲン産生が増加する一方で，アポトーシスやコラーゲン分解が減少し線維化が亢進する。

2 CD4陽性T細胞と免疫バランス，線維化

CD4陽性T細胞は炎症反応を制御する。CD4サブセットによる免疫バランスが炎症・アレルギー性疾患の病態や線維化に関与することが判明している。

1 CD4サブセット[7〜9]

胸腺より末梢へ出たナイーブCD4陽性T細胞は，末梢で抗原とサイトカインの刺激により特異的な転写因子が発現し，Th1，Th2，Th17のエフェクターT細胞（effector T cell：Teff）や制御性T細胞（regulatory T cell：Treg）に分化する（図2）。Teffは免疫反応を促進し，Tregは免疫応答を抑制する。末梢のTregは，この末梢で分化するinducible regulatory T cell（iTreg）と，胸腺で分化し末梢へ出るnaturally occurring regulatory T cell（nTreg）がある。両者の差は明確ではないところがある。

● Th1

IL-12刺激によって誘導される。遅延型アレルギー反応，細胞性免疫に関与する。Th1はIFNγを産生する。IFNγはIL-12受容体を維持しTh1の増殖，分化を促進する一方，IL-4の発現を低下させTh2の増殖，分化を抑制する。

● Th2

IL-4刺激によって誘導される。即時型アレルギー反応，液性免疫に関与する。Th2はIL-4，IL-13などを産生する。IL-4はIFNγやIL-12受容体の発現を低下させ，Th1の増殖，分化を抑制する。

● Th17

TGF-β，IL-6の同時刺激により誘導される。Th17はIL-17，IL-22などを産生する。IL-17が線維芽細胞や上皮細胞などのIL-6産生を増加させることで，Th17自身の増殖，分化が促進される。

● Treg

末梢ではTGF-β刺激によって転写因子（forkhead box protein 3：FOXP3）が発現し，iTregが誘導される。一方，TGF-βとIL-6の同

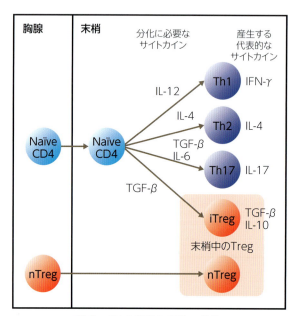

図2 CD4陽性T細胞の分化
ナイーブCD4陽性T細胞は末梢でそれぞれ特有のサイトカイン刺激により各サブセットに分化する。末梢では、胸腺で分化するnTregと末梢で分化するiTregが混在する。

時刺激ではFOXP3の発現が抑制され，前述のようにTh17への分化が促進し，iTregへの分化は抑制される。TregはTGF-β，IL-10を産生し，免疫反応を抑制する。

2　Tregと免疫バランス

●免疫バランス

生体内ではTeff，Tregはそれぞれの産生するサイトカインによって自身の増殖，分化を促進する一方，相互に分化・誘導を制御し合い精緻なバランスを保っている（図3）。また，TregはTeffの活性化を抑制し，免疫反応を抑制する。このようなTeff，Tregの持続的なバランスが，炎症・アレルギー性疾患の発症・病態を決定することが明らかとなっている[9]。

CD4陽性T細胞による免疫バランスの概念は1980年代後半のTh1，Th2の発見により生まれ，Th1あるいはTh2のどちらが優位の免疫反応かという観点から炎症・アレルギー性疾患の病態が解釈されるようになった。その後Th17，Tregが発見され，Th1／Th2バランスのみでは解釈できない現象にTh17，Tregが関与していることが明らかになった。現在，Teff／Tregバランスによりさまざまな炎症・アレルギー性疾患を解釈することが試みられている。特にTh17，Tregは互いに分化を制御し合うため，両者の関係はTeff／Tregバランスに影響すると考えられる。

Tregの欠損や機能不全は自己免疫疾患や重篤なアレルギー疾患を引き起こし，一方でTregの増加による免疫機能の持続的な抑制，immunoparalysisは致死的病態を引き起こすことがある[8]。Teff／Tregバランスの観点から，悪性腫瘍ではTreg活性を下げることを，移植片対宿主病（graft versus host disease：

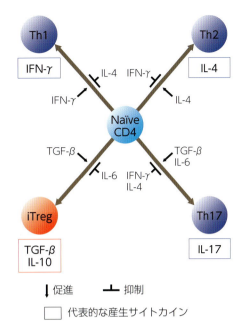

図3　CD4陽性T細胞の相互調節機構
各サブセットが産生するサイトカインは，自身の分化を促進する一方で他のサブセットの分化を抑制する。

GVHD）ではTreg活性を上げることを目的として免疫療法，細胞治療が試みられている[7]。

●Tregの免疫抑制機序

Tregは，抗炎症性サイトカインであるTGF-β（TGF-β_1が主である[10]）やIL-10の産生，cell contactによる抑制，抗原提示細胞の抑制などの機序により，Teffの活性化を抑制し免疫反応を制御する[7]。

TGF-βやIL-10はTeffやほかの炎症細胞の増殖，浸潤，機能を抑制し炎症性サイトカインの発現を低下させる[2], [11], [12]。Tregへの分化を促進，維持することもまたTGF-βの炎症抑制機序の1つである[7]。

●皮膚炎症性疾患と局所免疫バランス

正常皮膚に存在するT細胞中の5～10%がTregである。Tregは皮膚の炎症に伴って増加

し，炎症のブレーキの役割を果たすと考えられている[13]。

免疫バランスの破綻は血液中のみでなく，皮膚内でも生じる。皮膚炎症性疾患，自己免疫疾患の皮膚病変の病態に皮膚内のTregの細胞数の低下，機能異常が関与すると考えられている[14]。

例えば，慢性炎症と線維化を特徴とする全身性強皮症，斑状強皮症の皮膚病変内のTreg／CD4陽性T細胞比はそれぞれ4.7％，4.3％であり，慢性炎症性皮膚疾患である乾癬の32.6％やアトピー性皮膚炎の35.1％と比較して低下していたという報告がある[15]。

3 免疫バランスと線維化

各サブセットの産生するサイトカインは線維化の促進，抑制に関与する。IL-4，IL-13などのTh2サイトカインは線維化を促進するが，IFNγなどのTh1サイトカインは線維化を抑制する。従来，Th2優位のTh1／Th2バランスが線維化に寄与すると考えられている[1),16]。

Th17は線維芽細胞のIL-6産生を増加させるため，線維化を亢進する可能性がある。

近年，Teff／Tregバランスの破綻，Treg活性の低下が線維化に関与していると推測されており，肝臓や心臓などの臓器で浸潤するTregが多いほど線維化が抑制される[17〜20]ことが示されている。

4 Tregの線維化抑制機序

IL-10が重要な役割を果たしていると考えられている[17]。IL-10が線維芽細胞のコラーゲン産生[21]やTGF-β産生[6]を直接的に抑制するほかに，マクロファージやその他の炎症細胞を抑制し間接的に線維芽細胞の活性化を抑制する機序[6),19]が想定されている。

ここでTregが産生するTGF-βによって線維化が亢進するのではないかという疑問が生じるが，線維化が亢進している組織においてTregが産生するTGF-βは少量であり，近傍の炎症細胞の抑制にとどまるのではないか[10),11),18]，と推測されている。

3 炎症性疾患としてのケロイド・肥厚性瘢痕

炎症性疾患としてのケロイド・肥厚性瘢痕に対する基礎研究は，免疫組織学的染色を中心としたものが多く，炎症細胞とケロイド線維芽細胞との相互作用について言及した報告は少ない。

1 ケロイド・肥厚性瘢痕内の炎症細胞

臨床所見と同様に病理組織学的所見にも，ケロイド・肥厚性瘢痕では辺縁部において微小血管，線維芽細胞，炎症細胞などが増加し炎症所見が見られる。これらの所見はケロイド辺縁から中心に向かって徐々に減少し[22]，ケロイド中心部では炎症反応は少ないと考えられる。

ケロイド内に浸潤する主な炎症細胞はT細胞とマクロファージであり，次いで肥満細胞が多く，B細胞は少ない[23〜25]。ケロイド内に浸潤するT細胞はCD4陽性／CD8陽性=1.5〜2とCD4陽性T細胞優位[23),24]であることが明らかとなっている（図4）。

ケロイド・肥厚性瘢痕では病勢が強い病変の方が浸潤するT細胞（CD3陽性細胞），CD4陽性T細胞の数が多い[26]。

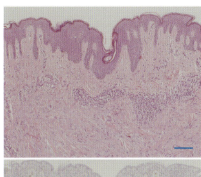
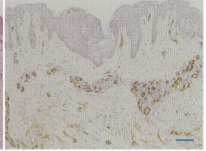
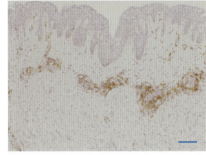

ⓐⓑ
ⓒ

(bar=100μm)

ⓐHE 染色
ⓑα-SMA 染色
ⓒCD4 染色

α-SMA 染色では筋線維芽細胞のほかに，細小動静脈の血管壁が染色される。炎症細胞は真皮網状層浅層の血管周囲に多く存在することがわかる。

図4 ケロイド内の炎症細胞浸潤の病理

2 ケロイド・肥厚性瘢痕と免疫バランス

ケロイド・肥厚性瘢痕を免疫バランスの観点から解釈する報告がいくつかある。当初はTh1／Th2バランスによる解釈が主体であったが，最近ではTregのケロイド病態への関与を検証する試みも開始されている[27]。

● Th1／Th2バランス

熱傷後に肥厚性瘢痕を生じた患者では末梢血中や瘢痕組織中のTh1／Th2バランスがTh2優位であった，という報告がある[28]。局所だけではなく全身的な免疫バランスにも差があるのは，同報告の対象患者の熱傷受傷面積が平均34%と高いことが影響している可能性がある。

● Teff／Tregバランス

ケロイド内で炎症反応が強い部位（浸潤するCD4陽性T細胞が多い部位）では，TregはCD4陽性T細胞中の約10%を占めると報告されている[27]（図5）。これは正常皮膚や成熟瘢痕と同様の比率であり，同程度数のCD4陽性T細胞が浸潤していた（すなわち同程度の炎症である）浅達性Ⅱ度熱傷（受傷面積5%以下，2週間以内に上皮化した部位）や炎症性表皮嚢腫（嚢腫上の皮膚）の約20%と比較して低下していた。単純に結論付けることはできないが，Teff／Tregバランスが創傷治癒や炎症反応の過程で破綻し，ケロイドの発症や病態の維持に関与している可能性がある。

ケロイド内ではTh17サイトカインであるIL-17の発現が亢進しているという報告がある[29]。ケロイド線維芽細胞はTGF-β, IL-6を高産生する。ケロイド内でTregの誘導が抑制されるかどうか興味深い。

3 ケロイド線維芽細胞と炎症細胞との相互作用

● 共培養モデル

ケロイドの場合，適切な動物モデルがない[30]

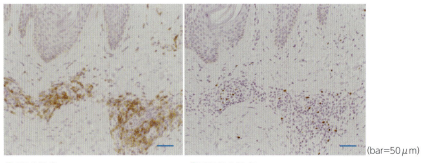

ⓐCD4染色　　　　　ⓑFOXP3染色　　　　　　　　(bar=50μm)

図5　ケロイド内の制御性T細胞
CD4陽性FOXP3陽性T細胞がTregである。ケロイド内ではTregはCD4陽性T細胞の10％程度を占める。

ためケロイド線維芽細胞と周囲の細胞との相互作用を検証することが困難である。In vitro共培養モデルによってケロイド線維芽細胞と周囲の細胞との相互作用が解析されている。角化細胞との共培養が中心であったが[31]，近年，CD4陽性T細胞[27]などの炎症細胞との共培養も行われている。

● ケロイド線維芽細胞と
　CD4陽性T細胞，Tregとの相互作用

活性化したCD4陽性T細胞との共培養によってケロイド線維芽細胞のIL-6発現が亢進することが報告されており[27]，炎症によりケロイド線維芽細胞のIL-6活性が高まると考えられる。

また，同報告では共培養に用いるCD4陽性T細胞中のTreg比率を高める程，ケロイド線維芽細胞のI型コラーゲン，TGF-β，α-SMAの発現が低下することが示されている。Tregのケロイド線維芽細胞に対する線維化抑制作用を示唆する結果である。

共培養モデルで得られた結果はin vitroのある一定条件下のものであり，CD4陽性T細胞，Tregの実際のケロイド組織内での役割の解明についてはさらなる検証が必要である。

【文　献】

1) Wynn TA：Cellular and molecular mechanisms of fibrosis. J Pathol 214：199-210, 2008
2) Profyris C, Tziotzios C, Do Vale I：Cutaneous scarring；Pathophysiology, molecular mechanisms, and scar reduction therapeutics Part I. The molecular basis of scar formation. J Am Acad Dermatol 66：1-10；quiz 11-12, 2012
3) Wolfram D, Tzankov A, Pulzl P, et al：Hypertrophic scars and keloids；A review of their pathophysiology, risk factors, and therapeutic management. Dermatol Surg 35：171-181, 2009
4) Tosa M, Ghazizadeh M, Shimizu H, et al：Global gene expression analysis of keloid fibroblasts in response to electron beam irradiation reveals the involvement of interleukin-6 pathway. J Invest Dermatol 124：704-713, 2005
5) Ghazizadeh M, Tosa M, Shimizu H, et al：Functional implications of the IL-6 signaling pathway in keloid pathogenesis. J Invest Dermatol 127：98-105, 2007
6) Barron L, Wynn TA：Fibrosis is regulated by Th2 and Th17 responses and by dynamic interactions between fibroblasts and macrophages. Am J Physiol Gastrointest Liver Physiol 300：G723-728, 2011
7) Sakaguchi S, Yamaguchi T, Nomura T, et al：Regulatory T cells and immune tolerance. Cell 133：775-787, 2008
8) 小野聡，辻本広，木下学：用語解説；制御性T細胞（Treg）．外科と代謝・栄養（0389-5564）44：339-342，2010
9) 野間剛：ヘルパーT細胞パラダイム；Th17細胞とTreg細胞による疾患形成と制御．日本臨床免疫学会会誌（0911-4300）33：262-271，2010
10) Li MO, Flavell RA：TGF-beta；A master of all T cell trades. Cell 134：392-404, 2008

11) Wan YY, Flavell RA : TGF-beta and regulatory T cell in immunity and autoimmunity. J Clin Immunol 28 : 647-659, 2008

12) Beissert S, Schwarz A, Schwarz T : Regulatory T cells. J Invest Dermatol 126 : 15-24, 2006

13) Clark RA : Skin-resident T cells : The ups and downs of on site immunity. J Invest Dermatol 130 : 362-370, 2010

14) Loser K, Beissert S : Regulatory T cells : Banned cells for decades. J Invest Dermatol 132 : 864-871, 2012

15) Antiga E, Quaglino P, Bellandi S, et al : Regulatory T cells in the skin lesions and blood of patients with systemic sclerosis and morphoea. Br J Dermatol 162 : 1056-1063, 2010

16) Wick G, Grundtman C, Mayerl C, et al : The immunology of fibrosis. Annu Rev Immunol 31 : 107-135, 2013

17) Cao Y, Xu W, Xiong S : Adoptive Transfer of Regulatory T Cells Protects against Coxsackievirus B3-Induced Cardiac Fibrosis. PLoS One 8 : e74955, 2013

18) Claassen MA, de Knegt RJ, Tilanus HW, et al : Abundant numbers of regulatory T cells localize to the liver of chronic hepatitis C infected patients and limit the extent of fibrosis. J Hepatol 52 : 315-321, 2010

19) Kanellakis P, Dinh TN, Agrotis A, et al : CD4(+) CD25(+)Foxp3(+) regulatory T cells suppress cardiac fibrosis in the hypertensive heart. J Hypertens 29 : 1820-1828, 2011

20) Katz SC, Ryan K, Ahmed N, et al : Obstructive jaundice expands intrahepatic regulatory T cells, which impair liver T lymphocyte function but modulate liver cholestasis and fibrosis. J Immunol 187 : 1150-1156, 2011

21) Reitamo S, Remitz A, Tamai K, et al : Interleukin-10 modulates type I collagen and matrix metalloprotease gene expression in cultured human skin fibroblasts. J Clin Invest 94 : 2489-2492, 1994

22) Huang C, Akaishi S, Hyakusoku H, et al : Are keloid and hypertrophic scar different forms of the same disorder? A fibroproliferative skin disorder hypothesis based on keloid findings. Int Wound J 11 : 517-522, 2014

23) Bagabir R, Byers RJ, Chaudhry IH, et al : Site-specific immunophenotyping of keloid disease demonstrates immune upregulation and the presence of lymphoid aggregates. Br J Dermatol 167 : 1053-1066, 2012

24) Boyce DE, Ciampolini J, Ruge F, et al : Inflammatory-cell subpopulations in keloid scars. Br J Plast Surg 54 : 511-516, 2001

25) Shaker SA, Ayoub NN, Hajrah NH : Cell talk ; A phenomenon observed in the keloid scar by immunohistochemical study. Appl Immunohistochem Mol Morphol 19 : 153-159, 2011

26) Castagnoli C, Stella M, Magliacani G : Role of T-lymphocytes and cytokines in post-burn hypertrophic scars. Wound Repair Regen 10 : 107-108, 2002

27) Murao N, Seino KI, Hayashi T, et al : Treg-enriched CD4+ T cells attenuate collagen synthesis in keloid fibroblasts. Exp Dermatol 23 : 266-271, 2014

28) Tredget EE, Yang L, Delehanty M, et al : Polarized Th2 cytokine production in patients with hypertrophic scar following thermal injury. J Interferon Cytokine Res 26 : 179-189, 2006

29) Zhang Q, Yamaza T, Kelly AP, et al : Tumor-like stem cells derived from human keloid are governed by the inflammatory niche driven by IL-17/IL-6 axis. PLoS One 4 : e7798, 2009

30) Al-Attar A, Mess S, Thomassen JM, et al : Keloid pathogenesis and treatment. Plast Reconstr Surg 117 : 286-300, 2006

31) Funayama E, Chodon T, Oyama A, et al : Keratinocytes promote proliferation and inhibit apoptosis of the underlying fibroblasts ; An important role in the pathogenesis of keloid. J Invest Dermatol 121 : 1326-1331, 2003

基礎編

9 線維増殖性疾患としての ケロイド・肥厚性瘢痕

須永 中

はじめに

本稿では，線維増殖性疾患としてのケロイド・肥厚性瘢痕の特徴を述べるとともに，線維化の機序について最新の知見を紹介し，今後の治療の展望について述べる。

1 創傷治癒と線維化について

一般的に創傷治癒の炎症期では，種々の炎症細胞が集まることにより，止血や壊死組織の貪食，細菌に対する免疫反応などが起こる。続いて起こる増殖期では，角化細胞，血管内皮細胞，線維芽細胞などが遊走・増殖し，細胞外マトリックスが産生される。そして最後に，成熟期において炎症細胞や筋線維芽細胞などがアポトーシスを起こし，細胞外マトリックスの再構築が行われることにより，成熟した瘢痕が形成される[1]。

この創傷治癒の過程において，何らかの理由（慢性炎症，感染など）により増殖期が遷延すると，細胞外マトリックスが過剰に産生・蓄積され，線維化と呼ばれる状態になる。線維化を起こす臓器としては，肝臓（肝硬変），腎臓（慢性腎臓病に伴う線維化），肺（肺線維症），心臓（心筋症や心筋梗塞に伴う線維化）などが知られており，いずれも正常な組織が線維組織に置き換わることによって，本来の機能が不可逆的に失われてしまう。

ケロイド・肥厚性瘢痕も，皮膚創傷治癒において増殖期が遷延することによって生じる線維増殖性疾患（fibroproliferative disease）とされているが，びまん性に組織の線維化が進行する臓器線維化と異なり，局所の病変が腫瘍状に拡大する点が特徴的である。

2 線維増殖性疾患としての ケロイド・肥厚性瘢痕の特徴

1 分類・定義

ケロイド・肥厚性瘢痕は腫瘍状に増殖するため，広義の良性腫瘍に分類されることが多いが，腫瘍本来の定義である「細胞の自律的な過剰増殖」は伴わない。筋線維芽細胞の増殖・浸潤は認めるが，創傷治癒の過程において線維芽細胞が他律的に活性化・増殖しているに過ぎないため，腫瘍ではなく過形成と捉えるべきである。実際にケロイドや肥厚性瘢痕は，WHOに

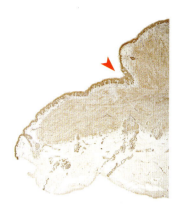

図1 ケロイド辺縁のα-SMA染色
α-SMA陽性の筋線維芽細胞が膨隆部辺縁（▲）を越えて周辺皮膚に浸潤している。真皮深層方向への浸潤は認めない。

よる国際疾病分類（ICD-10）において新生物（neoplasm）ではなく皮膚・皮下組織疾患の中の肥厚性疾患（hypertrophic disorder of skin）として分類されており，国際疾病分類腫瘍学（ICD-O-3）には収載されていない。

線維芽細胞の腫瘍としては，デスモイド腫瘍（desmoid tumorもしくはaggressive fibromatosis）が知られている。デスモイド腫瘍はβ-catenin遺伝子やAPC遺伝子の変異を伴うことがあり，時に他臓器・器官に浸潤して致死的となる。ケロイドでも筋線維芽細胞の周辺への浸潤を認めることがあるが，あくまでも真皮内における遊走もしくは活性化であって，真皮を越えて浸潤することはない（図1）。

2 臨床像

肉眼的に元の瘢痕の範囲内において膨隆しているものを肥厚性瘢痕，元の瘢痕の範囲を大幅に越えて周辺皮膚に浸潤しているものをケロイドと呼ぶが，鑑別が困難な症例がしばしば存在する。

3 病理組織学的所見

ケロイド・肥厚性瘢痕ともに，コラーゲン線維束の錯綜が認められる（図2）。肥厚性瘢痕では，錯綜するコラーゲン線維束が境界明瞭な結節を形成するが（図3），ケロイドでは境界不明瞭な傾向がある。ケロイドに特徴的な所見として硝子化した太いコラーゲン線維（hyalinized collagen bundle）（図4，図5）が知られているが，臨床的には肥厚性瘢痕と診断される症例でも認められることがあり，両者の境界は臨床像と同様に曖昧である。

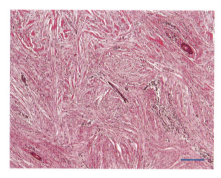

図2 錯綜したコラーゲン線維束 (bar = 200 μm)
好酸性のコラーゲン線維が，縦横に錯綜して走行している。

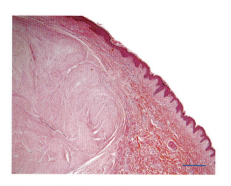

図3 肥厚性瘢痕のHE染色像 (bar = 500 μm)

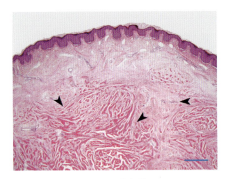

図4 ケロイドのHE染色像 (bar = 500 μm)

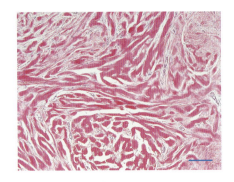

図5 硝子化コラーゲン線維 (hyalinized collagen bundle) (bar = 200 μm)
コラーゲン線維が融合し，均質かつ好酸性に染まっている。

3 線維化の機序についての知見

　ケロイド・肥厚性瘢痕はヒトにしか発症しないため，動物モデルを用いた病態の解明を行うことが困難である。しかし，臓器の線維化についてはマウスモデルを用いた多くの研究がされており，全貌の解明には遠いものの，次々と新たな知見が得られている。臓器・器官は異なっても，線維化の機序自体は多くの部分においてケロイド・肥厚性瘢痕と共通であると考えられるため，臓器線維化の機序に関わる新しい知見をいくつか紹介する。

1 上皮間葉転換，血管内皮間葉転換の関与

　上皮間葉転換（epithelial-mesenchymal transition：EMT）と血管内皮間葉転換（endothelial-mesenchymal transition：EndMT）とは，上皮細胞もしくは血管内皮細胞が極性や接着性を失って遊走能や浸潤能といった間葉系細胞の性質を獲得することである[2]。3つのタイプが存在し，タイプⅠは発生，タイプⅡは創傷治癒と線維化，タイプⅢは癌の転移に関与している。臓器の線維化ではタイプⅡのEMT／EndMTが関与していることが知られており[3,4]，皮膚の線維増殖性疾患であるケロイド・肥厚性瘢痕においてもEMT／EndMTが関与している可能性がある。しかし，EMT/EndMTが起きていることは，遺伝子改変マウスを用いた細胞運命追跡（Lineage tracing）という手法[5]でしか証明できないため，ヒトのケロイド・肥厚性瘢痕への関与を証明することは難しい。

2 機械的刺激の関与

　近年，細胞に対する機械的な刺激が化学反応に変換されることにより生理的応答が起こるメカノトランスダクションが注目されている。インテグリンの細胞外ドメインが細胞外マトリックスと結合することにより，細胞内に焦点接着複合（focal adhesion complex）が形成され，張力などの機械的刺激が細胞内に化学反応として伝達される[6]。
　機械的刺激によって線維化が促進されるもう1つの機序として考えられるのは，張力刺激によるTGF-βの活性化である。線維化における主要な増殖因子であるTGF-βは，latency-associated proteins（LAPs）やlatent TGF

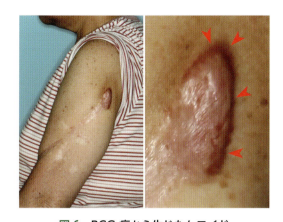

図6　BCG痕から生じたケロイド
元々は上腕中央部に存在したが，肩甲部方向に移動してきた。頭側・後方に浸潤傾向が見られ，まだ移動していることがわかる。

binding proteins（LTBPs）と結合した非活性型の複合体（latent TGF-β complex）の状態で細胞外マトリックス間に存在しており，張力によるインテグリン（integrin $α_V$）を介したlatent TGF-β complexの構造変化によって，活性型のTGF-βとして放出される[7]。

機械的刺激がケロイド・肥厚性瘢痕の発症・進行に関与していることは，すでに経験的に知られている。前胸部や肩といった皮膚張力の強い部分がケロイドの好発部位であることや，縫合創に対するテーピングなどによる抗張力療法がケロイド・肥厚性瘢痕の予防に一定の効果を有すること，ケロイドは張力のかかる方向に移動する傾向があること（図6）などが，ケロイド・肥厚性瘢痕の発症・進行に皮膚張力が関与していることを間接的に示している。

3　エピジェネティクスと線維化

DNAのメチル化やヒストンの脱アセチル化・メチル化といったクロマチンに対する後天的（epigenetic）な化学修飾が遺伝子の発現を制御していることが知られている。マウスの腎線維化モデルでは，TGF-βの持続的な刺激によってDNAメチル化によるエピジェネティックな遺伝子発現抑制（epigenetic silencing）が起こり，線維芽細胞が不可逆的に活性化されることが証明されており[8]，ケロイドをはじめとした線維化疾患で同様の事象が起きている可能性がある。

従来，このようなエピジェネティック修飾は，細胞分裂では継承されるが，有性生殖の際には初期化されるため遺伝しないとされてきた。しかし近年，組織損傷に対するエピジェネティックな応答が世代を超えて継承されるとの報告[9]がされており，家族内発生の多いケロイドの謎を解く鍵となるかも知れない。

4　治療の展望

線維化の複雑な機序が徐々に明らかになってきているにもかかわらず，現状では有効な抗線維化治療はほとんど存在していない。唯一ピルフェニドン（pirfenidone）が特発性肺線維症に対して有効な治療として認められているが，その作用機序には不明な点が多く，効果も線維化の進行を減速させる限定的なものでしかない。

線維化に対する治療が困難である理由としては，一時的な線維化は創傷治癒過程における正常な反応であることや，創傷治癒が複数の細胞や増殖因子などによって極めて複雑に制御されていることなどが考えられる。現在，各臓器の線維化に対して，増殖因子，細胞外マトリックス，細胞内酵素，免疫・炎症機構などをターゲットとした多くの薬剤の治験が進行中であり[10]，いずれかの薬剤が抗線維化薬として確立すれば，ケロイド・肥厚性瘢痕に対しても有効な可能性がある。びまん性に機能的構造が喪失してしまう臓器の線維化では，線維化を抑制できて

も機能的構造が再生しない限り改善とは言えないが，ケロイド・肥厚性瘢痕では線維化の抑制さえできれば問題が解決するため，治験の結果に期待したい。

【 文 献 】

1) Gurtner GC, Werner S, Barrandon Y, et al：Wound repair and regeneration. Nature 453：314-321, 2008
2) Kalluri R, Weinberg RA：The basics of epithelial-mesenchymal transition. J Clin Invest 119：1420-1428, 2009
3) Zeisberg EM, Tarnavski O, Zeisberg M, et al：Endothelial-mesenchymal transition contributes to cardiac fibrosis. Nat Med 13：952-961, 2007
4) LeBleu VS, Taduri G, O'Connell J, et al：Origin and function of myofibroblasts in kidney fibrosis. Nat Med 19：1047-1053, 2013
5) Kretzschmar K, Watt FM：Lineage tracing. Cell 148：33-45, 2012
6) Hoffman BD, Grashoff C, Schwarz MA：Dynamic molecular processes mediate cellular mechanotransduction. Nature 475：316-323, 2011
7) Shi M, Wang ZR, Chen X, et al：Latent TGF-β structure and activation. Nature 474：343-349, 2011
8) Bechtel W, McGoohan S, Zeisberg EM, et al：Methylation determines fibroblast activation and fibrogenesis in the kidney. Nat Med 16：544-550, 2010
9) Zeybel M, Hardy T, Wong YK, et al：Multigenerational epigenetic adaptation of the hepatic wound-healing response. Nat Med 18：1369-1377, 2012
10) Wynn TA, Ramalingam TR：Mechanisms of fibrosis；Therapeutic translation for fibrotic disease. Nat Med 18：1028-1040, 2012

基礎編

10 ケロイド発症におけるfibrocyteの関与の可能性

長尾 宗朝・小林 誠一郎

はじめに

近年の研究では、ケロイドや肥厚性瘢痕は皮膚の線維化疾患ともとらえられてきている[1]が、創傷の線維化において重要な役割を果たすのは筋線維芽細胞（myofibroblast）である[2,3]。その起源には3つの可能性が考えられている。1つ目は、もともと間質に存在する線維芽細胞が形質変化を来たした可能性である。線維芽細胞へ形質転換増殖因子（TGF-β）の刺激を行うことにより、筋線維芽細胞へ形質転換することはよく知られている。2つ目は、上皮細胞の線維芽細胞への形質転換（epithelial-mesenchymal transmission：EMT）の可能性である。最後の3つ目は、骨髄由来の細胞fibrocyteがCXCL12の刺激により循環血液中を遊走して皮膚へ移行する可能性であり、線維部分の細胞の30〜50％は骨髄由来であるといった報告もある[4]。

とりわけ本稿においては、ケロイドにおける線維化の進展過程において線維芽細胞の前駆細胞であり、細胞外マトリックス産生や増殖因子の産生に深くかかわると考えられているfibrocyteに着目し、病態への関連性ならびに治療標的細胞としての可能性について述べる。

1 Fibrocyteとは

Fibrocyteは1994年にBucalaらにより"Fibroblast like cell"として命名された細胞で

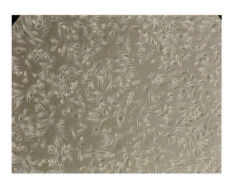

図1 ヒト血球より培養を行ったfibrocyte
紡錘形の細胞が認められる。(×40)

ある。末梢血からFicoll比重遠心法により分離された単核球分画の中に存在する，単球とは異なる線維芽細胞に似た紡錘形の付着細胞である[5]。その後の解析から，fibrocyteは末梢血白血球の0.1〜0.5％に存在する単球由来の線維芽細胞前駆細胞と考えられている（図1）。

特徴

①血球系，つまり骨髄由来の細胞表面マーカーであるCD34が陽性であること，②線維芽細胞への分化を示唆する細胞外基質のcollagen typeⅠ，ビメンチン（vimentin）などの細胞外マトリックスを発現する細胞であり，③血液循環を介してケモカイン受容体CXCR4やCCR1／2／5／7などとそれらのリガンド依存性によって炎症組織へ動員されることがわかっている。近年の報告では，肺線維症や肝線維症，皮膚線維症などの各種臓器や全身性の線維性疾患において病態との関与が示唆されている[5)〜7)]。

2 Fibrocyteの機能

皮膚に何らかの障害が生じた後に創治癒過程が開始されるとfibrocyteの創部への遊走が始まる。その遊走にはケモカイン，ケモカインレセプターであるCXCL12-CXCR4経路が深く関与している（図2）。そのほか，CCL3-CCR5，CCL12-CCR2，CCL21-CCR7の経路などは各線維化臓器ごとに関与の割合が異なっている可能性があるとの報告もある[6),7)]。

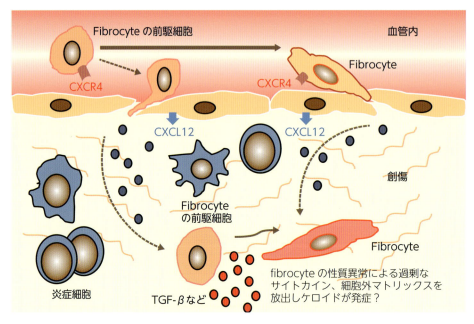

図2　創傷におけるfibrocyteの局所環境
炎症部位に主に血管内皮細胞からCXCL12をはじめとした各種ケモカインやgrowth factorが分泌され、CXCR4などを発現するfibrocyteの前駆細胞やfibrocyteが創傷部位へ動員される。多くはfibrocyteの前駆細胞が創傷部位において、TGF-βをはじめとする各種サイトカインをプロモーターとしてfibrocyteへ分化していく。
(Bellini A, et al：The vole of the fibrocyte, a bone marrow-derired mesenchymal progenitor, in reactire and reparative fibroses. Lavo Invest 87：858-870, 2007 より引用改変)

Fibrocyteは，増殖因子やサイトカインを豊富に産生するとともに，最近ではfibrocyteの炎症細胞としての役割や免疫調節作用が注目されている。さらにfibrocyteはM-CSF，TGF-β，VEGF，PDGFなどの増殖因子やIL-8，MIP-1αなどのケモカインも無刺激状態でも分泌する。また，IL-1βやTNF-α刺激によりIL-6，IL-10，TNF-α，MCP-1，MIP-1βの産生が亢進することも知られている[8]。TGF-β産生能を検討した報告では，fibrocyteはfibroblastよりその産生能が高く，さらに熱傷患者末梢血由来のfibrocyteは健常人から採取されたfibrocyteに比較して，TGF-β産生能が高いことが示されている[9]。

3 ケロイドとfibrocyteの関連性について

Fibrocyteは各種線維性疾患における報告にとどまらず，創傷治癒の分野においても，その役割が注目されている。fibrocyteは末梢血から循環して局所に浸潤し間質細胞の構成要素となることや，局所のfibroblastを活性化して治癒調節にかかわる重要な役割を果たしていると考えられている。病的状態，すなわち肥厚性瘢痕やケロイド局所においてもfibrocyteが動員されることがわかっているが，その病理作用はいまだ明らかになっていない[9,10]。

著者らはケロイド患者末梢血由来のfibrocyteが，健常人と比較してTGF-β産生能が高いことを報告した[11]。Fibrocyteのように全身を循環する細胞に異常が認められたことは，ケロイドの進展様式に関連する興味深い結果であると考える。そのため，ケロイドの体質を規定する因子が徐々に解明されつつある中でfibrocyteもその1つである可能性が示唆された。

4 Fibrocyteを標的とする治療の可能性

ほかのさまざまな臓器における線維化は，collagen Iなどの細胞外マトリックスが過剰蓄積し，機能不全をもたらす慢性炎症に伴う共通の終末像といえる[12]。このことからケロイドにおいても慢性炎症の原因除去が最も重要になると考えられる。しかし，それら原因の多くはいまだ解明されておらず除去が困難であり，臨床的にすでに線維化が進行している症例に有効な薬剤は希有に等しいのが現状である。

今後，循環細胞であるfibrocyteを含めて標的とすることで，線維化の進行や慢性炎症の増悪を制御できる可能性があるものの，それらにおいてもTGF-βやCTGFなどのgrowth factors，細胞外マトリックス，サイトカインの発現等を総合的に抑制するような画期的な新規治療薬の開発が期待される。

【文献】

1) Akaishi S, Ogawa R, Hyakusoku H：Keloid and hypertrophic scar；Neurogenic inflammation hypotheses. Med Hypotheses 71：32-38, 2008
2) Al-Atter A, Mess S, Thomassen JM, et al：Keloid pathogenesis and treatment. Plast Reconstr Surg 117：286-300, 2006
3) Hinz B：Formation and function of the myofibroblast during tissue repair. J Invest Dermatol 127：526-537, 2007
4) Mori L, Bellini A, Stacey MA, et al：Fibrocyte contribute to the myofibroblast population in wounded skin and originate from the bone marrow. Exp cell Res 304：81-90, 2005
5) Bucala R, Spiege LA, Chesney J, et al：Circulating fibrocytes difi ne a new leukocyte subpopulation that mediates tissue repair. Molecu Med 1：71-81, 1994
6) Quan TE, Cowper S, Wu SP, et al：Circulating fibrocytes；Collagen-secreting cells of the peripheral blood. International J Biochem Cell

Biol 36：598-606, 2004

7) 西岡安彦：病態生理に関する最新の基礎的研究；Fibroctyeと呼吸器疾患．医学のあゆみ　別冊呼吸器疾患　6：23-25, 2013

8) Phillips RJ, Burdick MD, Hong K, et al：Circulating fibrocyte traffic to the lungs in response to CXCL12 and mediate fibrosis. J Clin Invest 114：438-446, 2004

9) Bellini A, Mattoli S：The role of the fibrocyte, a bone marrow-derived mesenchymal progenitor, in reactive and reparative fibroses. Labo Invest 87：858-870, 2007

10) Inomata N, Akasaka Y, Imaizumi R, et al：Fibrocyte behavior relative to blood vessels under skin wound healing. J Jan PRS 32：645-659, 2012

11) 長尾宗朝：Circulating fiborcyteの性質異常とケロイド病態との関連性．北海道医誌　85：195-203, 2010

12) Wynn TA, Ramalinqam TR：Mechanisms of fibrosis；Therapeutic translation for fibrotic disease. Net Med 18：1028-1040, 2012

基礎編

11 ケロイド治療の標的としてのIL-6シグナルとWntシグナル

土佐 眞美子

はじめに

われわれは，術後電子線治療のケロイド抑制効果に関する基礎研究の結果，電子線治療のターゲットとして，インターロイキン6（IL-6）遺伝子などをピックアップし[2]，ケロイドに対する分子標的治療薬への応用を目指した研究を行ってきた。本稿では，まずケロイドにおけるIL-6シグナルの役割について述べ，次に癌関連遺伝子の1つであるWntシグナルのケロイドにおける発現について紹介する。

1 ケロイド電子線治療による遺伝子変化

1 ケロイド発生に関与する遺伝子群の同定

ケロイド組織および正常真皮よりケロイド由来線維芽細胞（keloid fibroblast：KF）と正常真皮由来線維芽細胞（normal fibroblast：NF）を培養して，臨床のプロトコールと同様の電子線治療を行い，治療前後に全RNAを抽出し，それらを用いてcDNAマイクロアレイ解析を行った。解析結果より，ケロイド発生関連遺伝子の絞り込みを行った。まず，KFとNFを比較し2倍以上の発現変化が認められた遺伝子群を抽出し，次に，得られた遺伝子群の中から，KFとKF＋電子線治療を比較し，2倍以上NFに近くなるような発現変化が認められた遺伝子群を抽出した。その後，抽出遺伝子群のpathway解析を行った。

KFにおいて，電子線治療前後に，明らかな遺伝子発現パターンの変化が認められ，最終的にケロイド発生に関与すると考えられた遺伝子群は111遺伝子であり，それら遺伝子間のpathway解析を行ったところ，IL-6を中心としたネットワークが認められ（図1），電子線治療によるケロイド抑制作用のターゲットの1つとして，IL-6 signaling pathwayが浮かび上がり，ケロイド発生に関与している可能性が示唆された。

2 インターロイキン6（IL-6）

IL-6は，平野らによってクローニングされ，その創薬化まで進んだ数少ないサイトカインである。活性化T細胞から産生され，B細胞が抗体産生細胞に分化する最終段階を導く物質として発見された[3]。その後，IL-6の産生細胞はマ

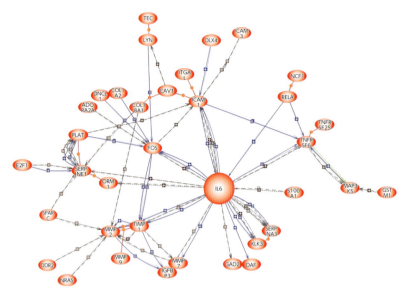

図1 ケロイド発生に関与する111遺伝子間のpathway解析
IL-6を中心としたネットワークが見られた。

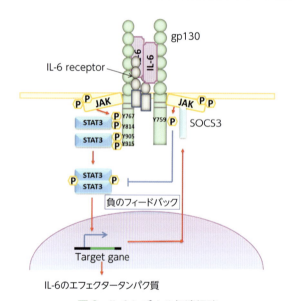

図2 IL-6シグナル伝達経路
gp130はIL-6と結合したIL-6受容体により二量体化し、チロシンキナーゼであるJAKに結合、これを活性化することで細胞にシグナルが伝達される。JAKの活性化によりリン酸化されたgp130のC末端側の4つのチロシン残基、Y767、Y814、Y905、Y915にはSTAT3が結合し、STAT3はJAKによりさらにリン酸化されて二量体化して核へと移動する。STAT3の標的タンパク質であるSOCS3は、JAKによりリン酸化されたgp130のチロシン残基Y759およびJAKに結合し、JAKの活性化を抑制する結果、STAT3の活性化を収束させる。
（有馬康伸ほか：インターロイキン6による神経系と免疫系の融合．領域融合レビュー 1：1-9, 2012 より一部改変して引用）

クロファージ、線維芽細胞など多種にわたることが明らかになった[4]。

また、IL-6には多彩な機能がある。具体的には、肝臓における炎症急性期タンパクの産生、形質細胞への増殖作用、血小板産生、破骨細胞活性化、ケラチノサイトへの増殖作用、T細胞の誘導などである[5]。

1988年に同定されたIL-6受容体には、糖タンパク質gp130が会合し[6]、ヒトの胎盤からgp130を精製して抗gp130抗体を作製することにより、gp130をコードするcDNAがクローニングされた[7]。gp130はIL-6を結合したIL-6受容体の刺激により二量体を形成し、細胞膜の近傍にあるチロシンキナーゼJAKと結合し、これを活性化することで細胞にシグナルを伝達する[8],[9]。そののち、STAT3がJAKの活性化に依存的に活性化して二量体を形成し、核に移動して炎症性タンパク質をコードする遺伝子の転写を亢進する。このとき、IL-6シグナルの負のフィードバックに機能するSOCS3も発現し、SOCS3がgp130に結合してJAKの活性化を抑制することによりIL-6シグナルは収束する[5],[10]（図2）。

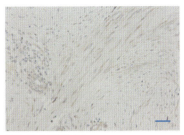
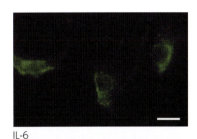
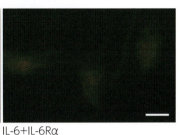

ⓐケロイド組織の
IL-6免疫染色所見（×40）

IL-6

IL-6Rα   IL-6+IL-6Rα

ⓑKFにおける免疫蛍光染色所見

図3　ケロイドにおけるIL-6およびIL-6Rα発現（bar = 50μm）

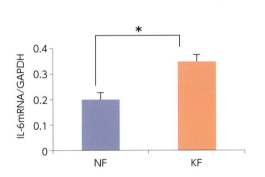

ⓐIL-6遺伝子発現

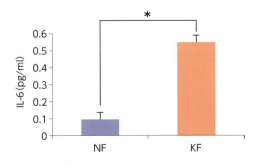

ⓑIL-6分泌能

図4　IL-6遺伝子発現とIL-6分泌能
NFと比較してKFにおいて明らかに亢進していた（*P<0.05）。

2 ケロイドとIL-6シグナル

1 ケロイドにおけるIL-6およびIL-6受容体遺伝子発現とIL-6産生能

　ケロイド組織において，IL-6陽性細胞が（図3a），また，KFにおける免疫蛍光染色像では，IL-6とIL-6受容体α（IL-6Rα）両方の発現が認められた（図3b）。KFにおけるmRNAレベルのIL-6発現はNFと比較して増加しており（図4a），培養上清中のIL-6分泌量もNFと比較して増加が認められた（図4b）。

2 ケロイドにおけるIL-6シグナル関連遺伝子発現解析および機能解析

　ケロイドにおいてIL-6 signaling pathwayが関与しているかどうかを確認するために，

IL-6R（α, gp130）と pathway の下流にある JAK1, STAT3, RAF1, ELK1 の発現を KF と NF で比較した．すべての遺伝子は KF において発現が亢進していた（図5）．さらに，ケロイドに対する機能解析として，NF において IL-1β を投与して IL-6 を誘導すると細胞外マトリックス関連遺伝子発現は増加し（図6a），コラーゲン合成能も上昇した（図6d）．

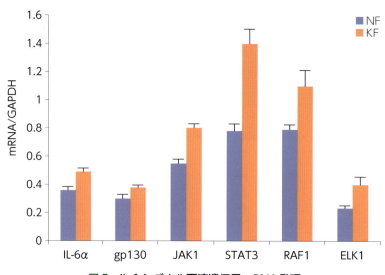

図5　IL-6 シグナル下流遺伝子 mRNA 発現
NF と比較して KF において亢進していた．

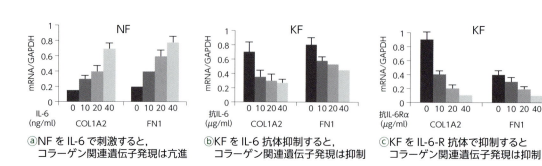

ⓐ NF を IL-6 で刺激すると，コラーゲン関連遺伝子発現は亢進

ⓑ KF を IL-6 抗体抑制すると，コラーゲン関連遺伝子発現は抑制

ⓒ KF を IL-6-R 抗体で抑制するとコラーゲン関連遺伝子発現は抑制

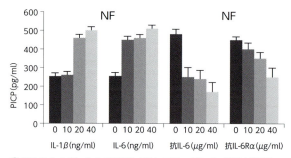

ⓓ NF を IL-1β と IL-6 で刺激するとコラーゲン合成能は増加し，KF を IL-6 抗体などで抑制するとコラーゲン産生能も減少

図6　IL-6 添加あるいは IL-6 抗体，抗 IL-6R 抗体添加がコラーゲン関連遺伝子発現およびコラーゲン産生に与える影響

一方，KFにおいてIL-6抗体あるいは抗IL-6R抗体を作用させてIL-6を阻害すると，細胞外マトリックス関連遺伝子発現は減少し（図6b, c），そのコラーゲン合成能は低下した[11]（図6d）。

　まとめてみると，ケロイドにおいてはIL-6シグナルが亢進しており，その結果，線維芽細胞の増殖や過剰なコラーゲン産生に影響を与えていた。一方，それらの反応はIL-6シグナルを遮断することで抑制できることから，すでに臨床薬として認可されているヒト化抗ヒトIL-6受容体抗体（トシリズマブ）などのケロイド治療への応用が期待される。

3　ケロイドとWntシグナル

● Wntシグナルとは

　癌関連シグナルであり，カノニカルpathwayの他にも，ノンカノニカルpathwayであるCa

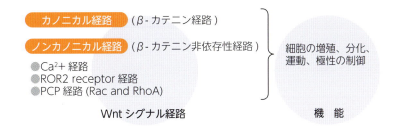

図7　Wntシグナル経路の多様性と機能

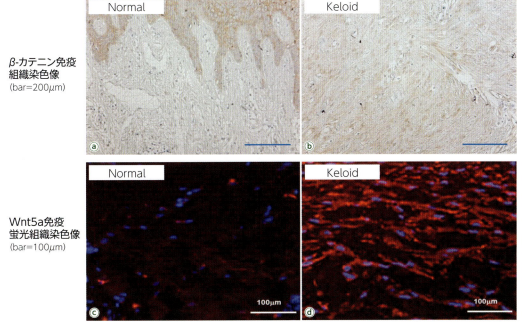

図8　ケロイドにおけるWntシグナル関連遺伝子発現

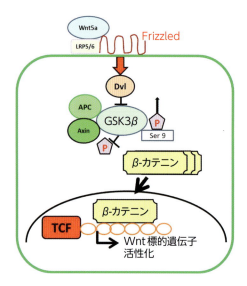

図9 ケロイドにおけるWntシグナル経路の仮説
Dvl：Dishevelled
APC：adenomatous polyposis coli
GSK3β at Ser9 position：GSK3β inactivation
GSK：glycogen synthase kinase
TCF：T-cell fator
P：リン酸化

／カルモデュリンを介した経路もある（図7）。カノニカルなWntの異常活性が，線維化にも重要な働きをしているとの報告もある[12]。

● β-カテニン（catenin）

　Wntシグナル関連遺伝子であるβ-カテニン（catenin）の発現はケロイドにおいて亢進しており（図8b），ケロイド組織にWnt5a陽性細胞が多数認められた（図8d）。Wnt5aが受容体に結合すると，disheveled signalingが活性化して，GSK3-βなどのβ-カテニン分解複合体を抑制し，β-カテニンのリン酸化が抑えられて細胞質にβ-カテニンがたまり核内へ移動して標的遺伝子の転写を行う。その結果，線維芽細胞の増殖やコラーゲン合成が進み，ケロイド発生を引き起こしている可能性が示唆される（図9）。

【文　献】

1) Shih B, Bayat A：Genetics of keloid scarring. Arch Dermatol Res 302：319-339, 2010
2) Tosa M, Ghazizadeh M, Shimizu H, et al：Global gene expression analysis of keloid fibroblasts in response to electron beam irradiation reveals the involvement of interleukin-6 pathway. J Investigative Dermatology 124：704-713, 2005
3) Hirano T, Teranishi T, Toba H, et al：Human helper T cell factor (s)(ThF). I. Partial purification and characterization. J lmmunol l26：517-522, 1981
4) Hirano T：Complementary DNA for a novel human interleukin (BSF-2) that induces B lymphocytes to produce immunoglobulin. Nature 324：73-76, 1986
5) Kamimura D：IL-6 signal transduction and its physiological roles；the signal orchestration model. Rev Physiol Biochem Pharmacol 149：1-38, 2003
6) Taga T, Hibi M, Hirata Y, et al：Interleukin-6 triggers the association of its receptor with a possible signal transducer, gp130. Cell 58：573-581, 1989
7) Hibi M, Murakami M, Saito M, et al：Molecular cloning and expression of an IL-6 signal transducer, gp130. Cell 63：1149-1157, 1990
8) Murakami M, Narazaki M, Hibi M, et al：Critical cytoplasmic region of the interleukin 6 signal transducer gp130 is conserved in the cytokine receptor family. Proc Natl Acad Sci USA 88：11349-11353, 1991
9) Murakami M, Hibi M, Nakagawa N, et al：IL-6-induced homodimerization of gp130 and associated activation of a tyrosine kinase. Science 260：1808-1810, 1993
10) 有馬康伸，村上正晃：インターロイキン6による神経系と免疫系の融合. 領域融合レビュー 1：1-9, 2012
11) Ghazizadeh M：Essential role of IL-6 signaling pathway in keloid pathogenesis. J Nippon Med Sch 74：11-22, 2007
12) Igota S, Tosa M, Ghazizadeh M, et al：Identification and characterization of Wnt signaling pathway in keloid pathogenesis. Int J Med Sci 10：344-354, 2013

実践編

実践編

12 種々の瘢痕評価スケールの特徴と比較

秋田 定伯

はじめに

皮膚外科手術を専門とする形成外科医にとって，傷をいかに小さく綺麗にするかは常に心がけなければいけない問題である。瘢痕それ自体も治療対象となり，さまざまな治療法が試みられている[1]。過剰な瘢痕は皮膚以外でも，肺線維症，肝硬変，腎硬化症，全身性強皮症などがあり，線維化が収束し，創傷治癒が正常化する分子機転は，どの臓器でも完全に解明されているとは言いがたい。よって，病態機序が不明なケロイド・肥厚性瘢痕の臨床での治療は現時点では対症療法にすぎない。

ケロイド・肥厚性瘢痕の臨床論文は，一部の例外[2]を除いてエビデンスレベルが低いか再現性に乏しい報告が多いものの，瘢痕の評価方法については，すでに30年以上前から種々報告されてきた。評価方法の煩雑さ，人種や地域差への配慮，評価項目の妥当性，評価の再現性，評価者間の反応，解釈しやすさなどが今日，検証されつつある。

1 概説：瘢痕評価スケール

歴史的に瘢痕スケールは，小児熱傷後肥厚性瘢痕の評価目的で用いられ始めた[3]。そこでは，色調・周囲皮膚との調和性・厚み（高さ）の3項目をおのおの1〜3段階で評価するものの，全体の総和は算出しておらず，手術後瘢痕の評価には不適であった。

次に，瘢痕の形状・厚み（高さ）・色調に関してカラー写真を用いた熱傷瘢痕の評価方法が提唱された[4]。本法は3名以上で評価しなければ信頼度が低いとされたが，瘢痕の整容性に関する先駆的評価法であった。

1 Vancouver Scar Scale（VSS）とその変法

Vancouver Scar Scale（VSS）（表1）は色素沈着・血流・柔軟性・瘢痕の厚み（高さ）をそれぞれ評価し，0〜13までの総和を算出する[5]。VSS評価によると大きく変形した瘢痕では肥厚性・柔軟性・色調が病変内で均一ではなく，評価する部位も治験者の主観に依存する。さらに各評価項目のスコア化も問題で医師・患者に

表1 バンクーバ瘢痕スケール
(Vancouver Scar Scale, VSS)

最小値0～最大値14 (数字が小さいほど良好)

赤さ
0=正常
1=ピンク
2=赤
3=紫

色素沈着／脱出
0=正常
1=色素脱出
2=混合
3=色素沈着

やわらかさ
0=正常
1=少し抵抗あり
2=抵抗あり
3=硬い
4=ひきつり
5=拘縮

高さ
0=平坦
1=<2mm
2=2～5mm
3=>5mm

Sullivan T, et al：Rating the burn scar. J Burn Care Rehabil 11：256-260, 1990より改変

性を向上させ，疼痛・掻痒の評価を加えた方法も提唱された[8]が，各評価項目間での評価者間変動性が0.20～0.42と大きく，総和でも0.53であった。また熱傷瘢痕以外に適用することが難しく，人種によって色調を2段階に変更しても赤さと色素沈着の信頼性は低かった。このため，色調を人種にかかわらず濃淡の3段階とする提案[9]もなされている。

2 Seattle Scar ScaleとMatching Assessment of Scars and Photographs (MAPS)

均一な評価を得るために24枚のカラー写真を用いて表面性状・厚み（高さ）・辺縁の厚み（高さ）・周囲皮膚との調和性を評価する方法（Seattle Scar Scale）が提唱された。瘢痕は-1～4まで重症度にあわせて増加し0が「正常」とされた。評価者変動性は0.85～0.97であった。本法では元来スコアの総和は勧められていないが，各評価項目の「-」の取り扱いに批判がある。例えば，色素脱失，萎縮など肥厚性瘢痕とは反対の性状でのスコアの総和は，改善を意味してしまう[10]。

瘢痕全体の外観を評価できるように写真で数カ月以上の経過観察が可能となるように工夫されたのが，Matching Assessment of Scars and Photograph (MAPS) である。評価者間変動は厚み（高さ）・色調の評価で低い結果であった[11]。

3 Stony Brook Scar Evaluation Scale (SBSES)

創傷治癒の評価として，生検を用いて組織学的に瘢痕を評価するものであり，幅・厚み（高さ）・色調・表面性状・全体的な外観の5項目

とって評価が一定とならない。また掻痒や疼痛の評価がなかったため，これを改めるVSS変法が提唱された[6]。コンパクトなポケットサイズのVSSシステムを開発して，医療スタッフ間の評価者間変動性が0.81に改善したとの報告[7]がある。さらに訓練により信頼性・妥当

表2 マンチェスター瘢痕スケール (Manchester Scar Scale, MSS)

臨床評価	Visual Analogue Scale (VAS)
合計：最小値5〜最大値18　数字が小さいほど良好	
色調 　1＝周囲皮膚と一緒 　2＝少し異なる 　3＝明らかに異なる 　4＝大きく異なる **表面輝度** 　1＝つやなし 　2＝光沢あり **形状** 　1＝周囲皮膚よりやや突出 　2＝やや突起硬結あり 　3＝肥厚性瘢痕 　4＝ケロイド **表面性状** 　1＝普通 　2＝少し触れる 　3＝軟らかい 　4＝硬い **変形** 　1＝変形なし 　2＝軽度 　3＝中等度 　4＝高度	10cmの直線で示し, 0が最も良好, 10が最も悪いと判断して, 0〜10までの数字でスコアする。

Beausang E, et al：A new quantitative scale for clinical assessment. Plast Reconstr Surg 102：1954-1961, 1998より改変

を検討した。評価者間変動は0.75〜0.92であった[12]。

表3 患者および観察者瘢痕評価スケール
(Patient and Observer Scar Assessment Scale, POSAS)

観察者瘢痕評価スケール												
	正常皮膚	1	2	3	4	5	6	7	8	9	10	想像でき得る最悪状態
赤さ		○	○	○	○	○	○	○	○	○	○	
色素沈着・脱失		○	○	○	○	○	○	○	○	○	○	色素脱出 □ 色素混合 □ 色素沈着 □
厚み		○	○	○	○	○	○	○	○	○	○	
緩和		○	○	○	○	○	○	○	○	○	○	
やわらかさ		○	○	○	○	○	○	○	○	○	○	
評価者評価の総合点		最小値5〜最大値50										

患者瘢痕評価スケール												
	全く不満なし	1	2	3	4	5	6	7	8	9	10	想像でき得る最悪状態
瘢痕は痛いですか？		○	○	○	○	○	○	○	○	○	○	
瘢痕は痒いですか？		○	○	○	○	○	○	○	○	○	○	
	正常皮膚	1	2	3	4	5	6	7	8	9	10	非常に異なる
瘢痕の色は異なりますが？		○	○	○	○	○	○	○	○	○	○	
瘢痕は、硬いですか？		○	○	○	○	○	○	○	○	○	○	
瘢痕の厚みは異なりますか？		○	○	○	○	○	○	○	○	○	○	
瘢痕は不整ですか？		○	○	○	○	○	○	○	○	○	○	
患者評価の総合点		最小値6〜最大値60										

Draaijers LJ, et al：The patient and observer scar assessment scale；A reliable and feasible tool for scar evaluation. Plast Reconstr Surg 2004 113：1960-1965, 2004より改変

4　Manchester Scar Scale (MSS) と Visual Analogue Scale (VAS)

　Manchester Scar Scale（MSS）は，瘢痕の輪郭・輝度・色調・表面性状と変形の項目について，写真とVisual Analogue Scale（VAS）を用いて外観を評価するものである[13]（表2）。本法は赤さや色素沈着など評価の難しい色調について評価者間変動を0.87まで向上させ得た。瘢痕の大きさ，個数なども評価に加えており[5]，熱傷患者の外来評価にも使用された。写真撮影により治療効果が判定でき，特に小さな熱傷創が肥厚性瘢痕に変化するかどうかの追跡に優れている。

　2つのVASのみを用いて，瘢痕が他人からどのように捉えられているかを評価したり[14]，コンピュータ上でVASをランキングシステムとした試みもある[15]。評価者変動がVASでは0.90〜0.92, ランキングシステムでは0.80〜0.86

5 Patient and Observer Scar Assessment Scale (POSAS)

医師と患者で別々の評価を行うスケールが開発された[16]（表3）（このため本法は小児には不適応である）。患者は6項目の評価を行い，評価者は5項目評価する。おのおのの項目は10段階評価となっている。観察者は赤さ・色素沈着・厚み（高さ）・柔軟性・弾性を全体瘢痕外観に加えて評価し，患者は疼痛・搔痒・色調・柔軟性・厚み（高さ）・形状について評価する。患者評価と観察者評価には高い相関関係があった。例えば，搔痒が患者にとって重篤である場合には観察者0.86の高値をとり一貫性が高いことを意味した[16]。臨床で有用である（表2）。

2 瘢痕評価スケールの検証

瘢痕評価スケールの信頼性（reliability），妥当性（validity），変化への反応性（responsibility）が検証されている（表4）。

1 信頼性

信頼性は真の値を測定する能力であり，内部一貫性（同一測定方法の場合，均一な値になること）や安定性（異なる，もしくは同じ評価者が，異なる時期に評価した場合の再現性）[17]である。VSSとPOSASで高い内部一貫性を示す。MSSやSBSESではあまり検証されていない。

評価者間の信頼性はどの評価方法でも中等度以上であるが，評価値は評価者が多いほど信頼できる。どの評価方法でも厚み（高さ），柔軟性は最も信頼性が低い。特に柔軟性に至ってはいずれの評価方法でも良好な群間相関係数を得ていない[17]。POSASのうちの観察者評価（PSAS）では評価者内部の信頼性が0.89以上と高く[16]，MSSでは観察者での変動性が7.8〜14.8%であり，最も変動が大きくなっている。

2 妥当性

妥当性評価は3つの構成要素からなっており，内容妥当性・構成妥当性・基準妥当性である。構成妥当性の一部は内容妥当性に基づいている。POSASは他のスケールと異なり，症状や患者の主観を含めていることから，臨床上より有用な情報が得られる。MSSにある患者の評価は，全体として瘢痕の整容的な面のみを反映しており，他の特徴や症状はあまり表されていない。

患者と観察者のスコアを比較すると，患者は観察者より，より厳しい評価をする傾向にある。特に，疼痛と搔痒においてその傾向があり，病的瘢痕の特徴をよく現わしている[16]。熱傷においては，疼痛と搔痒は術後瘢痕より高いと考えられるものの，13%しか報告がない[18]。よって他の項目と同様に正しい重み付けを考慮することが重要である。次に，POSASは他のスケールにはない瘢痕の柔軟性と色調（蒼白やピンクなど）という2つの評価項目を含んでいる。瘢痕は色素脱失や色素沈着を示すことがあるため，適切な評価が必要である。例えば，VSS変法では色素沈着は序数として計測されており術後瘢痕にも有効であるが[8]，VSSによると色素脱失よりも色素沈着で高いスコアになってしまい，これは検証が必要である[8),18]。

また，MSSとSBSESでは，赤さと色素沈着が一つの項目となっているためにそれぞれの特

表4 バンクーバー瘢痕スケール（VSS），マンチェスター瘢痕スケール（MSS），観察者瘢痕評価スケール（OSAS），患者瘢痕評価スケール（PSAS），Stony Brook Scar Evaluation Scale（SBSES）の比較

項目	VSS	MSS	POSAS OSAS	POSAS PSAS	SBSES
特徴・特性					
厚み, 高さ, 輪郭	○	○	○	○	○
緩和, 不整			○	○	
表面性状			○		○
やわらかさ, 組織特性, 硬度	○		○	○	
外観					
色調		○		○	○
赤さ	○		○		
黒さ	○		○		
歪み		○			
表面輝度		○			
表面きず					○
患者症状					
疼痛				○	
掻痒				○	
患者意見					
全体意見		○			○

徴が失われている。これら2つのスケールは，整容的の評価であり，異なる時期・異なる部位での比較に有用性がある。スケール間での比較では，VSSとPOSAS間では似た結果になる。一方，POSASとVSS間には，硬度，柔軟性以外に有意な相関関係がない[16), 18)]。

3 治療に対する変化への反応性

外科手術・薬物療法・物理療法など，さまざまな瘢痕治療を比較し，治療の結果を評価する必要がある。しかし，現時点では，生物学的・生理的な創傷治癒・瘢痕形成過程を念頭に入れて評価するスケールは存在しない。

3 熱傷瘢痕評価スケールの信頼性の検討

1 スケールの入手

大部分の瘢痕スケールでは必要な情報は論文紙上から入手が可能である。MAPSも実施要網が入手可能である。

Matching Assessment of Scars and Photographs（MAPS）はマニュアル著者から入手することが必要で[11]，VSS変法[6]と一部VAS法[14]は明確に示されていない項目がある。

2 実施者は誰か

多くのスケールは観察者が実施者であり，実際の瘢痕を観察するか写真判定する。VASでは患者が判定する。POSASスケールは観察者と患者が実施者となる。VSS変法では著者によって実施者が明記されていないこともある[8]。

3 実施に要する時間

多くは明確にされておらず，観察に要する時間はせいぜい10分程度であろう。MAPSは実施にあたり5～20分間程度を要する[19]。

このように，多くのスケールが臨床測定条件（妥当性・反応性・信頼性・解釈性）を規定しておらず[6,9,20,21]，部分的な条件のみに終わっている[13,22,23]。

4 線状瘢痕評価スケールの信頼性の検討

線状瘢痕に対するスケールには，Wound Evaluation Scale（WES），Manchester Scar Scale（MSS），Patient and Observer Scar Assessment Scale（POSAS）などがある。

1 Wound Evaluation Scale（WES）

Wound Evaluation Scale（WES，創傷評価スケール）は裂傷の修復評価を抜糸時に実施し，6つの項目から構成されている。整容的外観を0～6までに分け，6を最適状態，5以下を次善状態としている[24]。評価者間の信頼性は各項目および全体整容評価スコアで良好（0.31～0.66）であった。創縁の下降・不整・分離・下垂・変形・外観を項目としているが，項目内には信頼性の低いものもある。本法は治癒直後の整容スコアとして提唱されている[25]。

2 Manchester Scar Scale（MSS）

幅広い適応を目的に，外科系のグループが作成した瘢痕評価スケールであり[13]，色調・輪郭・変形・表面性状が項目として含まれており全体評価はVASを用いる。10cmの線状瘢痕断端を規定した評価である。一方はきれいな瘢痕，他方は盛り上がった不整な瘢痕であり，スコアが高いと，瘢痕状態は悪い。MSSは表面性状を除き，VASとともに瘢痕写真により10段階で評価する。評価者間の同意により一定条件でスコア化（Spearman's係数0.87）すると，表面性状を除く臨床スコア（Spearman's係数0.90）

と一致する。本スケールを用いる有利な点は幅広い瘢痕に用いられること，項目が実際の計測よりも臨床上の重要度を反映していることである。厚み（高さ）は実際の計測ではなく輪郭の不整，やや突出，肥厚性瘢痕またはケロイドなどと表現される。MSSでは色素沈着や赤さなどに色調を分解しておらず，周囲皮膚との対比で表現している。MSSの限界は項目の重み付けであろう。

3 Patient and Observer Scar Assessment Scale (POSAS)

MSSで見過ごされた重要な点は患者の主観であり，POSASはそれを改善した。POSASは術後瘢痕にも使用できる。患者瘢痕の同一部位を2週間の間隔で瘢痕評価が未経験の3名に評価させたところ，整合性を示し（0.86）ている。

5 客観的評価のための評価ツール

客観的評価には各種デバイスが用いられることがある。その代表は写真撮影である。写真評価では厚み（高さ）など評価が曖昧になるという問題点はあるものの，専門家が評価した場合は，評価者間の信頼性は向上する[4),10),26)]。10cmの線状瘢痕のVAS写真評価では，専門家間では評価者間の信頼性は高いが（0.71〜0.75），非専門家間では0.53と低下する[27)]。またコンピュータ評価システムを用いた線状瘢痕のVAS評価では，盛り上がった不整な瘢痕では評価者間信頼性は高いが（0.66），きれいな瘢痕では，変動係数が高くなる[15)]。

1 色調

より客観的な評価を行うために，分光測定計[28)]，分光色素計[29)]が用いられることがある。また，紅斑・メラニン指数から計算された解析方法もある[13),30)]。また，レーザードップラ血流計により，瘢痕色調と血流との関係が明らかになりつつある[31)]。

2 厚み（高さ）

超音波は，正確で信頼性の高い計測法である。レーザードップラ法とともに小児熱傷瘢痕における瘢痕の厚み（高さ）測定に有用である[32)]。

3 柔軟性

瘢痕が関節にある場合は関節機能が障害されるため，可動性は瘢痕の重症度となり定量化が可能である。また皮膚・瘢痕の変形の程度は，組織の柔軟性・剛性・弾性を現わすとされる[33),34)]。このため，計測機器を用いてこれらを測定することができる。

4 表面性状

瘢痕の表面性状や形状は経時的に変化する。客観的評価が必要であるが，その試みはまだ困難である[4)]。

5 表面積

トレース法にて表面積を計算することが可能である。最も一般的なものは写真撮影である。背部など平坦な部位，大腿などの軽度曲面部位では，正確で信頼性も高い[13]。デジタル写真撮影による面積測定が勧められている。200cm離した定点からのイメージツールを用いた方法で肥厚性瘢痕の程度を測定して有用であるとの報告がある[35]。

6 体積

非接触型3次元計測器を用いたケロイドの体積の評価が報告されている。VSSと有意な相関関係を示し（$r=0.627$, $p<0.001$），線形回帰している（$R2=0.44$, $p<0.001$）[36]。

6 日本からの瘢痕分類評価表の発信

2011年，瘢痕・ケロイド治療研究会（Japan Scar Workshop, JSW）は，ワーキンググループ内での検討ののち研究会のコンセンサスを得て，JSW Scar Scaleを提唱した[37]。このスケールは，ケロイドと肥厚性瘢痕を中心とした病的瘢痕の「分類」と「評価」の2つから構成されている。「分類」はグレード判定や治療方針決定に使用する。人種・家族性・数・部位・発症年齢・原因・大きさ・増大傾向・拡大傾向・形状・発赤浸潤・自覚症状などの項目で表現されている。一方，「評価」は硬結・隆起・赤さ・発赤浸潤・自覚痛・圧痛・掻痒からなり，おのおのの項目ごとに点数総スコアで検討するものである。人種項目などを組み入れていることから，異常（病的）瘢痕の国際分類，評価基準となることを目指したものである。

【文献】

1) Akita S, Akino K, Hirao A : Basic fibroblast growth factor in scarless wound healing. Adv Wound Care 2 : 44-49, 2013
2) O'Brien L, Jones DJ : Silicone ge sheeting for prevention and treating hypertrophic and keloid scars. Cochrane Database Syst Rev 9 : CD003826. doi : 10. 1002/14651858, 2013
3) Garcia-Velasco M, Ley R, Mutch D, et al : Compression treatment of hypertrophic scars in burned children. Can J Surg 21 : 450-452, 1978
4) Smith GM, Tompkins DM, Bigelow ME, et al : Burn-induced cosmetic disfigurement ; Can it be measured reliably? J Burn Care Rehabil 9 : 371-375, 1988
5) Bayat A, McGrouther DA, Ferguson MW : Skin Scarring. BMJ 326 : 88-92, 2003
6) Tredget EE, Shankowsky HA, Pannu R, et al : Transforming growth factor-beta in thermally injured patients with hypertrophic scars ; Effects of interferon alpha-2b. Plast Reconstr Surg 102 : 1317-1328, 1998
7) Baryza MJ, Baryza GA : The Vancouver Scar Scale ; An administration tool and its interrater reliability. J Burn Care Rehabil 16 : 535-538, 1995
8) Nedelec B, Shankowsky HA, Tredget EE : Rating the resolving hypertrophic scar ; Comparison of the Vancouver Scar Scale and scar volume. J Burn Care Rehabil 21 : 205-212, 2000
9) Forbes-Duchart L, Marshall S, Strock A, et al : Determination of inter-rater reliability in pediatric burn scar assessment using a modified version of the Vancouver Scar Scale. J Burn Care Res 28 : 460-467, 2007
10) Yeong EK, Mann R, Engrav LH, et al : Improved burn scar assessment with use of a new scar-rating scale. J Burn Care Rehabil 18 : 353-355, 1997
11) Masters M, McMahon M, Svens B : Reliability testing of a new scar assessment tool ; Matching Assessment of Scars and Photographs (MAPS). J Burn Care Rehabil 26 : 273-284, 2005
12) Singer AJ, Arora B, Dagum A, et al : Development and validation of a novel scar evaluation scale. Plast Reconstr Surg 120 : 1892-1897, 2007
13) Beausang E, Floyd H, Dunn KW, et al : A new quantitative scale for clinical scar assessment. Plast Reconstr Surg 102 : 1954-1961, 1998
14) Martin D, Umraw N, Gomez M, et al : Changes in subjective vs objective burn scar assessment

over time ; Does the patient agree with what we think? J Burn Care Rehabil 24 : 239-244, 2003

15) Duncan JA, Bond JS, Mason T, et al : Visual analogue scale scoring and ranking ; A suitable and sensitive method for assessing scar quality? Plast Reconstr Surg 118 : 909-918, 2006

16) van de Kar AL, Corion LU, Smeulders MJ, et al : Reliable and feasible evaluation of linear scars by the Patient and Observer Scar Assessment Scale. Plast Reconstr Surg 116 : 514-522, 2005

17) Portney LG, Watkins MP : Foundations of clinical research ; Applications to practice (2nd edition). Upper Saddle River, NJ : Prentice Hall Health ; p742, 1999

18) Truong PT, Lee JC, Soer B, et al : Reliability and validity testing of the Patient and Observer Scar Assessment Scale in evaluating linear scars after breast cancer surgery. Plast Reconstr Surg 119 : 487-494, 2007

19) Jarrett M, McMahon M, Stiller K : Physical outcomes of patients with burn injuries ; A 12 month follow-up. J Burn Care Res 29 : 975-984, 2008

20) Bray R, Forrester K, Leonard C, et al : Laser Doppler imaging of burn scars ; A comparison of wavelength and scanning methods. Burns 29 : 199-206, 2003

21) Schwanholt CA, Ridgway CL, Greenhalgh DG, et al : A prospective study of burn scar maturation in pediatrics ; Does age matter? J Burn Care Rehabil 15 : 416-420, 1994

22) Fong SS, Hung LK, Cheng JC : The cutometer and ultrasonography in the assessment of postburn hypertrophic scar ; A preliminary study. Burns 23 : S12-S18, 1997

23) Moiemen NS, Vlachou E, Staiano JJ, et al : Reconstructive surgery with Integra dermal regeneration template ; Histologic study clinical evaluation, and current practice. Plast Reconstr Surg 117 (7S) : S160-S174, 2006

24) Hollander JE, Singer AJ, Valentine S, et al : Wound registry ; Development and validation. Ann Emerg Med 25 : 675-685, 1995

25) Hollander JE, Blasko B, Singer AJ, et al : Poor correlation of short- and long-term cosmetic appearance of repaired lacerations. Acad Emerg Med 2 : 983-987, 1995

26) Crowe JM, Simpson K, Johnson W, et al : Reliability of photographic analysis in determining change in scar appearance. J Burn Care Rehabil 19 : 183-186, 1998

27) Quinn JV, Drzewiecki AE, Stiell IG, et al : Appearance scales to measure cosmetic outcomes of healed lacerations. Am J Emerg Med 13 : 229-231, 1995

28) Westerhof W : CIE colorimetry. In : Handbook of non-invasive methods and the skin. edited by Serup J, et al, 385-397, CRC Press, Boca Raton, Fla, 1995

29) Akita S, Akino K, Yakane A, et al : Basic fibroblast growth factor is beneficial for postoperative color uniformity in split-thickness skin grafting. Wound Repair Regen 18 : 560-566, 2010

30) Takiwaki H, Serup J : Measurement of color parameters of psoriatic plaques by narrow-band reflectance spectrophotometry and tristimulus colorimetry. Skin Pharmacol 7 : 145-150, 1994

31) Mermans JF, Peeters WJ, Dikmans R, et al : A comparative study of colour and perfusion between two different post surgical scars ; Do the laser doppler imager and the colorimeter measure the same features of scar? Skin Res Technol 19 : 107-114, 2013

32) Wang XQ, Mill J, Kravchuk O, et al : Ultrasound assessed thickness of burn scar in association with laser Doppler imaging determined depth of burns in paediatric patients. Burns 36 : 1254-1262, 2010

33) Akita S, Akino K, Imaizumi T, et al : Basic fibroblast growth factor accelerates and improves second-degree burn wound healing. Wound Repair Regen 16 : 635-641, 2008

34) Hamuy R, Kinoshita N, Yoshimoto H, et al : One-stage, simultaneous skin grafting with artificial dermis and basic fibroblast growth factor successfully improves elasticity with maturation of scar formation. Wound Repair Regen 21 : 141-154, 2013

35) Oliveira GV, Chinkes D, Mitchell C, et al : Objective assessment of burn scar vascularity, erythema, pliability, thickness, and planimetry. Dermatol Surg 31 : 48-58, 2005

36) Taylor B, McGrouther DA, Bayat A : Use of a non-contact 3D digitiser to measure the volume of keloid scars ; A useful tool for scar assessment. J Plast Reconstr Aesthet Surg 60 : 87-94, 2007

37) 小川令，赤石論史，秋田定伯ほか：ケロイド・肥厚性瘢痕の分類評価表．瘢痕・ケロイド治療研究会 ケロイド・肥厚性傷跡分類・評価表作成ワーキンググループ．瘢痕・ケロイド治療ジャーナル 6：19-22，2012

実践編

13 瘢痕・ケロイドの診断

岡部 圭介

1 概念

1 瘢痕・ケロイド診断の特殊性

ケロイド・肥厚性瘢痕の診断が他の皮膚疾患と異なる点は，血液検査や組織学的所見によって診断する明確な指標が今のところ存在しないため，「確定診断」をつけることが非常に難しい点である。したがって，年齢や人種，家族歴など患者背景の情報聴取，病変の形状や大きさ，隆起の程度，水平拡大傾向や周囲発赤浸潤の有無などの肉眼的所見，病理組織学的所見を総合して診断を行うこととなる。

2 ケロイド・肥厚性瘢痕の分類

ケロイドと肥厚性瘢痕は元来異なる病態とされている。いずれもコラーゲンを主体とする線維性組織の増殖病変であるが，ケロイドがもともとの発生部位の範囲を超えて周囲に浸潤・拡大するのに対して，肥厚性瘢痕は創部の範囲内で隆起し周囲組織へ拡大することはない。また，肥厚性瘢痕は経過とともに色調が淡くなり，軟化・扁平化して成熟瘢痕となるが，ケロイドは自然退縮せず，周辺部の発赤浸潤が持続するものである。

ケロイドと肥厚性瘢痕では治療抵抗性や再発率が異なるため，上記のような特徴をもとに両者を鑑別する必要があるが，実際にはその中間的な性質を持つ病変や，同一病変内にも異なる性質を持つ部位があるなど，鑑別が不可能と考えられる場合も多い。そのため，ケロイドと肥厚性瘢痕の分類は各施設・医師ごとの判断で行われることが多く，統一した見解が存在しなかった。「特発性ケロイド（真正ケロイド）」，「瘢痕ケロイド（仮性ケロイド）」，「高度肥厚性瘢痕」などの用語が使用されて来たが，それぞれが実際にどのような病変を指すのかについては十分な議論が行われて来なかったと考えられる。

従来の三分類法によれば，異常瘢痕は特発性ケロイド（真正ケロイド），瘢痕ケロイド（仮性ケロイド），肥厚性瘢痕の3つに分類される。また，よく用いられる大浦の分類[1,2]ではケロイドが1つにまとめられ，肥厚性瘢痕が高度肥厚性瘢痕と中等度・軽度肥厚性瘢痕の2つに分類された。その後，土佐ら[3]，小川ら[4]，山脇ら[5]がケロイド・肥厚性瘢痕を点数化しグレーディングを行う試みを提唱したことを契機として，瘢痕・ケロイド治療研究会における複数回の議論を経て，「ケロイド・肥厚性瘢痕　分類・

評価表 2011（JSW Scar Scale 2011）」がまとめられた（表）[6]。これは，ケロイド病変を特徴づける局所所見項目および，いわゆるケロイド体質の強さを示す項目に点数の重みづけを行い，総合点数により個々の病変がケロイド的性質，肥厚性瘢痕的性質，正常瘢痕的性質のいず

表　JSW Scar Scale（ケロイド・肥厚性瘢痕　分類・評価表 2011）

分類（グレード判定，治療指針決定用）			評価（治療効果判定，経過観察用）
1. 人種	黒色系人種	2	硬結
	その他	1	0：なし　1：軽度　2：中等度　3：高度
	白色系人種	0	
2. 家族性	あり	1	隆起　図1-e参照
	なし	0	0：なし　1：軽度　2：中等度　3：高度
3. 数	多発	2	
	単発	0	瘢痕の赤さ　図1-f参照
4. 部位	前胸部，肩－肩甲部，恥骨上部	2	0：なし　1：軽度　2：中等度　3：高度
	その他	0	
5. 発症年齢	0〜30歳	2	周囲発赤浸潤　図1-g参照
	31〜60歳	1	0：なし　1：軽度　2：中等度　3：高度
	61歳〜	0	
6. 原因	不明もしくは微細な傷（ざ瘡や虫刺され）	3	自発痛・圧痛
	手術を含むある程度の大きさの傷	0	0：なし　1：軽度　2：中等度　3：高度
7. 大きさ（最大径×最小径cm^2）	20cm^{2}以上	1	
	20cm^{2}未満	0	掻痒
8. 垂直増大傾向（隆起）	あり	2	0：なし　1：軽度　2：中等度　3：高度
図1-a参照	なし	0	合計0〜18点
9. 水平拡大傾向	あり	3	備考
図1-b参照	なし	0	軽度：症状が面積の1/3以下にあるもの，または症状が間欠的なもの
10. 形状	不整形あり	3	高度：症状がほぼ全体にあるもの，または症状が持続するもの
図1-c参照	その他	0	中等度：軽度でも高度でもないもの
11. 周囲発赤浸潤	あり	2	
図1-d参照	なし	0	
12. 自覚症状（疼痛・掻痒など）	常にあり	2	
	間欠的	1	
	なし	0	
	合計0〜25点		

参考
0点〜 5点　正常瘢痕的性質
5点〜15点　肥厚性瘢痕的性質
15点〜25点　ケロイド的性質
＊判定は初診時に行う
　（すでに治療が行われている場合，問診を参考にし，治療前の症状を可能な限り評価する）
＊範囲の大きいものでは，症状が最も強い部分を評価する
＊複数あるものでは，それぞれにつき，4〜12を個別に評価する（1〜3は共通）

（小川令ほか：瘢痕・ケロイド治療研究会　ケロイド・肥厚性瘢痕　分類・評価ワーキンググループ．JSW Scar Scale. Available online http://www.scar-keloid.com より引用）

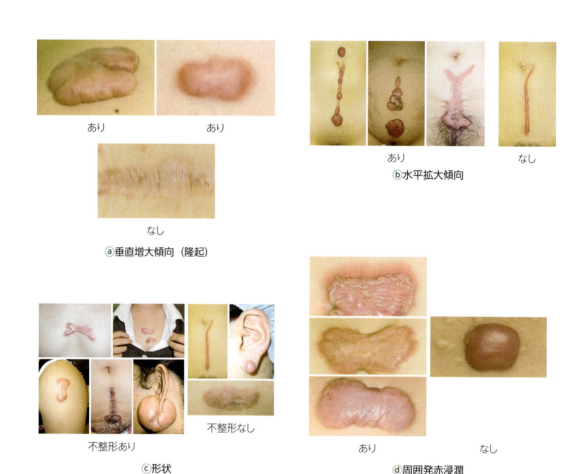

図1 JSW Scar Scale（ケロイド・肥厚性瘢痕　分類・評価表 2011）に添付されている症例写真
（瘢痕・ケロイド治療研究会ホームページ（http://www.scar-keloid.com/）より引用）

れに属するのかを分類するものである。判定基準の標準化を図る目的で臨床写真が添付されており（図1），ケロイドの診断に慣れていない医療従事者にもわかりやすいようになっている。また，初診時の治療指針決定用の分類表と，治療効果判定用の評価スケールがある。

ケロイド・肥厚性瘢痕は，それぞれに典型的な病変だけではなく，両者の中間的性質を有する病変や両者が混在する病変が存在するため，このように各病変を定量的に評価して診断する方法が主流になりつつある。

3 治療につなげるための診断のポイント

カギとなるポイントを踏まえつつ診断にあたることが重要である。

著者は以下のような点に注目しつつ診断を行っている。

- 「ケロイド的性質」がどの程度強いか
- 炎症を増悪させている局所的因子があるか
- 肉眼的にケロイド・肥厚性瘢痕と類似する疾患の鑑別
- 患者が望む治療目標は何か

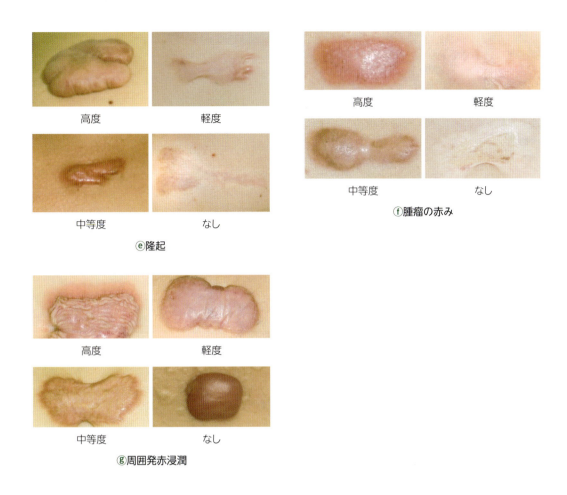

ⓔ隆起　ⓕ腫瘤の赤み　ⓖ周囲発赤浸潤

● 「ケロイド的性質」がどの程度強いか

　ケロイドと肥厚性瘢痕とでは，自然退縮の可能性，治療に対する抵抗性，再発率が異なるため，両者の鑑別が必要である．上述したように両者の中間的性質を持つ病変が存在するため診断に難渋することがあるが，JSW Scar Scale 2011 を用いて病変を点数化することによりその目安とすることができる．

　また，同じくケロイドであっても，患者の体質や病変の部位によってその予後は異なるため，どの程度「ケロイド的性質」が強いかについての評価も治療方針を左右する要因となる．

● 炎症を増悪させている局所的因子があるか

　ケロイド・肥厚性瘢痕のほぼ確実な増悪因子として考えられているものに，張力，持続する炎症反応が挙げられる．

　張力については，例えば前胸部の皮膚の緊張がもともと強い患者で病変にまんべんなく緊張がかかるような場合もあれば，周囲皮膚に比べて瘢痕組織が硬いために，それが索状物となってケロイド・肥厚性瘢痕の病変部を牽引している場合もある．後者の理由で病変部に張力がかかる場合には，索状物の切除や分断，局所皮弁形成などの手術治療により張力を軽減することが可能である．

また，ケロイド病変が互いに癒合した場合や，保存的治療により病変内に腔が生じた場合などには，そこが洞穴（cave）や嚢腫（cyst）となって局所の感染を来たすことがある。そのような洞穴・嚢腫は保存的な治療のみでは消失せず感染・排膿を反復するため，手術治療が必要となることが多い。

　このように，瘢痕組織による張力や，洞穴・嚢腫による慢性感染など炎症を増悪させている局所的因子が存在する場合には，手術以外の方法による改善が難しいため積極的に手術治療を勧めてもよいと考える。病変の全切除が不可能な場合でも，拘縮の解除や洞穴の開放によって炎症反応が軽減すると，周囲病変部の発赤や隆起が改善し疼痛や掻痒も軽減する患者をよく経験する（図2）。

● 肉眼的にケロイド・肥厚性瘢痕と類似する疾患の鑑別

　ケロイド・肥厚性瘢痕の診断は病歴と肉眼的な局所の観察のみで可能なことが多い。実際，Gulamhuseinwalaら[7]は，ケロイドや肥厚性瘢痕と診断して切除を行った568例の自験例にケロイド，瘢痕以外の組織が含まれなかったことを根拠に，熟練した形成外科医であれば切除後のケロイド検体を病理組織学的に検査する必要はないだろうと提案している。これに対して，Wongら[8]は，ケロイドや肥厚性瘢痕と臨床的に診断された病変の中に隆起性皮膚線維肉腫（dermatofibrosarcoma protuberans：DFSP）や巨細胞線維芽腫（giant cell fibroblastoma）などの悪性腫瘍が含まれている可能性を考えて警鐘を鳴らしている。また，Ogawaら[9]は，ケロイドや肥厚性瘢痕の診断で受診した378例のうち4例（1.06％）が他の良性腫瘍であったと報告している。

　このように，ケロイドの診断名で他病院から治療依頼を受けた症例や自己申告のもとに来院した患者の中にも，他の疾患が含まれている可能性があるため注意を要する。ケロイド・肥厚性瘢痕として非典型的な所見，分布，経過を示すものは生検や画像検査により他の疾患を除外したうえで治療を開始する必要がある。

　身体の他部位のケロイドに対して保存的治療を継続していた患者を示す（図3）。他院にてケロイドとして切除された左母趾の腫瘤が再発し，潰瘍を形成していた。疼痛や掻痒が軽度であり，高度な隆起を伴う割には発赤が少ないこ

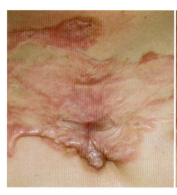
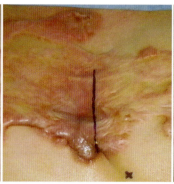
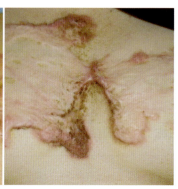

ⓐざ瘡後の前胸部のケロイド中央部に形成された洞穴
尾側の瘻孔から排膿を繰り返していた。

ⓑ手術時の所見
マーキングに沿って洞穴を切開・開放した。

ⓒ手術後6カ月の所見
排膿はなくなり，全体的に発赤が軽減している。

図2　前胸部ケロイドの洞穴を手術的に開放した症例

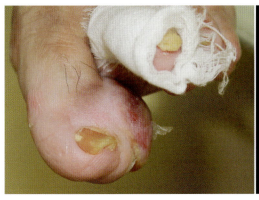
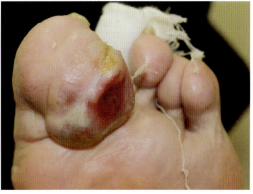

図3　他部位ケロイドの治療中，左母趾の腫瘤性病変に対して生検と画像診断を行った症例
他部位ケロイドの保存的治療を継続していたが，他院で「ケロイド」として切除された左母趾の病変が再発・増大し潰瘍を形成していた。肉眼所見から有棘細胞癌なども疑われたため生検，MRIによる画像診断を行ったが，結果的にケロイドとして矛盾しない所見であった。

と，潰瘍を形成していることなどから，ケロイドとしては非典型的と考えられた。皮膚悪性腫瘍などとの鑑別のために生検と画像診断を行った。本例では細胞の異型や深部への浸潤を認めず，結果的にケロイドとして矛盾しない所見であったが，このように他の疾患である可能性を常に念頭において診断し，そのうえで治療にあたる。

●患者が望む治療目標は何か

ケロイドは治療に難渋することが多く，数年の治療期間を経ても治癒に至らないか，むしろ増大してしまうことすらある。その様子を例えて「臨床悪性」と表現することがあるが，ケロイドは悪性腫瘍と異なり生命予後を直接的に左右するものではない。したがって，面談の結果，患者が治療を希望しない場合には治療を行わない，というのも選択肢の1つとなり得る。

ケロイド・肥厚性瘢痕に伴う問題のうち，痒みや疼痛の自覚症状，瘢痕拘縮などの機能障害，整容面（見た目）の問題が主な治療対象となるが，その主訴は患者によってさまざまである。同じように見える病変でも疼痛の程度は患者ごとに異なり，また整容面の治療を希望しない患者もいれば整容面の改善を最も強く希望する患者もいる。

治療の選択肢と予想される結果について正確に説明し，患者の希望を踏まえたうえで，個々の患者ごとに治療目標を設定する。

2　JSW Scar Scale 2011を使用したケロイド・肥厚性瘢痕の診断

前述した「ケロイド・肥厚性瘢痕　分類・評価表2011（JSW Scar Scale 2011）」（表）を用いて実際にグレーディングを行った例を示す。

●右胸部手術後に発生した典型的なケロイドの症例

初診時，周辺部を中心に隆起・発赤が強く，周囲の平坦な皮膚にも発赤浸潤傾向を認めた。安静時の疼痛も認めていた。JSW Scar Scale 2011を適用した分類では合計20点で「ケロイド的性質」に分類された。疼痛の改善を第1に訴えたため，ステロイド局所注射と貼付薬の外用による保存的治療を選択した。徐々に改善を

認め，治療開始後1年6カ月の時点で全体的に平坦化し発赤が改善すると同時に疼痛も軽減した。治療効果判定用の評価スケールを用いると，初診時の15点から治療後に5点へ改善したと定量化することができる（図4）。

● 腹部の瘢痕に対してJSW Scar Scale 2011を適用した例

図5-a：肉眼的には典型的な肥厚性瘢痕の症例だが，分類スケールを適用すると合計7点で「肥厚性瘢痕的性質」と判定された。

図5-b：成熟瘢痕の症例だが，合計3点で「正常瘢痕的性質」と判定された。

図5-c：このように部位によって性質の異なる病変が混在するような症例は診断に苦慮することが多い。本症例の場合，分類スケールの合計点は12点で「肥厚性瘢痕的性質」と判定された。整容的な改善を希望したため手術治療を選択したが，電子線照射は希望しなかったため行わなかった。現在まで，再発していない（図5）。

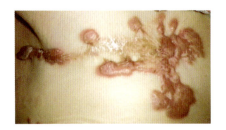

ⓐ 初診時の所見
Scar Scaleによる分類では「ケロイド的性質」と判定された。

分類		分類	
人種	1	大きさ	1
家族性	1	垂直増大傾向（隆起）	2
数	2	水平拡大傾向	3
部位	2	形状	3
発症年齢	1	周囲発赤浸潤	2
原因	0	自覚症状	2
		合計	20
		判定	ケロイド的性質

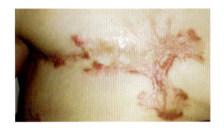

評価		
	初診時	18カ月後
硬結	2	1
隆起	2	1
瘢痕の赤さ	3	1
周囲発赤浸潤	3	1
自覚痛・圧痛	3	1
掻痒	2	0
合計	15	5

ⓑ ステロイドの局注と外用による保存的治療開始後1年6カ月の所見
治療効果判定の評価では初診時15点，1年6カ月後5点と評価された。

図4　典型的なケロイドの症例

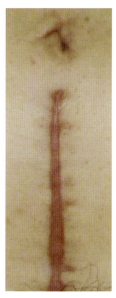
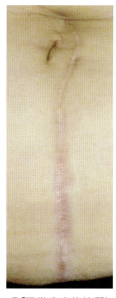
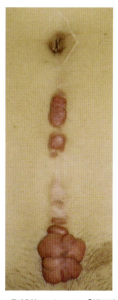

ⓐ「肥厚性瘢痕的性質」と判定された例

ⓑ「正常瘢痕的性質」と判定された例

ⓒ部位によって「肥厚性瘢痕的性質」と判定された例
（成熟瘢痕，肥厚性瘢痕，ケロイドと思われる病変が混在する症例）

図5　腹部手術後瘢痕の症例

同様に，各患者の病変に対して本スケールを用いてグレーディングを行った診断結果は，従来からの病歴聴取と視診による総合的な診断結果とよく一致していた（図6）。本スケールにおいては，ケロイドの本質的な特徴である水平拡大傾向，不整な形状，周囲発赤浸潤などに大きな重みづけがなされている。そのため，これらの特徴を備えた病変が的確に高得点に判定されているものと考えられる。

本スケールは簡便であり，簡単な病歴聴取と視診のみで適用可能であるという利点がある。また，病変を定量化して経過を追うことにより，記憶に頼らず正確な評価が可能になると考えられる。

今後，本スケールを用いて判定を行った症例の経過を観察し，治療への抵抗性，再発率などの予後と各項目がどのように関連するかについて検討し，長期的経過を含めた各項目の重みづけの変更や新たな項目の追加など，修正を重ねる必要がある。

3 ケロイド・瘢痕診断の今後

1 組織硬度測定によるケロイドの診断・治療効果判定について

ケロイド・肥厚性瘢痕はいずれもコラーゲンを中心とした線維性組織の増殖を主体とする。この線維成分を分泌しているのは主に線維芽細胞を含めた間葉系細胞だと考えられている。以前よりケロイドに力学的な刺激が加わると増大・拡大することが経験的に知られ，圧迫や固定による治療が行われてきた。力学的な刺激が

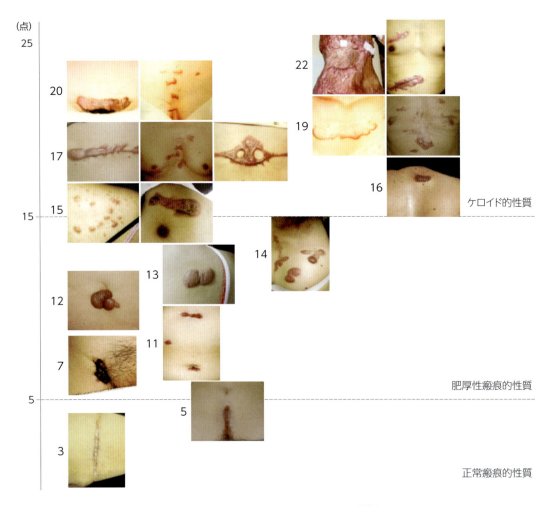

図6　JSW Scar Scale 2011 による分類
各患者の病変をグレーディングし，ケロイド的性質，肥厚性瘢痕的性質，正常瘢痕的性質に分類した。病歴聴取と視診による従来の診断結果とよく一致していた。

細胞内のシグナルとして伝達され，線維芽細胞が活性化し増殖・分泌を行うことは想定されていたが，その詳しい経路については不明であった。近年，力学的な刺激と細胞機能との関係についての研究が進み，分子的な基盤が次第に明らかとなってきた[10),11)]。張力による細胞形態の変化，細胞が生育する足場の硬度の変化，細胞と周囲環境との接着面積の変化などにより増殖・分泌などの細胞機能が大きく変化することがわかってきている。これらの研究の多くは生体外での実験を基にしたものであるが，ケロイド・肥厚性瘢痕の組織内でも同様の反応が起こっている可能性が高いと考えられる。

そこで，著者らはケロイドの組織硬度を測定することにより，ケロイドの診断・治療効果判定に役立てられるのではないかと考えた。超音波診断装置の技術的進歩に伴い，体腔内臓器（特に肝臓）の線維化の程度や腫瘍の質的診断目的に組織硬度測定が行われるようになっている。同様に超音波診断装置でケロイドの組織硬度を測定し，それが治療とともにどのように推移するのかについて調べた。未治療のケロイド7病変について，治療前，およびステロイドによる保存的治療経過中の組織硬度を測定した。

その結果，治療前および治療開始後1カ月の時点では，ケロイド病変は周囲の正常組織に比べて有意に組織硬度が高かったが，2カ月後には正常組織と同等の硬度へ低下することがわかった（図7）。「組織硬度」もケロイドを診断するうえで新たなパラメータの1つになり得ると考えられた。今後，治療抵抗性や再発率などとの関連について検討する必要がある。

2 今後の展望

現在は患者の病歴や病変部の肉眼的な性状を総合してケロイド・肥厚性瘢痕の診断を行っている。JSW Scar Scale 2011 を用いることでより客観的，定量的な評価が可能になると思われるが，それでもケロイドの一側面を見て判断しているに過ぎない。今後，診断機器の発達に伴って血流や血管の分布，組織硬度，組織にかかる張力，炎症反応の局在や強さなどの評価が可能となれば，より多面的な診断，病変ごとの特徴などを明らかにすることができると考えられる。

また，基礎的な研究の発展に伴ってケロイドの発症や進展に関わる細胞内シグナル伝達経路や特定の細胞外マトリックス分子，ケロイドを増悪あるいは改善させる炎症細胞の種類などが明らかになることによって，直接治療と結びつくような診断技術の開発も可能になると考えられる。

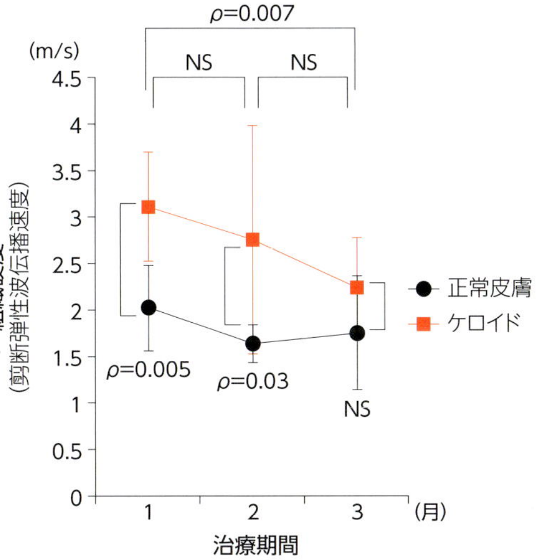

4 読者に伝えたいこと・関連事項

ケロイド・肥厚性瘢痕の診断は，患者の病歴，病変部位の肉眼的所見，自覚症状の有無をもとに総合的に行われているが，ケロイドと肥厚性瘢痕を明確に区別することは不可能であるため，近年では各病変を定量的に評価する方法が採られるようになっている。

図7 治療経過中のケロイド組織硬度の変化
治療前および治療開始後1カ月のケロイド組織は，周囲の正常皮膚組織と比較して有意に硬度が高いこと，また治療に伴って有意に硬度が低下することが分かった。

【文 献】

1) 大浦武彦, 杉原平樹, 吉田哲憲：ケロイド肥厚性瘢痕の定義ならびに分類. 形成外科 36：265-274, 1993
2) 大浦武彦編著：ケロイドと肥厚性瘢痕の治療. pp13-25, 克誠堂出版, 東京, 1994
3) 土佐泰祥, 保阪善昭, 堤清明, ほか：肥厚性瘢痕・ケロイドの分類と治療. 瘢痕・ケロイド 2：30-34, 2008
4) 小川令, 赤石諭史, 百束比古：ケロイド・肥厚性瘢痕の治療に即した分類法の提唱. 瘢痕・ケロイド 2：35-41, 2008
5) 山脇聖子, 吉川勝宇, 石河利広, ほか：ケロイド術後評価の点数化への試み. 瘢痕・ケロイド 3：2-5, 2009
6) 小川令, 赤石諭史, 秋田定伯, ほか：ケロイド・肥厚性瘢痕分類・評価表 2011 (JSW Scar Scale 2011). ケロイド・肥厚性瘢痕の分類・評価. 瘢痕・ケロイド 6：19-22, 2012
7) Gulamhuseinwala N, Mackey S, Meagher P, et al：Should excised keloid scars be sent for routine histologic analysis？ Ann Plast Surg 60：186-187, 2008
8) Wong T, Lee JY：Should excised keloid scars be sent for routine histologic analysis？ Ann Plast Surg 60：724, 2008
9) Ogawa R, Akaishi S, Hyakusoku H：Differential and exclusive diagnosis of diseases that resemble keloids and hypertrophic scars. Ann Plast Surg 62：660-664, 2009
10) Dupont S, Morsut L, Aragona M, et al：Role of YAP/TAZ in mechanotransduction. Nature 474：179-183, 2011
11) Tschumperlin DJ, Liu F, Tager AM：Biomechanical regulation of mesenchymal cell function. Curr Opin Rheumatol 25：92-100, 2013

実践編

14 種々の瘢痕に対する切除および縫合法

小川　令・赤石　諭史

1 概念

瘢痕には白，黒，赤の瘢痕がある．白い瘢痕は成熟瘢痕であり，炎症はほぼ消失し，外観の問題が主となる．黒い瘢痕は，炎症後色素沈着を呈している瘢痕である．赤い瘢痕は肥厚性瘢痕やケロイドといわれるもので，炎症が局所で続いている．時に瘢痕拘縮を呈し疾患として認識されるため，わが国では健康保険による外科的治療が認められている．

ケロイドや肥厚性瘢痕に対する従来の考え方は，"肥厚性瘢痕は手術してもよいが，ケロイドは手術してはいけない"というものであった．しかし，今日ではケロイド・肥厚性瘢痕の発生機序や術後併用療法への理解が深まり，この"従来の常識"は否定されつつある．よってケロイドを含めたあらゆる瘢痕に外科的治療の適応を考えることが可能であるが，本稿では，種々の瘢痕に対する外科的治療法およびその留意点について記述する．

1 ケロイド・肥厚性瘢痕の体質

全身にケロイドが多発する人もいれば，まったくできない人もいる．どの傷もすべて隆起していわゆる肥厚性瘢痕になるが，ケロイドのようには広がらない人もいる．成熟瘢痕・肥厚性瘢痕・ケロイドの程度は，局所的因子や全身的因子のバランスによって決まると考えられ，その因子が徐々に明らかになりつつある[1]（図1）．瘢痕の程度がさまざまな人がスペクトル状に分布している可能性が高い．常に動かす関節部や，皮膚に常に緊張がかかる小児期，また高血圧などの全身的因子がある場合，外科的治療の適応は慎重に考えねばならない．現時点では，体質の判断は，患者の全身の傷を観察することによって行うべきである．BCGの跡がケロイドになっていないか，切り傷の瘢痕が幅の広い傷になっていないか（白い瘢痕でも幅が広ければ，もともと肥厚性瘢痕であった可能性がある）などが，現時点で最もわかりやすい簡便な体質の判断基準である．より客観的に点数化してグレード分類する方法が，JSW scar scale[2]である．

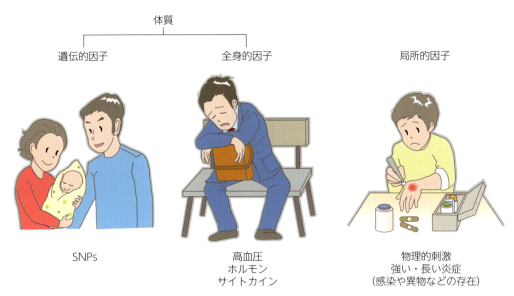

図1 ケロイド・肥厚性瘢痕の体質と局所因子

ケロイド・肥厚性瘢痕の症状の強さは，体質と局所因子のバランスで決まると考えられる。現在一定のエビデンスがあるものとして，遺伝因子ではSNPs，全身的因子では高血圧や女性ホルモンなど，また局所因子では物理的刺激などがある。

表1 各年齢層における特徴

小児	皮膚が薄い
	活動性が高いため，創部の安静が保ちにくい
	成長するため，皮膚の緊張が常に高い
	本人よりも保護者の協力が治療に大切
	時に保護者が過剰に患児の治療を希望する
	放射線感受性が高い（放射線を術後に使用すべきでない）
成人	本人の治療への意思・意欲が高い
	外観の改善が主訴となりやすい
	働き盛りであり，体を動かす機会が多い
	忙しいため通院が困難である場合が多い
老人	外観の改善よりも，疼痛や排膿といったことが主訴となりやすい
	高血圧など，異常な瘢痕を生じる全身的リスクが上昇する
	皮膚の緊張は少なく，治療に反応しやすい
	放射線感受性が低い（放射線を術後に使用できる）

2 年齢

　年齢によって，瘢痕の外科的治療の適応は大きく変わる（表1）。小児では，その傷が原因でいじめられるなどの積極的理由がある場合，また明らかな瘢痕拘縮やケロイド・肥厚性瘢痕など病的瘢痕がある場合が適応となる。親が自責の念から外科的治療を受けさせようとする場合には，患児が大きくなって自分で傷を気にするようになってからの修正を勧める方がよい場合が多い。

　小児の瘢痕は全般的に手術を行ったとしても概して再発しやすい。その理由を挙げる（表1）。たとえケロイドの体質がなくても，傷が可動部にあれば一時的に肥厚性瘢痕を生じ，幅の広い瘢痕となってしまうため，手術適応は限られるべきである。しかし，皮膚が薄いという利点があるため，副腎皮質ホルモン剤であるドレニゾン®テープが，大変よく効く。保護者が毎日欠かさず貼布することが必要となるが，ケロイドも手術して術後にドレニゾン®テープを毎日貼布して再発を予防することが可能な場合がある（図2）。ただし小児のケロイドの場合，まずは手術せずにドレニゾン®テープのみを貼布し，効果がない場合に手術を選択すべきであろう。ドレニゾン®テープのみの外用治療でも，1～2年継続することでかなり軽快することが多い。

　一方，老人では瘢痕は外観よりも疼痛や排膿などの特定の症状が主訴となりやすいため，特に疼痛を有する表皮嚢腫の合併部位のみを切除するといった方法もある。また，われわれがケロイドの悪化因子であると報告した[1]高血圧などを合併することが多々あり，創傷治癒が遅れる糖尿病や自己免疫疾患などを合併することもあるため，局所だけを診ず，全身状態に注意しながら外科的治療にあたることが必要である。

3 生活習慣

　1日に消費するカロリーの研究をみると，各職業の体への負担を4段階に分けているものが多い。これに従えば，おおまかな分類が可能となる（表2）。物理的刺激は，ケロイド・肥厚性瘢痕の発生や悪化に関与している。よって，瘢痕のある場所にもよるが，患者がどのような日常生活を送っているかを確認して治療法を選択する必要がある。例えばケロイドの体質がない患者でも，ずっと腕を動かす仕事をしている場合，腕の瘢痕切除では，肥厚性瘢痕を生じるリスクは高まるため，術後にドレニゾン®テープを併用すべき場合がある。

4 機能・形態障害

　外観だけでなく，機能や形態に障害があるかどうかは，手術の適応を考える際に大変重要である。ケロイドでも肥厚性瘢痕でも関節など可動部位にかかれば瘢痕拘縮を呈することが多い。このような場合は，手術による拘縮の解除が，機能を改善するばかりでなく，物理的刺激の減弱によって，その周囲に存在しているケロイドや肥厚性瘢痕を軽快させ得る（図3）。

　耳垂の大きなケロイドなどは，たとえ副腎皮質ホルモン剤の注射によって軽快したとしても，耳垂の形態は改善しないことが多い。このような場合は手術によって耳垂の形態を再建する[3]。

　このように，機能や形態に障害がある場合は，積極的な手術治療の適応となる。ただし，重症なケロイドの症例では手術のみでは改善しないことが多いため，術後の放射線治療や安静・固定をはじめとした後療法，また副腎皮質ホルモン剤の外用やトラニラストの内服など，集学的治療を徹底しなければならない。

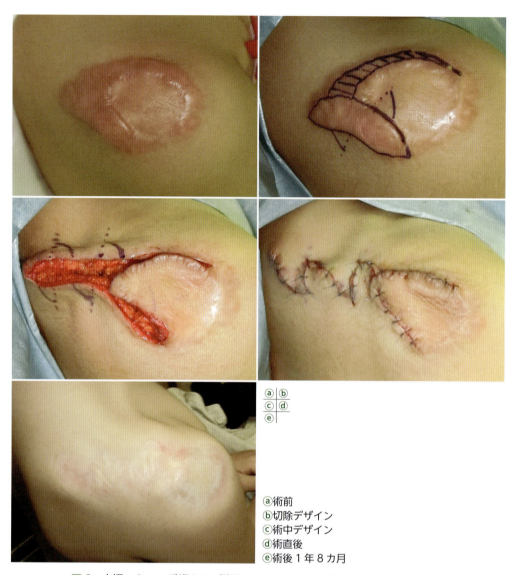

ⓐ術前
ⓑ切除デザイン
ⓒ術中デザイン
ⓓ術直後
ⓔ術後1年8カ月

図2 小児において手術および術後ステロイドテープ併用治療が奏効した例

保護者の協力が得られればドレニゾン®テープの外用治療のみでも、1〜2年継続することでかなり軽快することが多い。本症例では隆起の強い部分のみを外科的に切除して、再発予防目的で毎日ステロイドテープを使用し、再発を防ぐことができた。

表2 各職業における特徴

体への負担	代表的な職業
軽度	デスクワーク
中程度	立ち仕事,営業
やや重度	農業,漁業,1時間以内の激しい運動
重度	建設業,宅配業,1時間以上の激しい運動

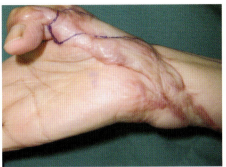
ⓐ術前，切除デザイン

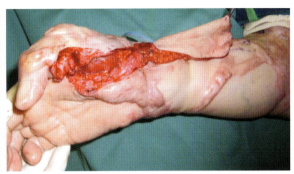
ⓑ瘢痕の切除と皮弁による再建

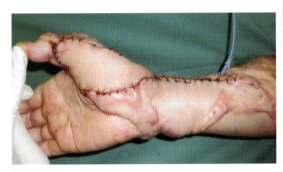
ⓒ術直後

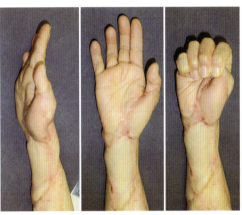
ⓓ手術・放射線治療後2年

図3　機能障害の改善
ケロイドや肥厚性瘢痕の重度なものでは瘢痕拘縮を呈し，機能障害を生じる。機能障害の改善は優先させるべき事項であり，皮弁や放射線治療を用いて，集学的治療を行う。

5　「リセット・コンセプト」の考えかた

　ケロイドは線維塊からなる腫瘤である。この線維塊を薬剤で消失させるには，かなりの困難が伴う。例えばこの線維塊に副腎皮質ホルモン剤を注射すれば圧が高まり，激痛を生じる。しかも何回も注射してようやく腫瘤が小さくなってくるため，小さいものしか対象となり得ない。コラゲナーゼなど他の薬剤をケロイドに注射する試みも従来から報告されてきたが，効果を認めていない。薬剤を線維塊に注射する治療で患者に苦痛が生じるのであれば，全身麻酔ないし局所麻酔をしたうえで1回で切除してしまう方が早い。ケロイドの創が新たな傷となって，創傷治癒機転が開始する状態にリセットし，再発をしないように放射線治療を行う，また術後に予防的に副腎皮質ホルモン剤の貼付剤を使用するなどの努力を行ったほうが，効率的であろう。この考えかたをリセット・コンセプトと呼んでいる[4]。多くの遺伝子発現が変化しているケロイドそのものを薬剤で正常化するよりも，切除してリセットしてしまい，予防に全力を注ぐ（図4）。このような場合が手術の適応となり得る。

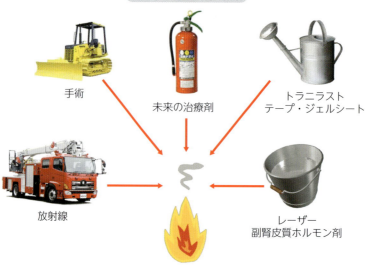

図4 リセット・コンセプト
緊張がかかる部位にあり増大するケロイドは，燃えさかる家に油を注いでいる状態である．そこに，じょうろやバケツで水をかけてもあまり意味がない．それよりも燃える家をブルドーザーで除去したり，消防車で一気に鎮火する必要がある．そして，火が小さくなった時に，じょうろやバケツで水をかけていくことが予防につながる．未来にケロイドや肥厚性瘢痕の治療剤ができるとすると，火が小さくなった後に使い始める治療剤の開発が現実的である．すなわち，一度炎症をリセットすることが治療時間の短縮に有用である．

2 施術手技の概念

瘢痕手術において，大切なことは以下の4点に集約されると考えている．これらを症例ごとに検討して術式を選択する．

1 真皮縫合で皮膚を寄せない

ケロイド・肥厚性瘢痕をはじめとして，異常な瘢痕は常に真皮の網状層から発生する．真皮に力をかけて引き寄せてしまうと，炎症が惹起され，ケロイド・肥厚性瘢痕の発生リスクが高まる．よって，真皮縫合する時点で，十分に縫合する創縁同士が寄っていなければならない．そのためには，筋膜や皮下組織で十分に皮膚を寄せておく必要がある（基礎編 3 瘢痕のメカ

ノバイオロジーとメカノセラピー図8参照)。

真皮にかかる力を減張することが大切であり,減張縫合は,皮下縫合や筋膜縫合で行うべきである。

2 切開や縫合の方向を考える

コンピュータのシミュレーションから,皮膚が伸展する方向に切ると,両端に力がかかり,肥厚性瘢痕やケロイドが生じるリスクが高くなる可能性がわかる(基礎編 3 瘢痕のメカノバイオロジーとメカノセラピー図7参照)。よって,皮膚の伸展方向に対して90°の向きに切開したり縫合することが基本となる。

例えば,胸部正中の場合,大胸筋は横に走行しているため,胸部の皮膚は横方向に伸展・収縮する。よって横に切開すると,典型的な蝶型のケロイドを生じるリスクが高まる。胸部の正中では縦方向に切開すべきである。

胸部正中切開は,瘢痕形成という意味ではリスクの少ない切開と考えることができるが,一方で腹部の場合は,腹直筋が縦方向に走行するため,腹部は上下に伸展・収縮する。このため,帝王切開の縦切開は両端に力が加わり,肥厚性瘢痕やケロイドのリスクが高まる。よって下腹部は,瘢痕形成の観点からは横切開が好ましい。

多くの部分ではこの方向はしわのラインに一

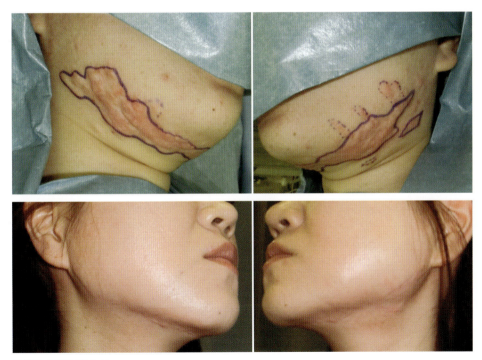

ⓐ術前の切除デザイン
下顎縁に沿ったデザインを心がける。
ⓑ術後1年6カ月
放射線治療およびテープ固定を行った。

図5 下顎縁のケロイド
下顎縁のケロイドはできるだけ下顎縁に沿った方向に切除し,垂直方向には縫合しない。図の点線部分のように周囲に散在する硬結は,内側から切除し,皮膚面に傷を作らずに治療可能である。術後放射線を併用する。

致する。しわは，皮膚がたるむことでできるため，常に皮膚の伸展方向と 90°の角度で存在していると考えられる。ただし，部位によっては複数の筋肉によって複雑な動きをする部分もあるため，症例ごとに検討しなければならない。

3　長い瘢痕を避ける

瘢痕が長くなると，物理的刺激を受けるリスクが高まるため，適宜Z形成術やW形成術などで瘢痕を分断し，向きを変える必要がある（基礎編 3 瘢痕のメカノバイオロジーとメカノセラピー図 5 参照）。

4　単純縫縮できない大きな瘢痕は，皮弁や植皮で緊張を解除する

瘢痕を単純切除して縫縮できない場合は，皮弁や植皮を用いることが必要となる（基礎編 3 瘢痕のメカノバイオロジーとメカノセラピー図 10 参照）。ただし，植皮は二次拘縮を生じる可能性があり，植皮の辺縁に肥厚性瘢痕やケロイドを生じるリスクを常に考える必要がある。皮弁に関しては，島状皮弁は同じく辺縁に円型の瘢痕を生じる可能性があるが，横転皮弁のような皮膚茎皮弁は，皮弁基部が伸展できるため，瘢痕拘縮の解除という点では優れている。

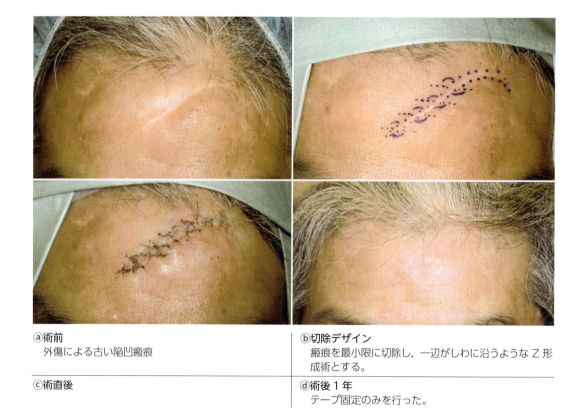

ⓐ術前
　外傷による古い陥凹瘢痕

ⓑ切除デザイン
　瘢痕を最小限に切除し，一辺がしわに沿うようなZ形成術とする。

ⓒ術直後

ⓓ術後 1 年
　テープ固定のみを行った。

図 6　額の陥凹瘢痕
額の陥凹瘢痕はZ形成術やW形成術が優れているが，大切なことは切開線がしわに沿うようにデザインすることである。すなわちZ形成術の場合は角度が 60°ではなく 45°程度になることもあり，またW形成術では正三角形のジグザグではなく，二等辺三角形のジグザグ切開線とすべき場合がある。

3 施術手技の実際

●顔

顔にケロイドができる場合，その多くは下顎縁であり，ケロイドはできるだけ下顎縁に沿った方向で切開する（図5）。その他の部位はほとんどが陥凹瘢痕などの成熟瘢痕であるが，例えば前額部は一辺がしわに一致するようにZ形成術やW形成術を行ったり（図6），頰部であれば鼻唇溝と交差する部位にZ形成術をおいたりするとよい。陥凹変形は，W形成術を行い，皮弁を互い違いに入れ込むことにより，平坦な瘢痕を形成でき，破線効果とアコーディオン効果によって目立たない瘢痕となる。

●耳

耳介耳垂部（以下，耳垂）や耳介軟骨部（以下，耳介）のケロイドは，別々の方法で手術すべきである。多くの場合，耳垂は楔状切除で切

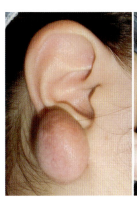
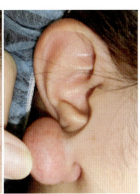

ⓐ術前
ピアスによるケロイド

ⓑ切除デザイン
できるだけ健常皮膚を
残すように切除する。

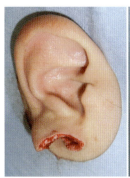
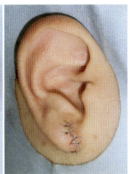
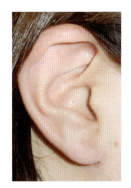

ⓒ切除した状態　ⓓ縫縮

ⓔ術後1年6カ月
電子線治療とテープ
固定を行った。

図7　耳垂のケロイド
耳垂の初発ケロイドは，多くの場合，耳垂の頰部側の皮膚が残存しているため，楔状切除と術後10Gyの電子線治療で十分治療可能である。

除できる（図7）が，再発した耳垂ケロイドの場合は，耳垂の頬側の皮膚が不足している場合が多いため，局所皮弁で耳垂の形態を再建する必要がある[3]。耳介の場合は，楔状切除すると大きく形が変形するため，くり抜き法を行うとよい。ケロイドの表皮と真皮乳頭層は病理学的に正常であるため，ケロイドの線維塊を含む網状層をすべて切除し，表皮と真皮乳頭層を温存し，皮弁として用いる。

耳垂・耳介いずれの場合も，術後放射線治療をすべきであると考えているが，照射線量に関しては，術後放射線治療の項に譲る。

● 前胸部

前胸部の正中はケロイドの好発部位である。皮膚は左右に伸展されるため，横長の蝶型のケ

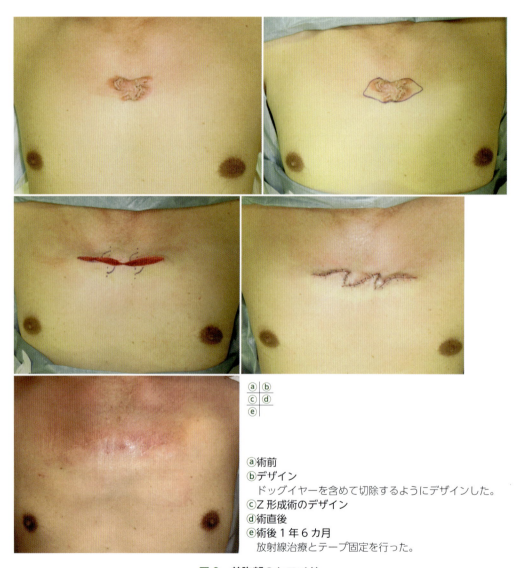

ⓐ 術前
ⓑ デザイン
　ドッグイヤーを含めて切除するようにデザインした。
ⓒ Z形成術のデザイン
ⓓ 術直後
ⓔ 術後1年6カ月
　放射線治療とテープ固定を行った。

図8　前胸部のケロイド
前胸部のケロイドは水平方向に伸展され，増大する傾向があるため，垂直方向にZ形成術を施行し，術後放射線治療を行うとよい。また，胸部正中切開の縦方向の肥厚性瘢痕に対しては，Z形成術を行うべきではない。横方向のケロイドを複数作ってしまうリスクが増える。

ロイドができることが多い。この場合は横方向に切除し、十分に大胸筋の深筋膜で創を寄せてから、真皮縫合、表面縫合を行うが、長さが長い場合は、正中にZ形成術を入れたり、複数Z形成術を入れて瘢痕を分断するとよい（図8）。典型的なケロイドの場合は、術後放射線治療を行うべきである。また、胸部正中切開の縦方向の肥厚性瘢痕に対しては、横方向のケロイドを複数作ってしまうリスクが増えるためZ形成術を行うべきではない。

●上腕～肩甲部

BCGによるケロイドの好発部位である。肩関節にかかる部位にはZ形成術を施行するとよい。ケロイド直下の脂肪組織を十分に切除し、ジグザグに縫合することにより、瘢痕は長くなるが、ある程度の大きさのケロイドも切除して単純縫縮が可能である（図9）。この部位のケロイドには術後放射線治療は必須である。

●上肢

肘関節や手関節をまたぐ部位では、Z形成術を施行すべきである。また前腕や上腕の中央で長軸方向に切開した傷は肥厚性瘢痕となりやすいため、適宜Z形成術を入れるなどの工夫を要する。

●下腹部

帝王切開による肥厚性瘢痕ないしケロイドの好発部位である。縦切開による瘢痕であれば、恥骨上部や臍の周囲でZ形成術を行い、できるだけ長い瘢痕を分断するとよい。水平方向の瘢痕はある程度長くてもそのまま横方向に縫合してよい（図10）。中央で1ヵ所Z形成術で分断してもよい。

●下肢

上肢と同じく、膝関節や足関節をまたぐ部位

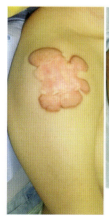
ⓐ術前

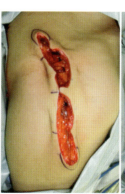
ⓑ切除した状態
脂肪を含めて筋膜上でケロイドを全切除した。

ⓒZ形成術のデザイン
三角弁のように突出した皮膚は切除せず、対例の皮膚を切開して入れ込むように縫合する。

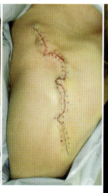
ⓓ術直後

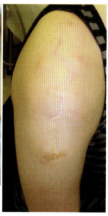
ⓔ術後1年6カ月

図9　上腕から肩甲部にかけてのケロイド
肩関節にかかる部位にはZ形成術を施行するとよい。ケロイド直下の脂肪組織を十分に切除し、ジグザグに縫合することにより、瘢痕は長くなるが、ある程度の大きさのケロイドも切除して単純縫縮が可能である。

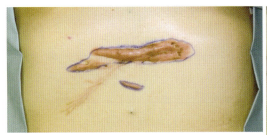
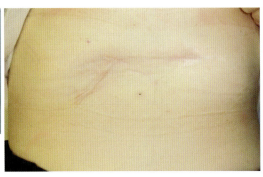

ⓐデザイン
炎症の強い部分のみ切除する。

ⓑ術後2年
放射線治療とシリコンテープ固定を行った。

図10　下腹部のケロイド

水平方向のケロイドは，下腹部のしわのできる方向に単純に切除すればよい。長い瘢痕を分断する目的で，中央で1つZ形成術を行ってもよいが，下腹部は腹直筋の働きで縦方向に伸展・収縮するため，複数Zを入れてしまうことは縦のケロイドを複数作ってしまうリスクとなり，逆効果となる。

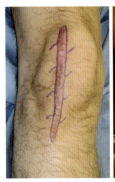 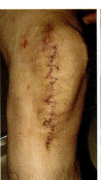 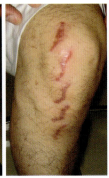 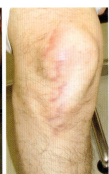 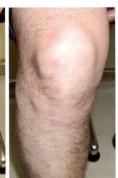

ⓐデザイン
長い瘢痕はZ形成術で分断する。

ⓑ術直後

ⓒ術後3カ月
水平方向の瘢痕には炎症が生じない。

ⓓ術後6カ月
短く分断された瘢痕は炎症が早く軽減する。

ⓔ術後1年

図11　膝関節部の肥厚性瘢痕

関節部は，ケロイドや肥厚性瘢痕の体質がなくても，毎日伸展・収縮される局所的因子によって容易に肥厚性瘢痕が生じる。このような場合，術後放射線治療は不要であるが，複数のZ形成術などで長い瘢痕を分断すると，成熟瘢痕化するまでの時間が著明に短縮する。

では，Z形成術を施行すべきである（図11）。

4 術後管理

いかなる治療にせよ，瘢痕内に炎症細胞があれば，再発する可能性がある。毛細血管が消失し，完全に白くなるまでの治療後1～5年間程度，後療法や自己管理を継続する必要がある。

理想は，どのような体の動きをしても，瘢痕がまったく動かないことである。簡便で安価なのはサージカルテープによる固定であるが，接触皮膚炎や表皮損傷を認めることもあるので，シリコーンテープによる固定，シリコーンジェルシートやポリエチレンジェルシートなどによる固定もよい。また腕や足などでは，サポーターや包帯などで360°固定してしまう方法もある。

手術後は特に，激しい運動や仕事をしなければならない時は，固定に加え，擦過などの刺激からの保護も必要である。下着の金具が擦れる，衣服のボタンが擦れる，靴で擦れる，耳が枕で擦れる，といった擦過は再発の誘因となり得るため要注意である。

5 読者に伝えたいこと

瘢痕の手術では，常に切開の向き，縫合の深さを考えるべきである。ケロイドや肥厚性瘢痕など炎症が強い場合は，術後放射線治療などの後療法を含めた手術治療の適応であろう。照射線量をはじめとした照射方法を放射線腫瘍医と協議しながら治療することが大切である。小児に対する副腎皮質ホルモン剤の外用治療，あるいは手術と術後副腎皮質ホルモン剤併用療法の治療のエビデンスを得ることも今後の課題である。患者の年齢や生活習慣，形態や機能の障害，また炎症の強さを総合的に判断しながら治療にあたる必要があると考えている。

【文献】

1) Arima J, Ogawa R, Iimura T, et al：Relationship between Keloid and Hypertension. J Nippon Med Sch 79：494-495, 2012
2) 小川 令, 赤石諭史, 秋田定伯ほか：瘢痕・ケロイド治療研究会ケロイド・肥厚性傷跡分類・評価表作成ワーキンググループ．【ケロイド・肥厚性瘢痕の分類・評価】ケロイド・肥厚性瘢痕分類・評価表 2011（JSW Scar Scale 2011），瘢痕・ケロイド治療ジャーナル 6：19-22, 2012
3) Ogawa R, Huang C, Akaishi S, et al：Analysis of surgical treatments for earlobe keloids；Analysis of 174 lesions in 145 patients. Plast Reconstr Surg 132：818e-825e, 2013
4) Ogawa R：The Latest in Keloid and Hypertrophic Scar Pathophysiology and Treatment Strategies；Keloids Can Be Treated by Employing Up-to-Date Surgical Management. Plastic Surgery Pulse News 5 Quality Medical Publishing, Inc. St Louis, 2013

実 践 編

15 瘢痕に対する植皮術
── リストカット瘢痕に対する植皮による治療 ──

林 瑠加・貴志 和生

1 概念

　真皮網状層に達する創傷は，瘢痕を伴って治癒する。瘢痕を治療するために最も単純な方法は瘢痕形成術であるが，面状の瘢痕で単純縫合ができない場合や，リストカット後の瘢痕など，瘢痕が平行で多数存在する場合は，創縫合後に隣接する瘢痕に緊張が加わるために，単純な瘢痕形成術では満足のいく結果は得られない。また，リストカット後の瘢痕に関しては，たとえ瘢痕の幅を狭くすることができても，ほとんどの患者は瘢痕の平行なパターンを気にしているので，そのパターンが残ると満足する結果にはならない。このような場合には，瘢痕の治療として植皮術も考慮される。植皮は，全層植皮，分層植皮に分けられ，分層植皮はその厚さから厚め，中間層，薄めの分層植皮などと呼称されている。全層植皮あるいは，分層植皮でも皮膚の厚さが厚ければ厚いほど，術後の瘢痕拘縮や色素沈着を来たしにくく整容的に満足のいく結果が得られる一方，薄めの分層植皮に比べると生着は悪く，採皮部の大きさは限定される[1]。

　それ以外の特殊な植皮として，正常皮膚に陰圧をかけることで水疱を形成させ，表皮のみを移植するblister法という方法もあり，主に白斑の治療などに用いられている[2]。また全身熱傷など広範囲の皮膚欠損に対してはメッシュ植皮がしばしば用いられるが，整容面を重視する瘢痕の治療に用いられることはない。Chip skin graftも白斑の治療に用いられることがあるが[3]，瘢痕に対する治療としてはひとつひとつの植皮片が大きいとメッシュ植皮と同様に植皮のパターンが残るので，やはり整容面では満足のいく物とはならない。しかし，一個一個の植皮片を非常に小さくすると，面状瘢痕やリストカット後の瘢痕の治療に用いることができる。

　本稿では，主にリストカットの後の瘢痕に対して，植皮を用いた治療のバリエーションを紹介する。

2 適応と非適応

　瘢痕が瘢痕として認識される理由としては，別の項に記載してあるように，真皮の線維化，皮膚付属器の消失，きめ，すなわち皮溝・皮丘の消失ないし乱れ，色調の変化が挙げられる。きめは，肌荒れなどでも消失するが，皮膚が健常な状態になると再生する。これを形成しているのは表皮とその直下の真皮の相互作用であると考えられる。このため植皮によりこのきめを

再現するためには，blister法などの表皮のみの移植では効果がなく，表皮と真皮をセットで移植する必要がある。これらのことから，リストカット後の瘢痕の植皮による治療には，blister法では不十分で，真皮を含めた植皮が必要になる。

瘢痕の密度が低い場合は薄め分層採皮＋90°回転植皮法を考慮する。傷の深さと瘢痕形成との関係に着目すると，浅達性Ⅱ度熱傷が感染を起こさなければ，瘢痕を残さず治癒することから，真皮に至る瘢痕であってもある一定の深さより浅い傷は跡形なく治ると考えられる。この深さはおよそ200〜250μmと推測され，これは真皮乳頭層の位置に相当する。これを利用して，約250μm程度で瘢痕を含めて面状に採皮し，採取した植皮片の瘢痕を処理しつつ，真皮の瘢痕の凹凸を平坦化させ，90°回転させ元の部分に植皮をするのである。

それぞれの瘢痕が密である場合や，瘢痕の方向が一定ではなく縦横に走行している場合は，瘢痕を含んだ部分をデルマトームで同様に250μm程度の厚さで採取し，母床を平坦化したうえで，採取した皮膚を非常に細かく裁断し，もとの部分にchip skin graftとして移植する。あるいは，瘢痕部の真皮深層を残したうえで，他部位から厚めの分層植皮，または全層植皮を行う。

これらの方法では，採皮を行った後に真皮側の瘢痕の凹凸を処理するため，やや盛り上がりを伴う成熟瘢痕などにも対応可能である。

ただし，まだ赤みの残る肥厚性瘢痕に対して行うと，術後に同部位の赤みが長引きやすく，場合によっては再び肥厚してくることがあるため，まず肥厚性瘢痕の治療を行ってからのほうが望ましい。

このように瘢痕の状態を見極めたうえで，それぞれの手術法の持つメリット・デメリットを提示し，最終的に手術方法は患者に選択してもらう。以下にそれぞれの手術方法について説明する。

3 施術手技・術後管理・経過観察

1 術式1　薄め分層採皮＋90°回転植皮法

● 適応

瘢痕の密度が比較的低い場合に適応となる。まず瘢痕を含めた範囲の皮膚を約250μm程度で電動式デルマトームで採皮し，プラスチックの細工板の上で採皮した植皮片から肉眼で確認できる瘢痕を，メスを用いて切除する。同時に採皮した下床の真皮の処理を行う（図1）。真皮には線維化した瘢痕が存在し，指で触ると硬い瘢痕と正常な真皮の違いが分かる（図2）。採皮した後も，このように凹凸が分かるので，隆起している部分を切除・真皮縫合するか，またはキルナー剪刀を用いて隆起部のみを切除し平坦化する（図2）。すべてを切除・真皮縫合すると，皮膚の緊張が強くなってしまうので，切除・真皮縫合は目立つ部分のみにすべきである。その後採皮し，瘢痕部分を切除した皮膚を約90°回転させて同部位に植皮する。6-0ナイロン糸を用いて，移植片の隙間をできるだけ埋めるために適宜連続縫合を行い固定する。植皮の範囲が広くない場合は，滅菌したテープなどを用いて，植皮の上から圧迫固定を行う。範囲が広い場合は，数日間タイオーバー固定してもよい。

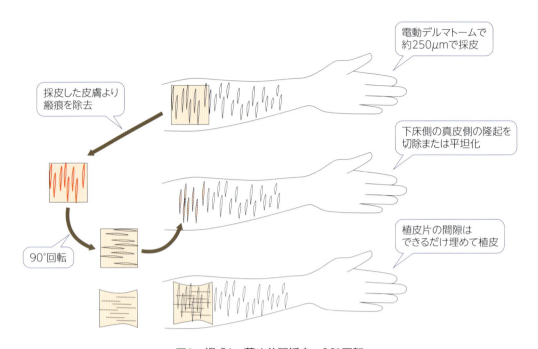

図1　術式1：薄め分層採皮＋90°回転
瘢痕の密度が比較的低い場合＝正常皮膚がある程度残存している場合

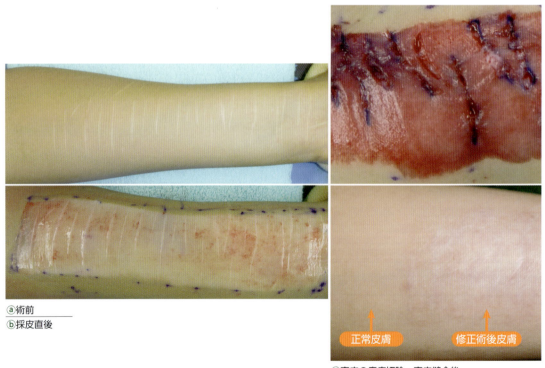

ⓐ術前
ⓑ採皮直後
ⓒ真皮の瘢痕切除・真皮縫合後
ⓓ術後1年の正常皮膚との境界部

図2　術式1の代表症例

●インフォームドコンセント

これらの後療法により，これらの症状は時間とともに軽快するが，完全に落ち着くまでは1年程度の期間が必要であり，このことはあらかじめ患者に伝えておく必要がある。

●利点

植皮片採取部としての別の部分の採取部を必要としないこと，皮膚表面のきめを再現することができること，非常に薄く採皮するため，辺縁をぼかす効果があること，元の位置に戻して植皮を行うため，他のどの部位の皮膚からの植皮よりもカラーマッチが良いこと，瘢痕拘縮が生じにくいこと，などが挙げられる。一方で欠点は，上述のごとく，一過性に発赤，丘疹，色素沈着を生じること，完全に瘢痕が消えてなくなるわけではないこと，あまりに薄く採皮を行うと，深部の瘢痕が透けて見えることなどが挙げられる。

●代表症例：24歳，女性，左前腕屈側のリストカット後瘢痕

瘢痕の全範囲に対して，本方法を施行した。採取した皮膚の瘢痕を切除するとともに，真皮側の瘢痕は部分的に切除・真皮縫合した。処理を行った植皮片を分割し，90°回転させて元の位置に縫合固定した。植皮生着後，2～3カ月では発赤を生じ，母床側の残存毛包からの毛の伸長が原因と思われる小結節が目立った。この際には，炎症を鎮静化させるために，ステロイド含有軟膏を使用した。また，その後，一過性に色素沈着を生じたが，ハイドロキノン軟膏を使用した。術後1年の状態であるが，典型的な平行な瘢痕のパターンが消失し，周囲正常皮膚と違和感なく生着している（図2）。

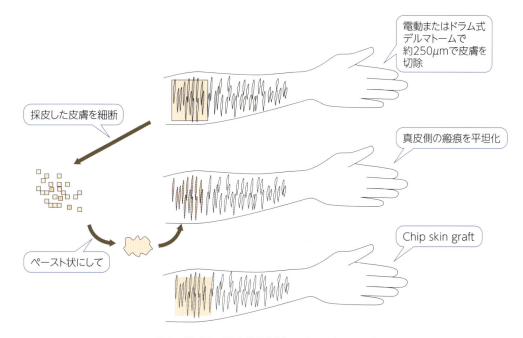

図3　術式2：薄め分層採皮＋chip skin graft
瘢痕の密度が比較的高い場合

1 術式2 薄め分層採皮＋chip skin graft法

● 適応

Chip skin graftは，白斑の治療に報告されているが，分層植皮術の際，採皮した植皮片の一部を加工し採皮部に戻すことで，採皮部の上皮化の短縮と質感改善が得られる[4]。本方法はリストカット瘢痕の密度が比較的高い場合に適応となる。術式1同様，瘢痕部位の皮膚を約250μm程度で採皮し，プラスチックの細工板の上で，メス2本を交差させるようにして採皮片をミンチ状に加工する。一個一個の採皮片の1辺が0.5mm程度以下になるまで裁断し，ほぼ同量のプロスタグランディン含有軟膏と混和しペースト状にする。採皮した後の下床を術式1と同様に平坦化した後，加工した皮膚片を採皮部に一様に分布するように植皮を行う（図3）。本方法では，完全に正常皮膚と同じようなきめの再現は望むことはできないが，瘢痕部分と正常皮膚部分を薄く採皮し，それを一様な状態に細かく裁断し戻して植皮を行うことで，外からみた瘢痕を一様な状態に見せるようにすることが可能である。また，前述の術式1では，真皮下床の処理を剪刀での平坦化のみにした場合，結果的に必ず植皮片の不足が生じるため，この不足部分にこのchip skin graftを行い対処している。

● 代表症例：19歳，女性，左上腕の密度の高い瘢痕

マーキングした範囲で採皮を行い，下床を平坦化し，一部縫縮し面積を縮めた後，採皮した皮膚より作成したchip skinを移植した。赤みはやや長引く傾向にあるが，採皮後の真皮の平坦化の処理をしっかり行うことで，瘢痕の状態をわかりにくくすることが可能である（図4）。

3 術式3 真皮中間層で瘢痕切除＋他部位からの厚め分層植皮法

● 適応

本方法も瘢痕の密度が比較的高い場合に適応

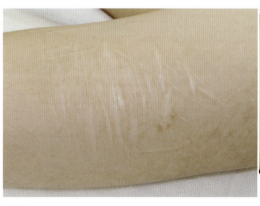
術前

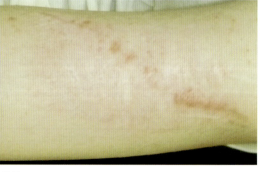
術後8カ月

図4 術式2の代表症例
中央部は瘢痕を切除してある。

となる。瘢痕部位の皮膚は400μm程度でデルマトームを用いて除去し、さらに真皮に残存している隆起した瘢痕をキルナー剪刀などを用いて平坦化する。採皮は他部位から全層で行ったのち、移植部の皮膚欠損創に合わせて、ドラム型デルマトームを用いて採皮と同様の厚さまで薄くして移植する（図5）。瘢痕皮膚を全切除して全層植皮を移植するよりも、プラットホームとなる真皮を残して平坦化することで、より凹凸が少なく、軟らかな植皮となる。また、植皮片周辺の瘢痕が全層植皮に比べ、より軽微なものとなることが期待される。

●代表症例：27歳、女性、左前腕の、さまざまな方向に数多く存在する瘢痕

ドラム型デルマトームを用いて、瘢痕の範囲を約400μmで採皮・除去した後、特に幅広で盛り上がっている瘢痕の下床を丁寧に平坦化した。採皮は腹部より皮膚全層で採取したものをドラム型デルマトームにて同様に約400μmに加工し植皮した。もともと肥厚性瘢痕だった部位や植皮の辺縁が若干肥厚しているため、適宜ステロイド剤を用いて治療を行っている（図6）。

4 読者に伝えたいこと

術式1および2は、いずれも採取部の犠牲がなく、一度に修正できる瘢痕の範囲も広いためリストカットの治療として有用と思われる。2者を比較すると、90°回転植皮の方が元来存在するきめそのものがシート状皮膚として移植されるため、質感は優れている。ただ、あまりに薄い採皮を行うと真皮に存在する瘢痕の白さが移植皮膚を通して透けて見えるため、薄くしすぎないことも大切である。また、繰り返しになるが萌出する毛包による皮疹や色素沈着は必発である。それぞれの時期に適切な軟膏処置を含めた後療法を行うことが大切である。Chip

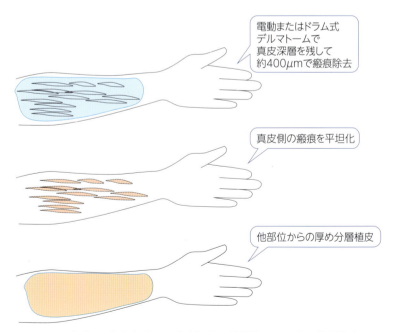

図5　術式3：真皮中層にて瘢痕切除＋他部位からの厚め分層植皮
瘢痕の密度が比較的高い場合

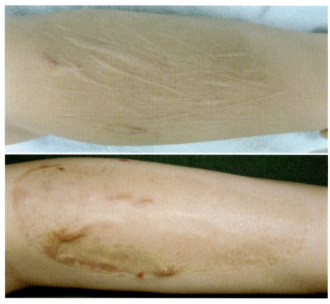

ⓐ術前
ⓑ術後1年8カ月

図6 術式3の代表症例

skin graftはきめを再建することはできないので，全体的に処置部分を一様な状態にならすことができる程度である。

　手術法3は他部位に傷ができること，皮膚の質感が異なること，手術法1, 2に比べると周囲にはっきりとした瘢痕が残ることを抜きにしても，正常な皮膚をそのまま移植することができるので，皮膚自体の質感は最もきれいである。

【文　献】

1) Shimizu R, Kishi K：Skin graft. Plast Surg Int 2012；2012：563493.
2) Suvanprakorn P, Dee-Ananlap S, Pongsomboon C, et al：Melanocyte autologous grafting for treatment of leukoderma. J Am Acad Dermatol 13：968-974, 1985
3) Harashina T, Iso R：The treatment of leukoderma after burns by a combination of dermabrasion and "chip" skin grafting. Br J Plast Surg 38：301-305, 1985
4) Simizu R, Kishi K, Okabe K, et al：Recruited minced skin grafting for improving the skin appearance of the donor site of a split-thickness skin graft. Dermatol Surg 38：654-660, 2012

実践編

16 瘢痕・ケロイドに対する皮弁手術

渡邊 英孝

1 概念

瘢痕・ケロイドは，通常，保存的療法が第1選択となるが，効果発現に長期間を要し，治療に難渋することも多い。疼痛や搔痒感などの自覚症状が強く，患者自身が希望すれば，術後電子線照射の併用と適切なアフターケアを前提にして，十分なインフォームドコンセントのもとに手術療法を行う[1,2]。広範囲の切除時は瘢痕・ケロイド内切除が安全な選択とされていたが，瘢痕・ケロイド内切除では緊張の軽減は図れない。疼痛や搔痒感などの自覚症状を軽減するためには，瘢痕・ケロイド周囲の緊張を解除する外科治療，全切除ないし部分切除を行うことを考慮してよいと考える。

広範囲なケロイドでまた近傍に正常皮膚がなく，局所皮弁での再建が難しい場合には，ケロイドにかかる緊張を解除する目的で遊離皮弁も考慮されるところである。しかし，遊離皮弁採取部のケロイド発生リスクや同部位への電子線照射の必要性なども含め，慎重に適応を決定する必要がある。

また，切除が広範囲となり縫縮が不可能な場合の治療法として，遊離植皮術が挙げられる。広い範囲の再建が可能であるが，この場合の欠点として，術後の植皮片の伸展性に乏しいことによる再発の可能性や，採皮部が再びケロイドとなる可能性，また放射線照射後再発の症例では下床の血流が悪く，良好な生着がしがたい例もある。

われわれは，ケロイドの周囲近傍の動脈穿通枝を茎として，島状皮弁をデザインし動脈穿通枝プロペラ皮弁として欠損を被覆している。術後に電子線照射を併用し，長期成績において比較的よい結果を得ている[3〜5]。

1 動脈穿通枝プロペラ皮弁の利点と欠点

動脈穿通枝プロペラ皮弁は，皮膚穿通枝を事前にドップラー・血流計などで把握できれば，比較的解剖学的に安定しており挙上が容易である。周囲近傍からの皮弁であるためカラーマッチがよいこと，また特に今回の症例のような胸部などでは，両側からの挙上が可能であることが利点である。

一方，欠点としては，皮弁採取部に新たなケロイドが発生する可能性があること，採取部も含めた広範囲の電子線照射が必要になることなどが挙げられる[4]。

2 適応

欠損予定部周囲に穿通枝を確認できれば身体の全部位で適応となる。特に関節可動域や厚い組織での再建が必要な部位によい適応となる。

3 施術手技・術後管理

瘢痕・ケロイドは，全切除ないし部分切除を行う。

● デザイン

術前に再建部位周囲の皮膚穿通枝をドップラー・血流計などで確認し，術中にそれを回転軸とし 90 〜 180°皮弁を回転させ縫着する（図1）。

● 術後

電子線照射を併用し，サージカルテープによるテーピングを行う。患者には，術後3カ月程度は炎症反応のため，赤みや硬さが強い時期が持続するが，3 〜 6カ月かけて落ち着いてくることを説明し，厳重なテーピングを指導する[6]。

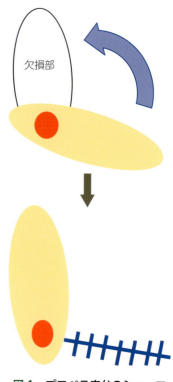

図1　プロペラ皮弁のシェーマ

4 代表症例

提示した代表症例のうち，1例で皮弁の局所壊死，1例で採取部となった前胸部正中近傍の再発を認めたが，全例で拘縮は解除され自覚症状は改善し，長期成績でも瘢痕・ケロイドの再発を認めなかった（表）。

1 症例1：両側から皮弁を挙上しケロイドの下垂張力を減少させた症例

● 74歳，女性，前胸部ケロイド

30歳代頃より，特に誘引なく胸部にケロイ

表 症例の内訳

	症例1	症例2	症例3
年齢／性別	74／F	64／M	64／M
欠損創の大きさ (mm)	120×80	150×40	70×20
穿通枝	Rt.6th IMA Lt.6th IMA	Lt.7th IMA	Lt.6th IMA
皮弁 (mm)	Rt 125×40 Lt 135×45	160×45	75×25
術後電子線照射	あり (16Gy)	あり (20Gy)	あり (16Gy)
結果	全生着 (採取部に再発)	部分壊死	全生着
JSW Scar Scale 分類	19点	9点	15点
JSW Scar Scale 評価	2点	4点	1点

ドが出現し徐々に拡大していたが，疼痛が増悪したため他院にてリザベン内服治療を受けたが改善しなかったため当科を受診した。

初診時，前胸部正中に120 × 40mmのケロイドを認めた。

全身麻酔下に前胸部ケロイドを完全切除し，両側第6肋間に位置する内胸動脈穿通枝を茎とした皮島を両乳房下溝に沿ってデザインした。おのおの挙上し90°回転させ，中央で左右皮弁を合わせ縫着し，乳房下溝は縫縮した。また，穿通枝の周囲2／3周に筋膜切開をいれ，ねじれを予防した。

術後，皮弁部へ電子線（16Gy）照射を施行した。術後10年経過しているが，拘縮は解除されている。採取部に再発しているが，術後4年経過した後に全身の掻痒疾患に伴い物理的刺激を行ったため，晩発的に生じたものであった（図2）。

2 症例2：瘢痕・ケロイドの緊張を分断させた症例

● 64歳，男性，下大静脈内腫瘍摘出後の正中創のケロイド

保存的治療で改善せず，疼痛の改善を希望して当科を受診した。

初診時，手術痕内の胸部から胸骨下端まで褐色隆起した長さ15cmのケロイドが形成されていた。全身麻酔下に手術を施行し，幅5mm程度の瘢痕を全切除すると，欠損幅は4cmで緊張が強い状態であった。瘢痕切除した創部から左第7肋間の内胸動脈穿通枝2本を確認でき，それを皮島の近位とした4 × 15cmの皮島を持つ内胸動脈穿通枝プロペラ皮弁として挙上し90°回転して縫着した。

術直後，やや退色は早いものの明らかなうっ血はなかったため電子線（20Gy）照射を施行

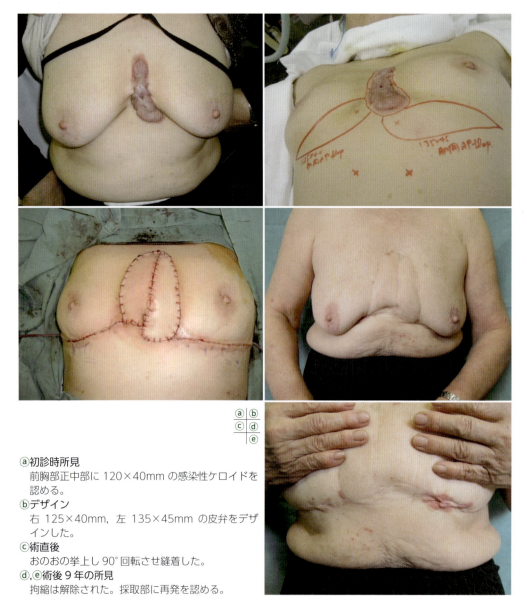

ⓐ 初診時所見
　前胸部正中部に 120×40mm の感染性ケロイドを認める。
ⓑ デザイン
　右 125×40mm，左 135×45mm の皮弁をデザインした。
ⓒ 術直後
　おのおの挙上し 90°回転させ縫着した。
ⓓ，ⓔ 術後 9 年の所見
　拘縮は解除された。採取部に再発を認める。

図 2　症例 1：74 歳，女性

した。しかし，翌日より皮弁近位部も含め徐々にうっ血の進行を認め，遠位端はデブリードマンのうえ，縫縮が必要と判断し，全身麻酔下に切除縫縮を施行した。皮下に血腫貯留はなく，皮弁壊死の原因は，皮弁内穿通動脈付近の瘢痕と考えられた。最終的には，瘢痕の中央に小さい皮弁の挿入が行われた結果となったが，この小さな皮弁の挿入がその後 3 年 4 カ月の現在まで，患者の疼痛の解消に寄与していると考えられる（図 3）。

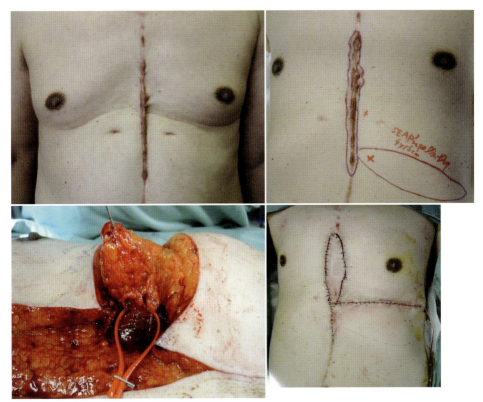

ⓐ 初診時所見
　手術痕内の胸部から胸骨下端まで褐色隆起した長さ15cmのケロイドを形成した。

ⓑ デザイン
　左第7肋間の内胸動脈穿通枝を茎とした4×15cmの内胸動脈穿通枝プロペラ皮弁。

ⓒ 術中所見
　穿通枝を2本確認した。

ⓓ 術直後
　90°回転させ縫着した。

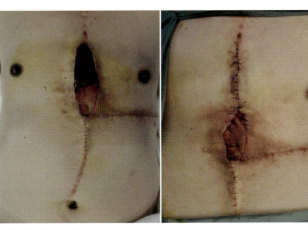

ⓔ 皮弁遠位の部分壊死
　遠位端はデブリードマンし縫縮した。

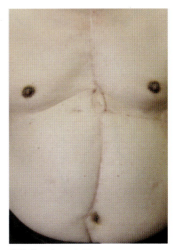

ⓕ 術後3年4カ月
　再発は認めない。

図3　症例2：64歳，男性

3 症例3：瘢痕・ケロイドの緊張に対し局所麻酔に手術を施行した症例

● 64歳，男性，前胸部ケロイド

50歳代から前胸部に特に誘引なくケロイドが出現し，次第に増大した．他院にてドレニゾンテープ貼付治療を受けたが改善しなかったため，当科を受診した．初診時，前胸部正中に20×16mmのケロイドを認めた．局所麻酔下にケロイド全切除を行い，欠損に対し左第5肋間に位置する内胸動脈穿通枝を茎とした75×25mmの皮弁を挙上した．180°回転して欠損部へ縫着した．採取部は単純縫縮した．

術後に皮弁部へ電子線照射（16Gy）を施行した．術後7年，拘縮は解除され再発なく経過している（図4）．

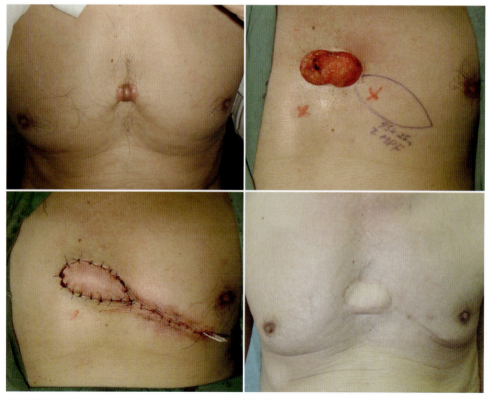

ⓐ初診時所見
　前胸部正中に20×16mmのケロイドを認める．

ⓑデザイン
　左第5肋間に位置する内胸動脈穿通枝を茎とした75×25mmの皮弁を挙上した．

ⓒ術直後
　180°回転させ縫着した．

ⓓ術後7年
　再発は認めない．

図4　症例3：64歳，男性

5 読者に伝えたいこと・関連事項

　瘢痕・ケロイドの外科切除の際には，動脈穿通枝プロペラ皮弁による再建術によって，緊張のない，カラーマッチに優れた再建が期待できる。

　症例1のように乳房の下垂に伴うケロイドの下垂張力を減少させ，乳房縮小術の効果を伴う場合や，症例2のように緊張を分断させる場合には特に有効であると考える。

　いずれの症例も現在のところおおむね経過は良好であり，瘢痕・ケロイドに対する，張力を軽減させるという新しい考えを導入した予防目的の外科治療となる可能性があると考えられる。

【文　献】

1) 百束比古，小川令：ケロイド・肥厚性瘢痕の治療　3. 外科的治療と予防．形成外科　47：S252-257, 2004
2) 小川令，三橋清，百束比古ほか：我々のケロイドに対する術後電子線照射療法の治療成績　18ヵ月以上の経過観察症例について．日本形成外科学会会誌　22：357-361, 2002
3) 渡邊英孝，上村哲司：前胸部ケロイドに対する穿通枝皮弁を用いた外科治療．瘢痕・ケロイド治療ジャーナル　1：83-85, 2007
4) 青木雅代，赤石諭史，小野真平ほか：ケロイドに対する皮弁術の有用性と問題点．瘢痕・ケロイド治療ジャーナル　4：108-111, 2010
5) 土肥輝之，赤石諭史，小野真平ほか：重症ケロイドに対する皮弁手術の有用性；特にプロペラ皮弁の有用性について．瘢痕・ケロイド治療ジャーナル　5：81-83, 2011
6) 内藤素子，山脇聖子：ケロイド・肥厚性瘢痕の手術療法．PEPARS　33：38-47, 2009

実践編

17 熱傷瘢痕・瘢痕拘縮に対する予防・手術法

百束 比古

1 概念：熱傷瘢痕の手術について

●線状瘢痕と面状瘢痕の違い

　創傷の多くは線状瘢痕を残すが，熱傷に限って言えば面状瘢痕を残すことがほとんどである。またその受傷深度や治癒経過によって肥厚性瘢痕や，体質や部位などによってはケロイドになることもある。線状瘢痕や幅の狭い面状瘢痕であれば，形成外科的に切除縫縮し後療法を施せば傷あとをよりきれいにすることもできる。しかし，広範囲の面状瘢痕や可動部にかかって瘢痕拘縮を生じるような場合，植皮や皮弁による適当な再建手術が必要となる。

●受傷原因による深度の推定

　熱傷には熱湯によるscald burn，熱物質との接触によるcontact burn，火炎によるflame burn，爆発などによるflash burnなど，また化学物質によるchemical injury（burn），電撃症・雷撃症electorical injury（burn）がある。一般に多いscald burnは浅く，flame burnは深いなど原因によって深度が推定できる場合がある。深度が深い，例えばⅢ度熱傷では範囲の広さ如何にかかわらず治癒の促進のため早期の植皮を要する事が多い。

●成熟瘢痕・肥厚性瘢痕・ケロイドの違い

　熱傷創が肥厚化するのは，熱傷深度が深い，あるいは感染などで深くなった場合が多い。また，前胸部や肩などの可動部や，男性の有髭部，女性の陰毛部などが肥厚性瘢痕の好発部である。さらに，肥厚性瘢痕がケロイドのように可動部に拡大し瘢痕拘縮を生じることも極めてまれだがないとは言えない。しかし多くの熱傷瘢痕は拘縮がない限りいったん肥厚化しても半年から年余を経て成熟瘢痕となることがほとんどである。

●拘縮が生じるか生じないか（部位による推定）

　瘢痕が軽度の場合はともかく中等度以上の場合は瘢痕拘縮を予測すべきである。関節部や頸部顔面など伸縮運動を行う部位の瘢痕は拘縮を生じやすい。関節部でも伸側より屈側の方が拘縮を生じやすい。頸部は多方向に動くので拘縮を生じやすく，また顔面にもその影響が及ぶ場合もある。

●保存的治療か手術か

　瘢痕拘縮が予測される部位では，瘢痕化する前に植皮などの再建手術を行うこともあるが，

通常の深達性Ⅱ度熱傷までの深さであればひとまず瘢痕治癒を待ちつつ保存的治療を行う。しかし，手の平以上の面積のⅢ度熱傷であればできれば2週間以内の植皮が望まれる。また，関節屈側の深達性Ⅱ度以上の熱傷であれば瘢痕拘縮を来たす可能性がある。

● いつ，どこから手術するか

深達性Ⅱ度以上の熱傷面積が15％以上の場合早期の皮膚による植皮が必要になる。30％を越えるようであれば，いずれ自家植皮に替える前提で同種移植でいったん被覆しておくのもよい。

体幹は，とにかく早期に植皮を行って熱傷面積を減少させる。顔面・頸部や関節部は植皮がよいか薄い皮弁がよいか，継ぎ目をどうするかなど，形成外科医の手術計画が重要である。無計画な植皮は避けるべきである。植皮の場合，顔面は兎眼を防ぐために眼瞼部，開口障害を防ぐために口唇部，軟骨炎を防ぐために耳介と外鼻を先に植皮する。手は，手背指背部の深達性Ⅱ度熱傷以上であれば，1週間以内の早期に植皮を行わないと不可逆的な関節部の拘縮や指の変形を来たすことがある。

● 植皮か皮弁か

従来，皮弁は厚いので整容的によくないとされたが，1994年われわれは，真皮下血管網のみを残した薄い皮弁でも生着させることができると報告した。以来薄い皮弁は当然の再建材料になりつつある[1]。

再建する皮膚の構造からすれば，植皮より皮弁の方が優れた再建材料であることは論を待たない。しかし一方で，深達性熱傷でない限り，部位によっては依然として植皮の結果の方が整容的に優れている場合がある。例えば，前額部，眼瞼部，外鼻，口唇などである（図1）。

● 肥厚性瘢痕の予防法と後療法

瘢痕治癒した局面はできるだけ早くに圧迫療

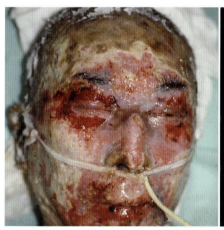 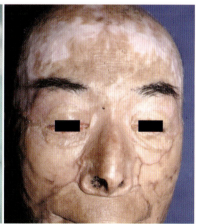

術前（熱傷後2週） 　　植皮後3カ月
前額部，上下眼瞼部，両頬部そして上口唇部にエステティックユニットに準じた植皮（眼瞼部は全層，他部位は分層）を行った。

図1　顔面熱傷後に植皮を行った例（62歳，男性）
顔面熱傷は早期の植皮を原則とする。特に，眼瞼部は兎眼による角膜損傷を防ぐため瘢痕拘縮を来たす前に植皮をするべきである。

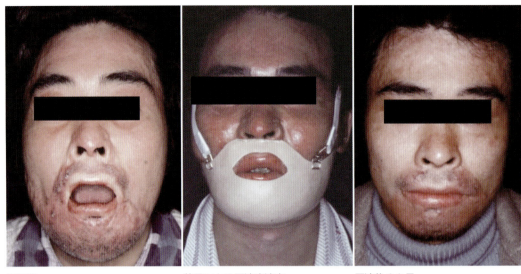

圧迫前　　　　　装具による圧迫療法中　　　　圧迫後6カ月
　　　　　　　約6カ月間昼間に装着させた。

図2　口周囲の熱傷後の瘢痕拘縮に対し，圧迫固定を行った例（36歳，男性）

法を行うとケロイドや肥厚性瘢痕になりにくい（図2）。植皮や局所皮弁術を施した部位も，圧迫の後療法を行うことで再拘縮の予防になる。また，関節部では植皮にせよ皮弁にせよ，抜糸後の運動リハビリテーションは必要に応じて行う。特に頸部の瘢痕拘縮を植皮や継ぎ目のある皮弁で再建した場合には，6カ月～1年の長期にわたる圧迫固定をして再拘縮を予防する。圧迫療法は縫合部の肥厚性瘢痕の予防にも有効である[1]。

2 施術手技

1 再建材料

●植皮とそれにおける工夫

広範囲の植皮が必要なら分層，小範囲なら採取部の縫縮ができる全層植皮を適用するが，われわれは眼瞼部，口唇部など遊離縁を有する部位の植皮には，ワイヤーフレーム創外固定を施して遊離縁を縫合することなく生着せしめている[2]（図3）。さらに，小児の指などにもこれを応用して適用し，Kワイヤー固定の不要な植皮を試みている。

●局所皮弁法，区域皮弁移植

熱傷再建では，厚みのある区域皮弁は瘢痕皮弁とする以外は再建材料として重用されないが，Z形成術，正方弁法あるいは横転皮弁法などは採皮部を要する植皮などより多く適用される[3]。特に，皮膚の伸展性の高い小児や皮膚が余剰気味の高齢者では局所皮弁法をできるだけ用いるべきである（図4）。

●遊離皮弁，遠隔皮弁

皮弁移植を要する再建において近位に局所皮弁や有茎区域皮弁が作成できないとき，遊離皮弁や遠隔皮弁が必要になるが，前述の超薄皮弁

が開発されてからは適用が激減した（図5）。

●有茎超薄皮弁・遠隔超薄皮弁

　超薄皮弁は1980年代に中国で開発され，1990年代にわれわれが種々の工夫を加えたものである。有茎皮弁の遠位2／3を，真皮下血管網が露見するまで薄くする方法である。整容的・機能的に頬部，おとがい部，頸部，手背の瘢痕切除後の被覆に有用である[1),4)]。

●微小血管付加超薄皮弁

　超薄皮弁の末梢部の血流安定化と生着範囲の拡大を目的に，微小血管付加を追加するもので1994年にわれわれが報告し，その後さまざまな皮弁が開発された。特に頸部の瘢痕拘縮を伴う症例に有用である[5)]（図6）。

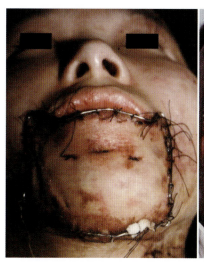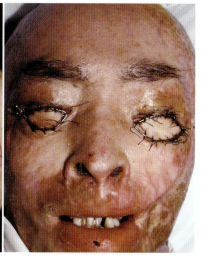

下口唇の例　　　　　　　　　　下眼瞼の例

図3　ワイヤーフレーム創外固定による植皮の2例

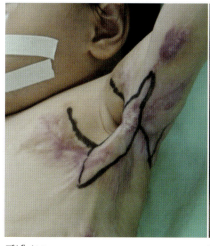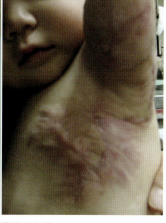

デザイン　　　　　　　　　　術後6カ月

図4　正方弁法による，腋窩瘢痕拘縮の解除例（1歳，女児）

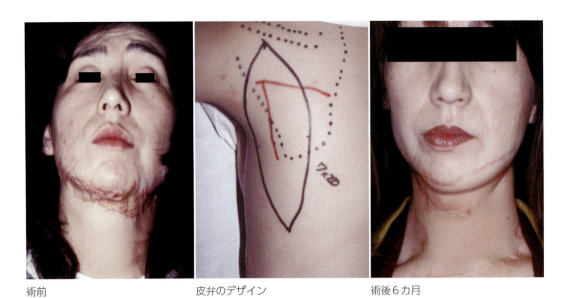

術前　　　　　　　　　皮弁のデザイン　　　　　　　　術後6カ月

図5　遊離肩甲皮弁による，顔面頸部瘢痕拘縮の解除（45歳，女性）

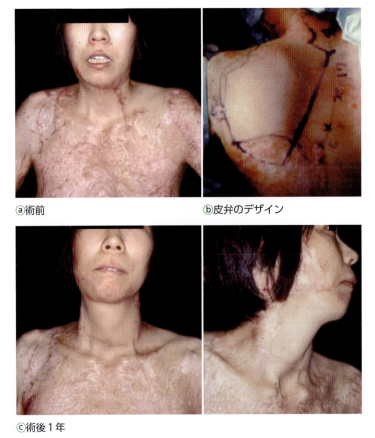

ⓐ術前　　　　　　　　　　　　ⓑ皮弁のデザイン

ⓒ術後1年

図6　OCD超薄皮弁による頸部植皮後瘢痕拘縮の解除（33歳，女性）

● 双茎遊離超薄皮弁

前述の皮弁では有茎であるため，移動の制限があるが，この皮弁は，超薄皮弁の利点を損ねず完全に遊離皮弁として両側に血管茎を付けたものである。顔面下部から頸部の再建に優れた材料である[6]（図7）。

● Expanded flap

顔面頸部の熱傷瘢痕・瘢痕拘縮の再建にエキスパンダーを用いて皮膚を伸展させたexpanded flapは有用である。頸部の再建には胸部のexpanded flap，顔面の再建には頸部や頬部からのexpanded flapを用いる。薄くて良い再建材料であるが，手術が複数となること，完成までに数カ月と長時間を要することが欠点である（図8）。

● 遊離血管束埋入二次皮弁（Secondary vascularized flap with free vascular bundle transfer，SV-flap）

血管束を採取して微小血管吻合で皮弁作成部位の皮下に埋め込み，二次的に島状皮弁などを挙上する方法である。熱傷再建への適用は著者が発表した眉毛再建がある[7]（図9）。最近では，Topalanによる顔面への大きく薄いSV-flap移植による再建などがある[8]。

● Prefabricated flap

外鼻や耳介の熱傷後再建において，他部位へ

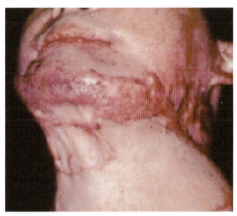
ⓐ術前

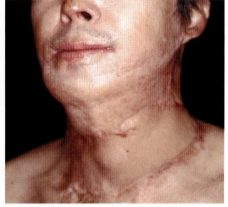
ⓓ術後約6カ月

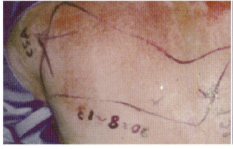
ⓑ皮弁のデザイン
　左肩甲回旋動静脈と右第6肋間穿通枝を血管柄とする。

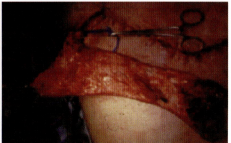
ⓒ皮弁の挙上
　採取部は一期的に縫縮した。

図7 双茎遊離超薄皮弁（Bi-pedicled free superthin flap）による下顎部肥厚性瘢痕の再建（41歳，男性）

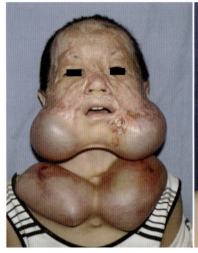

| エキスパンジョン | 再建後1年 |

顔面，特に頰部と頸部の瘢痕を伸展した皮膚で再建する目的でエキスパンダーを4個埋入

図8　エキスパンダーによる熱傷顔面瘢痕の再建（5歳，男児）

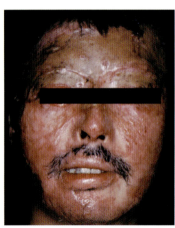 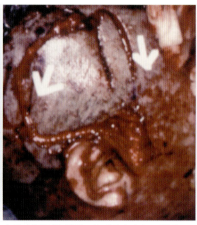 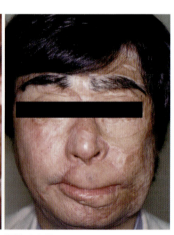

術前　　　　　　　血管束埋入後2週で有毛皮弁として挙上　　術後6カ月

図9　Secondary vascularised hairy tandem island flapによる眉毛の再建（33歳，男性）

兎眼の修復に眉毛の再建が望まれたので，深下腹壁血管束をあらかじめ側頭部に埋入して，両側眉毛を1本の皮弁としてSecondary vascularised hairy tandem island flapを挙上し作成した。

あらかじめ軟骨を埋入し形態を作製した後，有茎あるいは遊離皮弁としてこれを移植する方法である。

●穿通枝皮弁

穿通枝皮弁は穿通枝によってのみ栄養される皮弁であるが，従来direct cutaneous flapと分類されたものも挙上法によってはこの範疇に入る。遊離，有茎，narrow pedicled などに分類される[9),10)]（図10）。

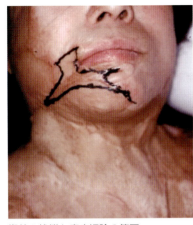 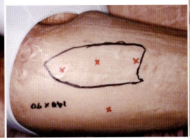 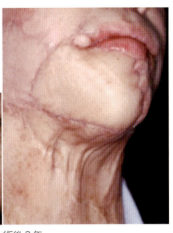

術前の状態と瘢痕切除の範囲　　　TFL穿通枝皮弁のデザイン　　　術後2年

図10　遊離穿通枝皮弁による口周囲の熱傷後瘢痕拘縮の再建（40歳，女性）

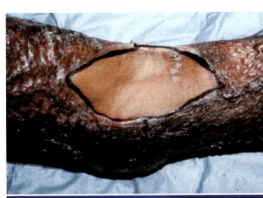 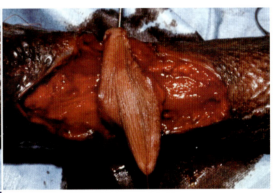

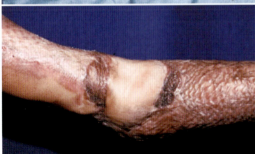

|ⓐ|ⓑ|
|ⓒ||

ⓐデザイン
　肘の瘢痕拘縮解除目的で遺された健常皮膚をプロペラ皮弁としてデザインする。
ⓑ中央の穿通枝を軸として90°回転する
ⓒ術後6カ月

図11　プロペラ皮弁法

●プロペラ皮弁（皮下茎軸と穿通枝軸）

　形態的に栄養血管を含む軸を中心に回転させる皮弁移植法であり，皮下茎軸と穿通枝軸がある。また，軸を中心から偏位させると，180°回転によって短翼遠位の皮膚欠損が修復できる。長い長翼が必要なら長翼に穿通枝付加を加えてsuperchargingすることもある[11),12)]（図11）。

●瘢痕皮弁

　以上のような皮弁で，採取部位に瘢痕や植皮された跡が含まれるものを瘢痕皮弁と呼ぶ。健

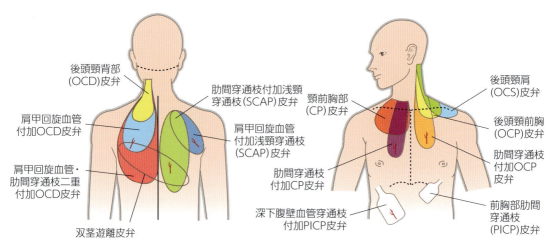

図12 われわれの開発した超薄皮弁

常皮膚部に皮弁を作成できない場合はやむを得ず瘢痕部に皮弁をデザインすることもある。その伸展性，血流は健常皮膚の皮弁よりは劣るが，筋皮弁とするとあまり変わらないようである[13]。

2 部位別の対応法

●頭部・前額部

この部位は皮膚が厚いので，骨が露出するようなⅢ度熱傷でない限り，上皮化を待つか分層植皮で被覆する。頭髪の欠損が予測されれば有毛部からの皮弁移植を考える。

●眼瞼

この部位は皮膚が薄く皮下脂肪が乏しいので，容易に深い熱傷になる。その場合，早く植皮を行って兎眼を予防しないと，角膜に不可逆的な損傷を与えやすい。

●口唇

口角の瘢痕拘縮による小口症と男性の髭部の肥厚性瘢痕が最も問題になる。特に口角は早め に局所皮弁法で形成すべきである。肥厚性瘢痕は圧迫療法でも予防できるが，重症化すれば皮弁再建もあり得る。

●頬部

この部位の再建は植皮か薄い皮弁かの議論がある。確かに植皮によって頬部の弾力性が失われいわゆる熱傷顔になることが多い。エキスパンダーを用いて薄い皮弁を近位から移動するのが機能的にも整容的にもよい（図8）。

●外鼻，耳介

外鼻の熱傷では瘢痕拘縮による鼻孔の狭小化と変形，耳介熱傷では容易に軟骨炎を生じ耳介の溶解が起こり得ることが問題となる。いずれも軟骨炎の予防には早期の植皮が効果的である。耳介に関してはメッシュ植皮でも生着する。網目はほとんど目立たないので，推奨される。

●下顎・頸部

おとがい部から鎖骨にかけての頸部の瘢痕拘縮形成には，機能的・整容的に考えて大きく1枚の薄い皮弁を適用すべきである。熱傷瘢痕の範囲が小面積に限られている場合は植皮や局所

皮弁でよいが，顔面にまで拘縮の影響があるような広範囲の場合は，薄い皮弁で再建すべきである．方法としては著者の開発した種々の穿通枝付加超薄皮弁がある（図12）．

●腋窩部

広範囲の腋窩熱傷後の瘢痕拘縮再建では植皮か皮弁移植が必要になるが，多くの腋窩拘縮は線状拘縮か半面拘縮なので，局所皮弁法か区域皮弁の有茎移植ですむことが多い．

●前胸部

前胸部の広範囲熱傷瘢痕は小児では成長障害，成人では呼吸運動の制約をもたらす可能性がある．胸骨部に植皮を行うのが原則であるが，両側胸部や上腹部が健常皮膚であればエキスパンダーで伸展させて瘢痕に置換させることもできる．また，女児や女性においては乳房の発達を考えて横転皮弁などの利用もあり得る．

●肘，上肢

腋窩，肘窩，手関節部の全周性瘢痕であれば植皮を原則として再建する．部分的な熱傷潰瘍であれば陰圧閉鎖療法や人工真皮と植皮の組み合わせや，プロペラ皮弁などの皮弁移植も考慮してよい．

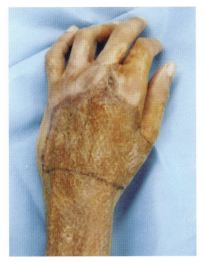
ⓐ術前

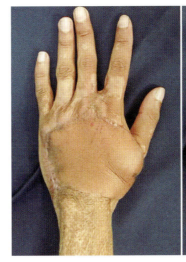
ⓓ術後6カ月

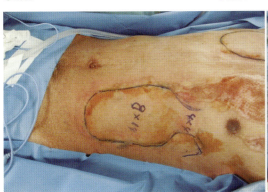
ⓑ皮弁のデザイン

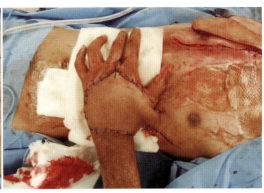
ⓒ皮弁の遠隔移植（2週間）

図13 手背の植皮後の瘢痕拘縮に対する狭茎肋間穿通枝超薄皮弁（ICP皮弁）による被覆

● 手

　手と指の背側の深達性Ⅱ度熱傷であれば早期の植皮が必要である。また掌側や指腹の熱傷では深ければ早期の植皮が望まれるが，深いと思っても意外と浅く拘縮なく上皮化する場合もあるので，固定法を工夫して屈曲拘縮を予防する必要がある。なお，指腹・手掌部の植皮は足底の土踏まずから採皮するとカラーマッチがよい。手背部の深達性Ⅱ度またはⅢ度熱傷による瘢痕拘縮であれば遠隔超薄皮弁による被覆も結果がよい（図13）。

● 体幹下部・陰股部

　体幹下部の熱傷後瘢痕拘縮で再建手術を要するものには，腰部の瘢痕拘縮，殿部・肛門の瘢痕拘縮などがある。外陰・股部では突起物や遊離縁があるので，拘縮しやすい。いずれも不幸にして瘢痕拘縮が生じたら植皮か局所皮弁で対応する。

● 下肢，アキレス腱部

　下肢では膝部が屈曲拘縮を来たしやすい部位である。植皮や皮弁で拘縮瘢痕を分断することを考える。下肢は肥厚性瘢痕が生じにくい部位であるが，熱傷潰瘍となって難治性になることがあるので注意が肝要である。アキレス腱部は皮下の浅い部位に腱組織があり瘢痕拘縮となれば尖足になるので，早期の手術とリハビリテーションが必要である。腱が露出していても植皮が生着しやすいので，よほどの深い熱傷でなければ皮弁移植は必要ない。いずれにせよ術後の足関節の90°以下の固定が重要である。

● 足部

　足背から足趾にかけての熱傷では瘢痕拘縮になりやすい。通常瘢痕を分断して植皮を行う。足底部は皮膚が厚いので熱傷瘢痕は通常できないが，Ⅲ度以上の深い熱傷であれば早期に植皮か皮弁移植を行う。

3 読者に伝えたいこと

　面状瘢痕や瘢痕拘縮は，瘢痕を適切な場所で分断して植皮や皮弁移植を行うことで，緊張が緩むために肥厚化が鎮まる。また，頸部のような多方向に運動性がある部位では瘢痕を除去した継ぎ目のない大きな皮弁で置換することが重要である。腋窩では腋毛の分断を避けるような拘縮解除をすべきである。また，小児では将来の成長を考慮した再建が重要である。すなわち，四肢・指の成長，女児の乳房発達，下顎部の発育などに対して先見性のある瘢痕治療が必要である。

　植皮にせよ皮弁にせよさまざまな再建材料・術式に精通し，最適の方法を選別するために採取部を検討することが重要である。合わせて患者が社会に適合できるような整容的視点で再建に臨む。最終的にはメイクアップセラピーを利用できるように仕上げるよう努めるべきである[14]。

【文 献】

1) Hyakusoku H, Gao JH : The "super-thin" flap. Br J Plast Surg 47 : 457-464, 1994
2) Hirai T, Hyakusoku H, Fumiiri M : The use of wire-frame to fixgrafts externally. Br J Plast Surg 44 : 69-70, 1991
3) Hyakusoku H, Fumiiri M : The square flap method. Br J Plast Surg 40 : 40-46, 1987
4) Gao JH, Hyakusoku H, Inoue S, et al : Usefulness of narrow pedicled intercostal cutaneous perforator flap coverage of the burned hand. Burns 20 : 65-70, 1994
5) Hyakusoku H, Pennington DG, Gao JH : Microvascular augmentation of the super-thin occipito-cervico-dorsal flap. Br J Plast Surg 47 : 470-476, 1994
6) Ogawa R, Hyakusoku H, Aoki R, et al : Neck scar contructure reconstruction with bipedicled free "super-thin" flap. Reconstr Microsurg 2 : 245-248, 2003
7) Hyakusoku H : Secondary vascularised hair-bearing island flaps for eye-braw reconstruction. Br J Plast Surg 46 : 45-47, 1993
8) Topalan M, Guven E, Demirtas Y : Hemifacial resurfacing with prefabricated induced expanded supraclavicular skin flap. Plast Reconstr Surg 125 : 1429-1438, 2010
9) Koshima I, Soeda S : Free psteal tibial perforator-based flaps. Ann Plast Surg 42 : 645-648, 1991
10) 高建華, 百束比古, 山本達ほか：超薄皮弁の経験. 形成外科 35 : 1097-1103, 1992
11) Hyakusoku H, Yamamoto T, Fumiiri M : The propeller flap method. Br J Plast Surg 44 : 53-54, 1991
12) Hallock GG : The propeller flap version of the adductor muscle perforator flap for coverage of ischial or trochanteric pressure sores. Ann Plast Surg : 540-542, 2006
13) Hyakusoku H, Okubo M, Suenobu J, et al : Use of scarred flaps and secondary flaps for reconstructive surgery of extensive burns. Burns 12 : 470-474, 1986
14) Aoki R, Kazki R : Make-up therapy for burn scar patients. Color Atlas of Burn Reconstructive Surgery, edited by Hyakusoku H, et al, pp82-88, Springer, Berlin, 2010

実践編

18 ケロイドに対する術後放射線治療

小川 令

1 概念

ケロイド・肥厚性瘢痕に対する放射線治療は，1895年にX線が発見された直後から経験的に行われており[1]，100年間の歴史を通して，その治療効果も認知されている。現在は，ケロイドそのものに放射線を照射して治療する放射線一次治療（primary radiation therapy）と，術後に再発予防目的で使用する術後放射線併用療法（post-operative adjuvant radiation therapy）の2通りの治療法がある。

放射線一次治療に関しては，一定の効果が認められているものの，厚みのあるケロイドに対してその炎症を収束させるには，ある程度高線量の放射線照射が必要となり，二次発癌のリスクが理論的に上昇する。またケロイドの色調や隆起は改善するが，その形状のまま白い成熟瘢痕となるため，整容的結果は良好とは言えない。現時点ではわが国では保険適用となっておらず，その適応は限られている。

一方，術後放射線併用療法に関して，術後電子線照射は保険適用とされており，全国で幅広く行われている。本稿ではケロイドに対する術後放射線治療について，知っておくべき事柄を中心に記述する。

1 歴史

歴史的には軟X線（デルモパン，ソフテックス®）が広く治療に用いられてきたが，電子線（β線）は軟X線に比べて，対象部位より深部の線量が急激に低下するため，皮膚癌やケロイドなどの表在性皮膚病変の治療に広く用いられている（図1）。電子線は線形加速器（リニアック，ライナック）によるものがほとんどである。最近ではわれわれもIr-192（γ線）を用いた密封小線源による高線量率表在照射を行っているが，電子線治療や小線源治療など，ケロイドの大きさや部位などによって，使い分けていくことが理想である（図2）。

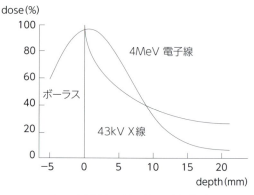

図1 電子線と軟X線の減衰曲線

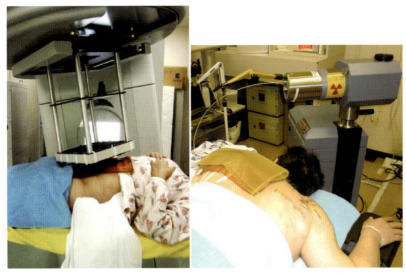

外部照射（Electron-beam：β線）　　小線源治療（Iridium-192：γ線）

図2　われわれの施設におけるケロイドの術後照射
小線源治療ではアプリケーターを彎曲した創面に密着させることができるため，長く彎曲した創に適しているなどの利点がある。

2　作用機序

　放射線の良性腫瘍に対する治療効果および機序について，Meyer[2]によると，その効果は腫瘍細胞死に加え，いまだ十分に解明されていない創傷治癒過程に対する影響があるという。中田ら[3]によると，例えば1回7Gy程度の照射でケロイドの発生が抑制されるが，この線量は細胞の生存率を10%以下に減らすものの，わずか3〜5回の細胞分裂で照射前の細胞数に戻るため，この線量での長期に及ぶ効果は，細胞死だけでは説明できないという。また，創傷が発生してから照射するまでの期間が効果に大きく影響することも，創傷治癒過程において放射線感受性の高い時期が存在することを示しており，放射線照射の効果は単に線維芽細胞の細胞死だけでは説明できない。

　われわれは，ケロイドに対する放射線一次治療の経験を報告してきた[4]。手術適応が困難で，高齢者の強い疼痛などの自覚症状を有するケロイドに対し，十分なインフォームドコンセントのもと，放射線治療を施行することがある。術後照射に比べてやや高線量を照射せねば効果が得にくいが，例えば25Gy／5分割／5日間や，24Gy／3分割／3日間などの照射を行った場合，まず1〜3カ月程度で色調が赤色から褐色に変化する。それと同時にケロイドの疼痛や掻痒が改善し，1年程度で隆起が平坦化するという経過が観察される（図3）。このことからわれわれは，放射線を照射すると，まずケロイドの毛細血管が障害され，色調が改善するのではないかと推察している。血管腫や動静脈奇形に対して放射線治療が有効なこと，また毛細血管はリンパ組織や骨髄，粘膜などに次いで放射線感受性の高い組織であることからも推察できる。毛細血管がまず影響を受けることによって，隆起が平坦化する，すなわち膠原線維の産生が正常化するということであれば，ケロイドの発生メカニズムに血管内皮細胞が大きく関与して

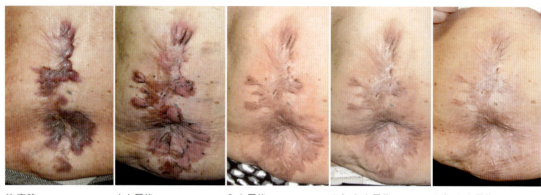

治療前　　　　4カ月後　　　　9カ月後　　　　1年2カ月後　　　1年6カ月後

図3　ケロイドに対する放射線一次照射
68歳，女性，消化器外科手術後のケロイドに対して24Gy／3分割／3日間の電子線照射を行った症例。ケロイドにおける放射線の効果は，術後照射においても，毛細血管への効果である可能性がある。

いることが考えられる。放射線の効果は，術後照射においても，毛細血管がターゲットである可能性がある。放射線は適切な時期に適切な照射線量を用いることにより，最小限の副作用で，ケロイドの異常な創傷治癒過程を正常に近づけることができると考えている。

2　治療の実際

1　照射時期

　従来は術直後に開始すべきとされていたが，近年では必ずしも術直後からの照射は必要ないとの報告も散見される。術後3日以内に照射すべきとの報告[5]があるのに対し，切除後早期に開始するのが望ましいが，2週間以内ならさほど効果は変わらないとの報告もある[6]。われわれは，術後48〜72時間以内が線維芽細胞の増殖が開始され放射線感受性が高い時期であるとする報告[7]に基づき，この時期に照射を開始し，良好な結果を得てきた。しかし，この時期は毛細血管が増殖を開始する時期にも一致し，実際は毛細血管の増殖期がターゲットとなっている可能性も否定できない。

2　手術方法

　術後放射線治療の観点からは，手術方法は，1.完全切除，2.部分切除，3.皮弁術，4.植皮術の4パターンを検討する必要がある。

●完全切除

　ケロイドの組織は残存しないため，予防的放射線照射ということになる（図4）。術後すぐにでも照射を開始でき，必要最小限の線量で効果が得られることが考えられる。

●部分切除

　ケロイドの組織が残存するため，線量を少し増やして残存するケロイドにも放射線治療をしてしまう，または手術した部位のみ照射し残存する部分は副腎皮質ホルモン剤などによる他の治療を行う，などの選択肢が増える（図5）。患者や放射線科医とよく相談し，治療計画を立

てる必要がある。

●皮弁術による再建

末梢まで血流が問題のない局所皮弁や太い血管系を有する遊離皮弁であれば，完全切除して一時閉鎖した創と同じく，術直後からでも放射線治療を開始できる。しかし，穿通枝皮弁など血管茎が細い，また皮弁がややうっ血傾向にあ

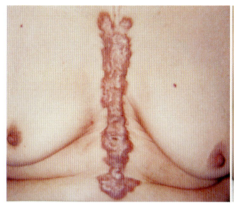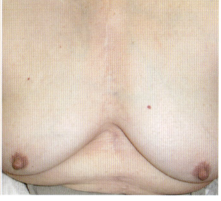

治療前　　　　　　　　　　　術後4年

図4　ケロイドを全摘した場合（64歳，女性）

胸部外科手術後のケロイドに対して20Gy／4分割／4日間の電子線照射を行った。術後4年が経過するが再発は認めていない。ケロイドを全摘した場合は，術後の放射線治療は予防的照射となる。術後すぐにでも照射を開始でき，必要最小限の線量で効果が得られる。

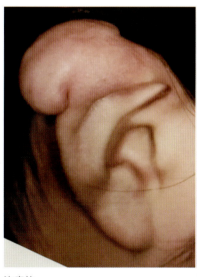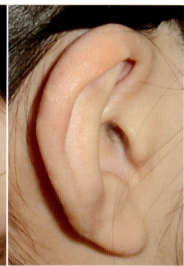

治療前　　　　　　　　　　　術後5年

図5　ケロイドを部分切除した場合（24歳，女性）

耳介など全切除できない部位では，表皮や真皮乳頭層は温存し，過形成を生じている真皮網状層のみを切除し，術後に放射線を照射するのがよい。このようにケロイドを部分切除した場合は，部分的には放射線の予防的照射となり，部分的には放射線一次照射となることがある。画一的なプロトコルではなく適宜，放射線腫瘍医と相談し，治療を決定する必要がある。

るなど，放射線照射によって皮弁生着に影響が出る可能性がある場合，術後3～7日目以降に照射開始することも検討すべきである。また，照射部位は，皮弁周囲の縫合部のみでよい。皮弁の採取部に関しては，全身にケロイドが多発している患者では，照射すべきと考えるが，局所因子の強いケロイドの場合は，照射せずにドレニゾン®テープなどを用いて術直後から予防的治療を開始し，万が一再発した場合に，放射線一次照射を行う，という考え方も可能である。

● 植皮術による再建

ケロイドが再発するとなると，植皮の辺縁である。よって，できるだけ張力がかからないように円型ではなく，ジグザグ型の植皮を行うべきである。また，タイオーバー固定している術後1週の間にかならずしも照射する必要はないと考えており，植皮が完全生着し，2～3週間以内に放射線を照射すれば，再発が予防できる印象を持っている。しかし，植皮による再建後

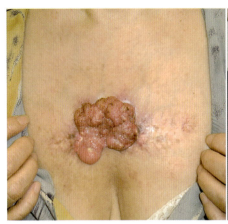

治療前　　　　　　　　　　　術後1年

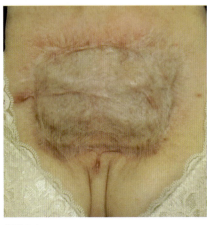

術後3年

図6　瘢痕癌に対して植皮を行った症例（75歳，女性）

胸部の瘢痕から生じた有棘細胞癌の症例である。胸部に大きな分層植皮術を行ったが，術後植皮周囲に隆起と発赤の強い肥厚性瘢痕を生じ，保存的治療にて改善を認めなかったため，放射線一次照射を植皮部辺縁に施行した。ケロイドに対して同様の手術をした場合，同様の結果となることが予測され，ケロイドに対する植皮術は適応が限られる。

に放射線を用いると，色素脱失が生じることもあり，整容的な意味で，適応は限られると考えている（図6）。ケロイドに対する植皮術，また張力のかかる部位における植皮術に関しては，今後の課題である。植皮の採取部に関しては，理論的には，真皮の網状層を傷つけないで採皮できればケロイドは生じないと考えられるが，薄めの分層植皮となるため，移植床では二次拘縮が強くなり，ケロイドの再発率が高まることが予測される。症例ごとに検討せねばならない。

3　照射部位

照射目的部位はケロイドが発生する真皮網状層である（図7）。軟X線と電子線は，皮膚表面付近に最大線量があり，その後，急速に減衰するため，深部臓器への影響はほとんどなく，いずれもケロイドの術後照射に使用されている[8]。電子線では，ある程度最大線量のプラトーがあり，その後，急速に減衰してゼロに至る（図1）。一方，軟X線では最大線量は皮膚表面付近わずかであり，さらに低線量部分がどこまでも持続する。そのため，皮膚表面から数mmまでの間を照射の標的と考えたとき，また深部臓器の防護を配慮したときには電子線の線量分布が軟X線より優れていると考え，電子線が幅広く用いられている。エネルギーに関してはそれぞれの施設で使用できる最も低いエネルギーを使用すべきであり，われわれは4MeVの電子線を用いている。

4　照射線量

照射線量に関して諸家の報告では10～20Gyが一般的であり，朝倉[9]は皮膚の整容上著しい傷害を与えない線量は20Gy以下であるとしている。Kalら[10]はケロイド再発予防における生物学的実効線量（biological equivalent dose：BED）に関して報告しているが，至適線量はBED 30Gy程度としており，これは1回照射では13Gy，分割照射では8Gy×2回あるいは6Gy×3回に相当する。BEDは，1回線量×照射回数×［1＋1回線量／（α/β値）］と計算するが，一般に急性期反応組織や癌細胞ではα/β値は10程度と考えられており，ケ

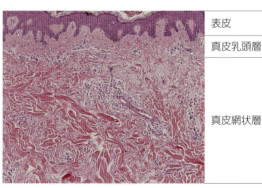

図7　放射線照射の目的部位
ケロイドや肥厚性瘢痕の組織では，表皮と真皮乳頭層には異常を認めない。照射の目的部位は，術後の予防的照射であれ，一次照射であれ，真皮の網状層であるべきである。

表　放射線照射の部位別プロトコル

前胸部，肩甲部，恥骨上部	20Gy／4分割／4日間
耳垂*	10Gy／2分割／2日間
その他の部位	15Gy／3分割／3日間

＊耳は耳介軟骨部と耳介耳垂部（耳垂）に分けて考えるが，耳垂は10Gy／2分割でよいが，耳介軟骨部は15Gy／3分割が推奨される。

ロイドでは10として計算することが多い。最も頻度の高い放射線障害は色素沈着であるが，これは総線量はもちろん，1回線量が少ないほど，また照射間隔が長いほど軽度になるとされており，それらを参考にわれわれは2002年以前は主として15Gy／3分割を3日間で照射してきた。

一方，1988〜2000年までの電子線照射による治療成績を分析したところ[11]，部位による再発率の違いが判明した。この結果を踏まえ，部位によって照射線量を変えるプロトコルを作成し，2003年より施行している（表）。前胸部，肩甲部，恥骨上部に対してはBED 30Gy（20Gy／4分割／4日間），耳垂はBED 15Gy（10Gy／2分割／2日間），その他の部位にはBED 22.5Gy（15Gy／3分割／3日間）を施行している。その他の部位は従来通り15Gyの照射とした。このプロトコルを開始してから，30％程度あった再発率は15％以下に低下した[8]。

5 副作用

放射線治療の問題点は，発癌や放射線皮膚炎，色素沈着，色素脱失をはじめとする副作用である。放射線照射から数週間以内に起こる早期反応と，数カ月から数年後に起こる後期反応があるが，ケロイドに対して上述の範囲内で照射を行った場合問題となるのは，早期反応の中でも放射線皮膚炎や色素沈着が主である。ただし，乳腺や甲状腺直上にあるケロイドを摘出した後は，その部位に放射線治療を行うべきではない。また放射線感受性の高い小児にも放射線治療は行うべきではない。小児でなくとも周囲の組織の防御は必ず行う必要がある。

発癌性に対して，1982年にHoffman[12]は，19歳男性の下顎部ケロイドに対して12Gyの放射線照射を行い，8年後に甲状腺髄様癌が生じたと報告した。これはケロイド術後照射による放射線発癌の例としてしばしば引用されるが，後に著者の私信にて発癌との因果関係が否定されている。またBilbeyら[13]は，13歳の時に前胸部ケロイドに対して放射線治療を受け（詳細は不明），乳癌を発症したとされる36歳女性を報告しているが，ケロイド治療に適切な放射線治療を受けたかどうか，また乳癌が放射線によるとする根拠が示されておらず，その因果関係は不明である。また，Botwoodら[4]は57歳女性において，20歳の時に受けた胸部ケロイドへの13Gyの放射線照射にて乳癌が発生したと報告した。しかし本症例は8年間にわたりホルモン補充療法を施行されており，放射線照射との因果関係は疑わしい。その後も，ケロイドと放射線発癌の報告は散見されるが，現在行われている20Gy以下の分割照射で照射部位に癌が生じた報告は，渉猟し得た限りまだない。

1977年の国際放射線防護委員会（intenational commission on radiological protection：ICRP）の勧告には「皮膚は他組織と比較して照射後に致命的な癌を発生することは非常に少ないだろう（たとえ発生しても治療しやすい）。しかし，皮膚の限られた部分に数週あるいは数カ月にわたって20Gy以上の吸収線量をもたらす照射の後では美容上受け入れがたい皮膚の変化が起こるであろう」と記載されている[15]。ケロイドの放射線治療は世界中の78％の施設で適応とされており，これは良性疾患に対する放射線治療の第1位となっている[16]。これらの背景からもわれわれは，発癌の危険性に対する危惧だけが理由で放射線治療を行わなかったり，効果の期待できない少量の線量のみを照射すべきとするのは，科学的ではないと考えている。ケロイドで悩む，特に若年層を中心とする年代におけるケロイドの再発は，患者の精神的苦痛を助長するため，適切な治療が望まれる。

以上の内容を踏まえたうえで，われわれの診療では，形成外科では「放射線発癌の可能性は

100％否定することはできないが，ケロイドに対する放射線治療において明らかな因果関係を有する報告はまだない。」と説明している。放射線科との連携は必要不可欠である。放射線治療科でも，発癌リスクの考え方について形成外科での説明の理解度を確認のうえ，同様の趣旨を再度説明する。また色素沈着等の頻度の高い合併症についても十分説明し，さらに照射の目的，有用性について自施設の成績を示しながら説明することが理想であろう。そして最終的に患者本人に，この治療を受けるかどうかの判断をゆだねることが大切である。

まとめ

今後の課題は，いかに前向き研究を行うか，線種の効果や副作用の違い，人種によって異なるプロトコルの確立などを検討していくことである。ケロイドの電子線照射に関しては，発癌への危惧から，時に「最終手段にとっておくべきである」という主旨の論文が散見されるが，効果の少ない治療法を長期間続けることによって，治療できないほどの大きさのケロイドとなってしまうこともある。手術と電子線照射を第1選択とすべき場合があることを主張したい。

【文　献】

1) De Bearman R, Gourgerot H：Chelides des maqueuses. Ann Dermatol Syphilol 7：151, 1906
2) Meyer JL：The radiation therapy of benign disease. Current indications and techniques. Front Radiat Ther Oncol 35：23-39, 2001
3) 中田健生，晴山雅人：良性腫瘍の放射線治療；生物学的見地から．臨放 47（別冊）：6-14, 2002
4) Ogawa R：Current Keloid and Hypertrophic Scar Treatment Algorithms and Our Recent Trials. Journal of Wound Technology 15：28-29, 2012
5) Deigert FA, Allen KD：Keloids；Reassessment of irradiation therapy. Rocky Mt Med J 70：35-37, 1973
6) Borok TL, Bray M, Sinclair I, et al：Role of Ionizing Irradiation for 393 Keloids. Int J Radiation Oncology Biol Phys 15：865-870, 1988
7) Ketchum, LD：Hypertrophic scars and keloids. Clin Plast Surg 4：301-310, 1977
8) 小川　令，赤石諭史，小野真平ほか：ケロイドに対する手術および術後電子線治療；18ヶ月以上経過観察された522部位の検討．日形会誌 28：763-770, 2008
9) 朝倉英男：ケロイドの放射線療法．手術 44：39-45, 1990
10) Kal HB, Veen RE：Biologically effective doses of postoperative radiotherapy in the prevention of keloids. Dose-effect relationship. Strahlenther Onkol 181：717-723, 2005
11) Ogawa R, Mitsuhashi K, Hyakusoku H, et al：Postoperative electron-beam irradiation therapy for keloids and hypertrophic scars；Retrospective study of 147 cases followed for more than 18 months. Plast Reconstr Surg 111：547-553, 2003
12) Hoffman S：Radiotherapy for keloids. Ann Plast Surg 9：265, 1982
13) Bilbey JH, Muller NL, Miller RR, et al：Localised fibrous mesothlioma of pleura following external ionizing radiation therapy. Chest 94：1291-1292, 1988
14) Botwood N, Lewanski C, Lowdell C：The risks of treating keloids with radiotherapy. Br J Radiol 72：1222-1224, 1999
15) 中田健生，晴山雅人：良性腫瘍の放射線治療；生物学的見地から．臨放 47（別冊）：6-14, 2002
16) Ogawa R, Yoshitatsu S, Yoshida K, et al：Is radiation therapy for keloids acceptable？ The risk of radiation-induced carcinogenesis. Plast Reconstr Surg 124：1196-1201, 2009

実践編

19 ケロイドに対する高線量率組織内照射療法

吉龍 澄子・古妻 理之

1 概念

ケロイドは難治性で，保存療法だけでは効果が少なく，手術単独でも高率に再発する。切除術単独では40～60%で再発するとされている[1]。ケロイドを切除後に放射線照射を行う方法が最も治療効果が高いとされている[2]。

ケロイドに対する放射線療法は100年以上前から行われてきた[3]。最初は小線源による外照射で，その後，軟X線による外照射が行われた。電子線は軟X線に比較して深部方向への切れがよい線量分布を得ることができるため，電子線の登場以後はこれによる外照射が主流になっている[4),5)]。

組織内照射は，組織内にチューブ（アプリケータ）を留置して，この中に小線源を通すことで照射する方法である。このアプリケータ周囲の組織を小範囲に照射できる。アプリケータは弯曲させたり，複数本留置することで，三次元的に複雑な形状に対して正確に照射が可能である。すなわち，外照射に比べて，小範囲を正確な線量で照射できる点（線量分布の良さ）が優れている。

初期のころは，チューブ内に低線量率の小線源を留置して時間をかけて照射する方法が行われていた。その後1960年代には，組織内照射はリモートコントロールで高線量率の線源をアプリケータ内に移送することで短時間に正確な量を照射できるようになった〔遠隔操作式後装填法（remote after loading system：RALS）〕。1999年にGuixらにより，ケロイドに対してイリジウムによる高線量率組織内照射が初めて行われ，優れた治療効果が報告された[6]。その後の本法による照射の報告でも，同様の優れた治療効果が示され，ケロイドの再発率は電子線照射に比較して低い傾向であった[7)～9)]。

われわれは2003年より，より小範囲に効果的な線量分布を目指して，ケロイドに対して組織内照射療法を行ってきた。また症例に応じて，電子線照射と組織内照射療法を使い分けてきた[10]。本法について詳述し，その適応や代表的症例を供覧するとともに，電子線照射療法との比較についても述べる。

2 適応と非適応

1 当院におけるケロイド切除後の放射線照射（電子線照射と組織内照射）の適応と非適応

ケロイドへの照射は，原則として20歳以上で，他の治療法で治癒抵抗性なものに，切除後照射を行う方針としている。具体的には切除後のケロイド再発症例，特発性ケロイドを有する症例，皮膚の緊張の強い特定の部位の症例に対して照射している。その他，患者の強い希望があるものにも症例に応じて切除後照射を行うことがある。

上記の特定の部位による適応では，ケロイド好発部位の内，前胸部，恥骨上部，肩関節部などの皮膚の緊張の強い部位に術後照射を行う方針にしている。耳介部はケロイド好発部位ではあるが，初回手術では原則として照射は行っていない。上述のように真性ケロイドを有する症例や，切除後再発症例，本人の強い希望のある場合のみ耳介ケロイドにも術後照射を行っている。

成長期の小児への照射は，照射による影響を考慮し行っていない。また，ケロイドへの照射による発癌リスクは極めて低いが[11]，一般に乳腺や甲状腺は照射による発癌リスクの比較的高い組織であることから，20歳未満で，乳房や甲状腺の近傍のケロイドについても，原則として適応外としている。

2 線種や照射方法の選択

われわれは，症例に応じて電子線による外照射と小線源による組織内照射を使い分けている[12]。

●電子線

深部への透過性が低く，電圧を下げることで体表の浅い部位に線量が集中する。また骨などの固い組織はほとんど透過しない。しかし，線量計算が不正確になりやすく，また複雑な曲面には正確に照射がしにくいという欠点がある。照射野辺縁の線量は中央部に比べて減少しているため，必要量を照射するためにはある程度の照射野の広さが必要になる。

●組織内照射

現在はイリジウム線源を用いているが，これはγ線を出し，骨組織などの硬い組織も透過する。しかし線源から離れるとエネルギーは急速に減衰する。電子線と違い，狭い範囲に計算通り正確に線量を投与できるのが特徴である。電子線との相違を表に示す（表）。

●症例の選択

電子線は，上記の性質から前胸部など下に骨組織が存在する部位のケロイドに適している。すなわち，平面かつ下に骨組織が存在する部位は，組織内照射と比べて推奨される。また，照射に際してアプリケータを留置する必要がないため，皮弁形成術や植皮を行った術創も電子線照射の方が適している。しかし，すでに照射された部位や，癌の治療などで将来照射野が重複する可能性がある場合には，電子線は組織内照射と比べて一定以上の線量を投与する範囲が広いという点で劣る。

一方，複雑な曲面の術創や，他の治療などで照射野が重なる症例では，狭い範囲にピンポイ

表 電子線照射と組織内照射の相違点

	電子線照射	高線量率組織内照射
線質	電子線	ガンマ線（イリジウム^{192}線源）
線量分布	深部方向へのきれがよい	線源から離れると急速に減衰
エネルギー*	4MeV	0.37MV
骨組織への透過性	骨組織は透過しない	骨組織を透過する
線量計算	やや不正確	正確
主な適応	平面，単純縫縮，植皮，皮弁	曲面，単純縫縮，照射後再発例
術後から照射終了までの期間	4～8日間	1～2日間

*電子線照射のエネルギーは設定で変更できるが，ケロイドには4MeVを照射することが多い。

ントに正確に照射ができる小線源組織内照射の方が適している。特に照射後の再発ケロイドでは，電子線でなく組織内照射が適応になると考える[8]。また後述する症例3のように，将来癌の治療で照射野が重複する可能性がある場合も，外照射より組織内照射が適応になると考える。

3 組織内照射の適応

ケロイドへの術後照射は，現在では電子線による外照射が主流である。しかし，症例によっては組織内照射の方がより望ましい場合がある。

前述のように，高線量率小線源組織内照射の長所として，通常の電子線照射よりは一定の照射線量が投与される組織の容積が少なくて済むこと，電子線と異なり，計算通りの正確な線量を投与でき，組織内に線源を通すことにより，表面からでなく創部内からピンポイントに正確に照射できること，複雑な形状に対しても正確な線量を照射できること，照射期間が短くてすむことが挙げられる[10),13)]。

組織内照射療法の欠点として，やや煩雑であることや，線量が高くなるアプリケータ近傍では色素沈着や色素脱失が生じることなどがある。これは1つには線源からの距離が近くて，この部分での皮膚表面への線量が多くなることと，アプリケータのストッパーの金属からの散乱線による影響が考えられる。この散乱線については，非金属性のストッパーを用いるか，ストッパー周囲にガーゼや被覆材を置くことで皮膚を保護する方法を考え，経過を観察中である。

まとめると，電子線照射と比較すると組織内照射は簡便性は劣るが，ピンポイントに正確な線量を照射できるのが長所であり，下記の場合が特に適応になると考える。

1) 長大なもの
2) 弯曲部分に存在するもの

上記ほかに（私見ではあるが），照射後の再発ケロイドや他の照射療法と照射野が重複する例で有用となる例があると考えている。

また，照射期間が短くて済み，再発がより少ない傾向にあることから，患者の希望により組織内照射を選択することがある。ただし，電子線と比較してどちらの方法が優れているか甲乙つけがたい場合もあり，その場合，最終的には

患者の希望にまかせることになる。

4 照射線量

　照射による生物学的効果は，同じ合計線量であっても照射の分割回数によって変わってくるので，総線量でなく生物学的効果線量（biological effective dose：BED）で比較するのが望ましい[14]。BEDは簡易計算式ではBED＝N（分割回数）×Dp（1回線量）×（1＋Dp／α／β）として計算される（後述：補足1）。

　簡単に述べると，同じ合計線量であっても，1回線量が少なくて照射の回数が多い方が生物学的効果が小さくなる。なお，本書では組織内照射では線源から5mmの点を評価ポイントとし，この点での線量を照射線量としている。

　ケロイドに対する組織内照射療法はわが国ではわれわれが最初であるため，有害事象を考え，Guixの原法の24 Gy／4分割（BED＝74.4～152.6）の約半分の線量である12 Gy／2分割（BED＝37.2～76.3）で開始した（後述：補足2）。しかし，多発する特発性ケロイドを有する患者では，この線量では，症例1および2などで示したように，再発するケースが多く見られた。したがって，特発性ケロイドのある症例に対して組織内照射12Gy／2分割では線量が少ないと考え，以後は18Gy／3分割（BED＝55.8～114.4）から24Gy／4分割に増量している。

　症例数が多くないので，その有効性について統計的な確定はできないが，まとめると以下の傾向が見られた。

　組織内照射の12Gy／2分割ないし18Gy／3分割は皮膚の緊張の強くない部位の通常のケロイドに対しては妥当な線量と考える。しかし，多発する特発性ケロイドの存在する症例や前胸部などの皮膚の緊張の強い部位については，12Gy／2分割では不十分で18Gy／3分割ないしは24Gy／4分割の多めの線量を照射するのが望ましいと考える[10]。

　電子線による外照射では放射線治療学会のガイドライン[15),16)]では15Gy／3分割（BED＝41.2～82.0）が推奨されている。われわれは通常のケロイドでは電子線照射の場合，15Gy／3分割を行っている。特発性ケロイドでは15Gy／3分割ないしは20Gy／4分割（BED＝55.0～109.3）を行うことが多い。これらの電子線の照射線量と比較しても，組織内照射の18Gy／3分割や24Gy／4分割は多めの線量であり，さらに線量分布から考えると，創傷治癒の起こる部位に小範囲ではあるが，より高線量が照射されることになり，このことが過去の報告例に見られる低い再発率の一因になっていると考える。

3 施術手技

　照射には，高線量率小線源治療装置（Nucletron an Elekta社製 microSelectron－HDR）を使用した（図1）。ケロイド切除後，皮下埋没縫合後に真皮から5mm以内にアプリケータチューブ

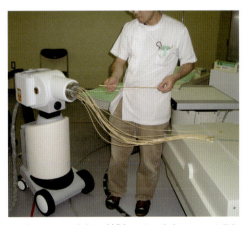

Nucletron an Elektra社製　microSelectron－HDR
図1　高線量率小線源治療装置

を留置した後に真皮縫合を行う（図2）。アプリケータが皮膚へ出る部分は金属のストッパーで固定する。照射時にこの金属の部分で，わずかであるがα線が散乱する。α線は紙1枚でも容易に遮蔽できるので，われわれは金属のストッパーが皮膚に当たる部分には，ガーゼないしはデュオアクティブ®などの被覆材で皮膚を保護している（図3）。皮膚表面は縫合する場合と，縫合せずにテープ固定するか医療用のボンドを使用して固定する場合とがある。

術後このアプリケータを照射装置に接続し，リモートコントロールでイリジウム線源をアプリケータ内に送ることで，組織内照射を行う。術直後より放射線照射治療計画を行い，線源から5mmを評価ポイントとし，geometvical optimizationを用いて，評価ポイントに正確に6Gy照射できるように照射計画を行う（図4）。真皮からアプリケータまでの距離が5mm以内になるように留置しているので，真皮層へ1回6Gy照射できることになる。照射は2回から4回行う。術直後から照射を開始して，1日に2回照射をするので，通常は術後2日目には照射が終了する[12]。最後の照射終了後にアプリケータを抜去する（後述：補足3）。

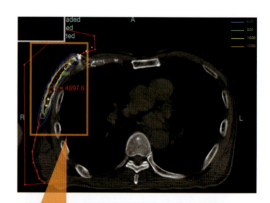

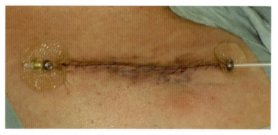

ケロイド切除後，図のように皮下にアプリケータを留置する。この中にイリジウム線源を通すことで，組織内から照射する。線源から5mmの点に1回6Gy照射する設定にしている。

図2　断面図

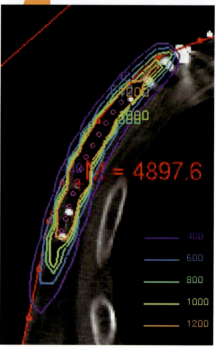

金属のストッパーで散乱するα線から皮膚を防護するために，ストッパーの当たる部分に被覆材かガーゼを当てる。

図3　手術終了時

線源から5mmで6Gyになるように設定する。図の青い線が6Gyの照射範囲。胸腔内への被曝もほとんどない。

図4　放射線照射治療計画の線量分布図

4 術後管理・経過観察

術後は、テーピングの指示や、場合によってはリザベン内服を行い再発予防に努める。数カ月ごとに外来で経過観察を行い、かゆみや痛みなどの自覚症状が出現しないか、ケロイドの再発傾向がないか観察を行う。自覚症状や再発傾向が見られた場合は、ケナコルト®の局所注入や凍結療法などで早めに対応するのがケロイドの再発を予防するのに重要である。再発予防のためには最低でも2年は経過観察を行う。可能であればそれ以降も観察を行うのが望ましい。

5 代表症例

1 症例1：前胸部特発性ケロイドの例

● 25歳，男性

　誘因なく前胸部にケロイドが出現し、保存療法に抵抗性であった。その他肩などにも特発性ケロイドが散在していた。前胸部のケロイド切除後に組織内照射を行った。この症例は初期の症例のため、12Gy／2分割を照射したが、術後10カ月で再発した。その後凍結療法やケナコルト局所注入を繰り返し行うことで、鎮静した。この症例以後は前胸部や特発性ケロイドには線量を増量している（図5）。

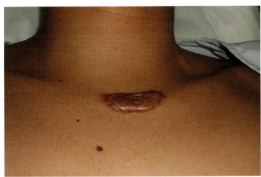
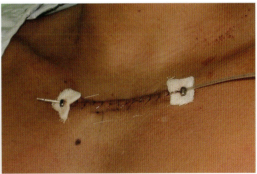
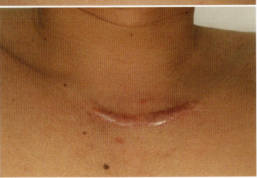

ⓐ|ⓑ
ⓒ|

ⓐ 初診時　前胸部に特発性ケロイドを認める。
ⓑ 前胸部のケロイド切除後、アプリケータを留置したところ
　金属のストッパーと皮膚の間にガーゼをはさみ、α線から皮膚を保護する。この中にイリジウム線源を通して照射を行う。12Gy／2分割の線量を照射した。
ⓒ 術後10カ月　ケロイドが再発している。

図5　症例1：前胸部ケロイド（25歳，男性）

2　症例2：耳垂の再発性ケロイドの例

● 30歳，女性

全身に特発性ケロイドが多発している。耳垂にピアスケロイドがあり，他病院で単純切除されたがケロイドが再発して増大したため受診した。左耳垂のケロイドを切除し，術後組織内照射を12Gy／2分割行った。しかし術後再発したため，1年6カ月後に再度ケロイドを切除して，組織内照射を倍の線量である24 Gy／4分割行った。術後5年以上再発なく経過している（図6）。

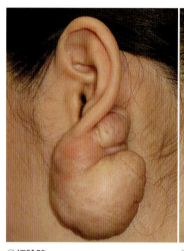
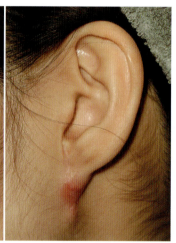

ⓐ初診時
　他院でピアスケロイドを単純切除後に再発，増大した。この後ケロイド切除して，12 Gy／2分割で組織内照射を行った。

ⓑケロイド切除＋組織内照射 12 Gy／2分割後1年6カ月
　疼痛の再燃，ケロイド再発がある。

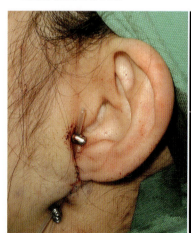
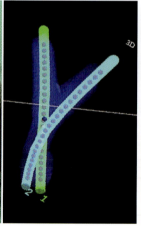
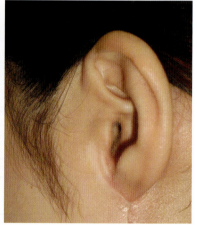

ⓒ2回目のケロイド切除と照射
　再発したケロイドを再切除して，アプリケータ2本留置して照射した。

ⓓ2回目の照射治療計画
　青い範囲が1回6 Gyの照射範囲

ⓔ2回目の組織内照射後1年
　軽度に色素脱失した部分があるが，再発していない。

図6　症例2：耳垂の再発性ケロイド（30歳，女性）

3 症例3：乳房切除後ケロイドの例

● 73歳，女性

5年前に右乳癌に対して乳房全摘術がなされた。術創がケロイドになり，部分切除したが再発した。左乳房に対しても，乳癌のためにすでに乳腺部分切除を受けていたが，乳癌再発予防のために照射の可能性があったため，ケロイド切除後の照射は組織内照射療法を選択した。ケロイドを切除後組織内照射を18Gy／3分割行った。その後左乳房に50Gy／25分割の4MVのX線による照射を行っている。

術後5年になるがケロイドの再発はない(図7)。

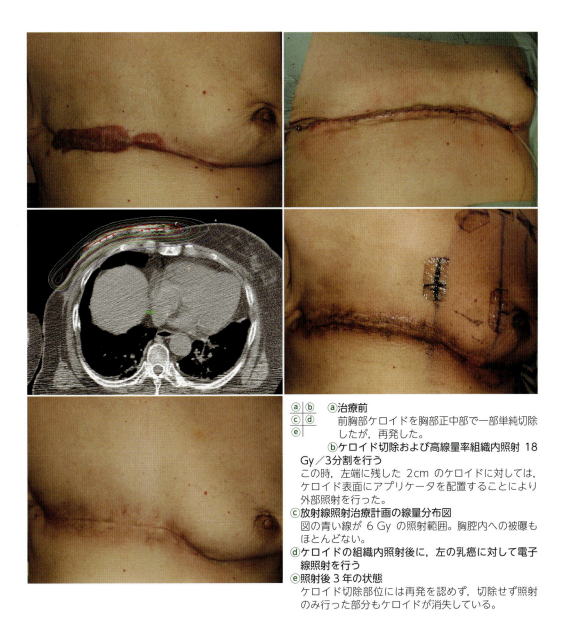

a	b
c	d
e	

ⓐ治療前
前胸部ケロイドを胸部正中部で一部単純切除したが，再発した。
ⓑケロイド切除および高線量率組織内照射 18Gy／3分割を行う
この時，左端に残した 2cm のケロイドに対しては，ケロイド表面にアプリケータを配置することにより外部照射を行った。
ⓒ放射線照射治療計画の線量分布図
図の青い線が 6 Gy の照射範囲。胸腔内への被曝もほとんどない。
ⓓケロイドの組織内照射後に，左の乳癌に対して電子線照射を行う
ⓔ照射後3年の状態
ケロイド切除部位には再発を認めず，切除せず照射のみ行った部分もケロイドが消失している。

図7　症例3：乳房切除後ケロイド（73歳，女性）

6 補足

1 BED計算における定数α/β値について

　BEDでのα/β値は組織ごとに定められた定数であり，癌など増殖能の高い組織（acute reactive tissue）ではおおよそ10とされている[13]。ケロイドのBED計算において，この定数のα/β値はいくらとすべきか，いまだ定説はない。増殖能の高い組織と考えて，悪性腫瘍に準じてα/β=10として計算する論文が散見され，わが国でも10として計算されている論文が多い[9]。一方，コラーゲンなどのlate reactive tissueのα/β値は3とされているので，真皮コラーゲン組織に準じて3とする考えもある。

　今回，文献を検索し得た限りにおいて，ケロイドのα/β値を理論的に計算した論文は，Flickingerらが報告したα/β=1.12〜2.86（平均値2.08）とするものが唯一のものであった[17]。よって，やや煩雑ではあるが，本書ではα/β=1.12〜2.86としてBEDを計算した。

2 Guixの原法の線量について

　Guixの原法では，照射線量は正確には，1回3Gyを4回，合計12Gy（Guixの評価ポイントは線源から10mm）である。線源から10mmで3Gyは，線源から5mmのポイントでは約6Gyに相当するので，われわれの評価ポイントの5mmに換算すると，1回6Gyを4回，合計24Gyの照射線量に相当する。煩雑さを避けるために，ここではGuixの原法の線量を24Gy/4分割として記述した。

3 アプリケータの外径について

　現在当院では6Fr（外径が2mm）のアプリケータを使用している。海外では主に5Fr（外径が1.8mm）のより細いものがケロイドに使用されているが，当院では，線源があまりに組織に近づきすぎるデメリットも考慮して使用していない。細いアプリケータを使う方が創部の縫合という点からは望ましいので，今後の課題と考える。

【文献】

1) Al-Attar A, Mess S, Thomassen JM, et al：Keloid Pathogenesis and treatment. Plast Reconstr Surg 117：286-300, 2006

2) Gerbaulet A, Limbergen EV：The GEC ESTRO handbook of brachytherapy, edited by Gerbaulet A, et al, Leuven, Belgium, pp663-668, 2006

3) De Bearman R, Gourgerot H：Cheloides des maqueuses. Ann Dermatol Syphilol（Paris）7：151, 1906

4) Borok TL, Bray M, Sinclair I, et al：Role of ionizing irradiation for 393 keloids. Int J Radiat Oncol Biol Phys 15：865-870, 1988

5) Ogawa R, Mitsuhashi K, Hyakusoku H, et al：Postoperative electron-beam irradiation therapy for keloids and hypertrophic scars；Retrospective study of 147 cases followed for more than 18 months. Plast Reconstr Surg 111：547-553, 2003

6) Guix B, Finestres F, Tello JI, et al：Seven year experience of HDR brachytherapy as treatment of keloids. Radiother Oncol 40：10-11, 1999

7) Guix B, Henríquez I, Andrés A, et al：Treatment of keloids by high-dose-rate brachytherapy；A seven year study. Int J Radiat Oncol Biol Phys 50：167-172, 2001

8) Garg MK, Weiss P, Sharma AK, et al：Adjuvant high dose rate brachytherapy（Ir-192）in the management of keloids which have recurred after surgical excision and external radiation. Radiother Oncol 73：233-236, 2004

9) Veen RE, Kal HB：Postoperative high-dose-rate brachytherapy in the prevention of keloids. Int J Radiat Oncol Biol Phys 69：1205-1208, 2007

10) 吉龍澄子, 吉田謙. 瘢痕・ケロイドに対する治療～我々の放射線治療の使いわけ～創傷 3：72-81, 2012

11) Ogawa R, Yoshitatsu S, Yoshida K, et al：Is Radiation Therapy for Keloids Acceptable？；The Risk of Radiation-induced Carcinogenesis. Plast Reconstr Surg 124：1196-1201, 2009

12) 百束比古, 小川令：ケロイド・肥厚性瘢痕に対する電子線照射療法；その基礎と臨床. 形成外科 47：507-513, 2004

13) 吉龍澄子, 吉田謙：放射線組織内照射療法. ケロイド・肥厚性瘢痕の最新治療. Papers 33, 53-60, 2009

14) Kal HB, Veen RE：Biological effective doses of postoperative radiotherapy in the prevention of keloids. Strahlenther Onkol 11：717-723, 2005

15) Leer JW, van Houtte P, Davelaar J：Indications and treatment schedules for irradiation of benign diseases；A survey. Radiother Oncol 48：249-257, 1998

16) 宮下次廣, 栗林茂彦, 舘野温：ケロイド・放射線治療ガイドライン・2008. 日本放射線科専門医会ほか編, pp315-317, メディカル教育研究社, 東京, 2008

17) Flickinger JC：A radiobiological analysis of multicenter data for postoperative keloid radiotherapy. Int J Radiat Oncol Biol Phys 79：1164-1170, 2011

実践編

20 ケロイド・肥厚性瘢痕に対するステロイド治療

清水 史明

1 概念

ケロイド・肥厚性瘢痕は，過度のコラーゲン生合成によって生じる病態である[1]。そのため，治療においては線維芽細胞の増殖抑制，コラーゲン生合成のコントロールが必要である。

ステロイドは線維芽細胞の増殖抑制作用を有しており，さらにコラゲナーゼ活性を亢進させてコラーゲン分解を促進させ，ケロイド・肥厚性瘢痕を萎縮，平坦化させる効果がある[2,3]。そのため，ケロイド・肥厚性瘢痕治療における有効性は高く，現在幅広く用いられている治療法の1つである。

ステロイド局所注射療法は1951年にConwayら[4]の報告以来多くの施設で実施されている治療法である。ステロイド局所注射法のうちわが国で主に用いられている薬剤として，トリアムシノロンが挙げられる[5]。1961年にHollanderら[5]に初めて報告された。他のステロイドと比較して効果が勝るという報告[6]~[13]もあり，現在もケロイドに対する保存的治療および外科的治療の後療法の中心に位置付けられている。

また，外科的治療の後療法としてステロイドを局所注射する，いわゆるステロイド併用療法は，1963年にMurrayら[6]がケロイド切除直後に行い再発予防できたという報告以来，多く行われている[7]~[13]。

2 適応と非適応

当施設でも，ケロイド・肥厚性瘢痕に対してはまず保存的治療を開始する。その際はステロイド局所注射療法を中心に圧迫療法などを併用した治療方針とする。

ステロイドを局所に投与する方法としては，軟膏・ステロイド含有テープの貼付・局所注射が挙げられる。その中でも，局所注射が最も直接的で効果を示しやすいため，これを第1選択としている。ただし注射時の疼痛が強いため，小児などで困難な場合はステロイド含有テープや軟膏などを選択している。

いわゆる小さな病変に対してステロイド治療を中心とした保存的治療を開始し有効でなかった症例や，大きな病変に対しては，病変を物理的に減量させる手段として外科的切除を選択する。外科的切除単独で治療することは行っていない。

外科的治療の後療法として，術後電子線照射療法を最も多く用いているが，他の術後補助療

法にステロイド局所注射も選択肢の1つとしている。また，外科的切除＋術後電子線照射をもってしても症状が再燃する症例，この方法が適応とならない症例もあり，そのような場合も選択されることが多い（図1）。

●副作用・禁忌

副作用として，局所では投与部皮膚の萎縮，毛細血管拡張，色素沈着，色素脱失，ざ瘡などがある。

また頻度は少ないがホルモン異常などの全身的副作用も報告されている[14),15)]。女性に対して行う場合，上記による生理不順などが生じる可能性があるため，当施設ではトリアムシノロンの1回使用量を10mg以内としている。これによる全身的な副作用は経験していないが，妊婦や妊娠予定患者への使用は禁忌としている。

3 施術手技

1 インフォームドコンセント

前述のとおりステロイド局所注射療法の有効性は高いが，実際には本治療単独では確実に完治させることができない症例も存在する。また治療効果を認めるまで，数回の治療，数カ月の期間が必要であり，治療自体の疼痛も強いことから治療開始前に患者に十分なインフォームドコンセントを行う必要がある。

当施設では，下記内容を説明している。患者が十分に理解し，その上で治療を強く希望する場合のみ治療を開始する。

1) 局所的，全身的副作用が生じる可能性がある
2) 副作用が発現した場合は，治療方針を変更するもしくは中止する可能性がある
3) 疼痛を伴う治療である
4) 治療効果が認められるまで，半年近い

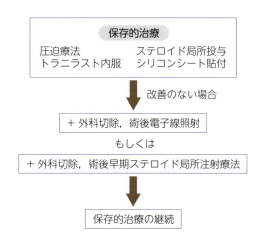

図1　当施設におけるケロイド・肥厚性瘢痕に対する治療プロトコール

期間を要する

5）半年以上治療を続けても改善を得られない可能性もある。その場合は放射線治療など別の治療法を選択することがある

2 ステロイド局所注射手技

　トリアムシノロン（ケナコルト®）を用いる方法が最も速効性があり，有効率が高いと考えている。当施設では10mg／mlの規格のものを用いる。

　使用直前にトリアムシノロン懸濁液と1％エキシロカインを1：1で1mlの注射用シリンジ内に混和して用いる。局所麻酔液混和により，注入時の疼痛をコントロールすることは困難であるが，施術終了後に続く疼痛を軽減することが可能となる。

　ケロイドのサイズと投与量についての明確な基準はないが，当施設では調整した製剤を1cm^{2}あたり0.1ml局所注射することを目安としている。これらを2～4週間間隔で行う。

3 外科的治療＋術後早期ステロイド併用療法

　林らは，術後早期から2週間間隔でステロイド局所注射療法を開始し，次回の注射までの期間はstrongestのステロイド軟膏外用を行う，いわゆるステロイド早期投与療法をケロイド・肥厚性瘢痕患者に施行し，その臨床結果が外科的切除＋術後電子線照射療法と比べて同等であったと報告[7]している。われわれの施設も，林ら[7]が提唱した術後ステロイド早期投与療法のプロトコールを用いて治療を行っている。

　まず手術ではケロイド切除を行うが，その際，正常皮膚を完全に温存するようにケロイド内切除を行う。病変の量を可能な限り減量することが後療法の効果を高めると考えているため，できる限り病変辺縁付近で全切除に近い形で切除するよう心掛けている。切除後は，十分に辺縁皮下を剥離して，真皮縫合にて創縁を隆起させ，創面を密着させて皮膚縫合を行う。病変がRSTL（relaxed skin tension line）と直行している場合や，凹凸のある部位を直線状に橋渡しする形で病変が存在している場合には，必要に応じてZ形成を施行する。

　当施設では，抜糸直後からステロイド局所注射を開始している。最初の5回は2週間間隔で行い，次回の注射までの期間は，strongestのステロイド軟膏外用を行う。以後は月に1回経過観察を行うようにし，病変の赤みや硬結が持続している場合は，4週間間隔のステロイド局所注射とstrongのステロイド軟膏外用を行っている。

4 術後管理・経過観察

　ステロイド局所注射後は，注入部にガーゼを軽く圧迫気味にあてて帰宅させる。帰宅後ガーゼは外してもらい，施術当日はシャワー浴，翌日から浴槽につかることを許可している。

　当施設では，少なくとも1カ月ごとに治療と経過観察を行っている。経過観察期間中に副作用が発現した場合は，治療を中断することもある。

●副作用

　頻度の高いのは毛細血管拡張である。治療を中断すると数カ月で皮膚は回復を示すが，中断によりケロイド・肥厚性瘢痕の再燃も多く経験する。そこで当施設では，症例によってはVビー

ムレーザー照射などを併用して治療を継続する場合もある。その際は慎重な経過観察が必要となる。

● 治療効果の判定

全例で写真撮影を行い，進行もしくは改善の評価を行っている。その際は，日本瘢痕ケロイド研究会が提唱した，JSW scar scale 2011 を用いて評価を行っている。経過観察時に点数をつけ，症状の変化に応じて治療方針を検討している。当施設での経験では，外科的切除＋補助療法でほとんどの症例は治療後早期に 0 ～ 3 点まで改善するが，経過観察期間中に 4 ～ 7 点を越えてくるようになると，再治療を希望する症例が増える傾向にある。そこで，当施設では点数を 4 点以下に維持できるよう治療計画を立てている。

5 代表症例

1 症例 1：トリアムシノロン局所注射療法単独施行例

ステロイド局所注射療法は症例によっては単独治療でも効果を示すことも多い。しかし，効果を示すのに約数カ月の期間を要すことが欠点に挙げられる。著者の印象としては，赤み，掻痒感などの自覚症状が強く，病変のサイズが小さい症例では，局所注射療法単独でも効果を示しやすいと感じている。もちろん圧迫療法や，シリコンテープ貼付などの他の保存的治療も併用するとなお有効性が高くなると考えている（図2）。

● 56歳，男性，右肩，明らかな誘因なく出現したケロイド

初診時，母指頭大のケロイドを右肩に認め，自発痛および掻痒感も伴っていた。これに対してまずステロイド局所注射療法を開始した。4週間隔で施行した。2回目から自発痛・掻痒感の改善を認めた。合計5回完了したところで病変はほぼ完全に平坦化した。以後はシリコンテープによる保護を継続し，1 ～ 2カ月間隔にて経過観察を行っている（図2）。

評価：JSW scar scale 2011 で行った。治療開始前，硬結2点，赤み1点，隆起2点，自発痛2点，掻痒感2点の合計9点であったが，5回の治療にて硬結1点，隆起1点の2点のスコアまで改善した。

2 症例 2：外科的治療＋術後早期トリアムシノロン局所注射療法を行った症例

外科的治療を併用することで，病変の大きな減量とともに症状の急速な改善を認める。この症状の改善の早さが外科的治療の最大の利点と考えられる。この寛解状態を長期に維持する手段として，ステロイド局所注射療法が本症例では有効であった。

● 32歳，女性，1年前に行った帝王切開後に生じたケロイド・肥厚性瘢痕

前医にてステロイド局所注射療法が行われていたが，改善を認めず当科を受診した。初診時も掻痒感の強いケロイドおよび肥厚性瘢痕を認めた。当初は瘢痕を切除した後に術後電子線照射療法を検討したが，1年後に妊娠希望があったため，外科的切除＋術後早期ステロイド局所注射療法を行うこととした。

手術ではケロイドを辺縁ぎりぎりで切除して，Z形成を施行した。術後7日に抜糸し，同日よりステロイド局所注射療法を開始した。2週間隔で合計5回施行し，以後はシリコンテープによる保護で経過観察を行った。術後2年経過した現在も明らかな症状の再燃を認めていない（図3）。

評価：JSW scar scale 2011で行った。治療開始前，硬結2点，赤み3点，隆起2点，自発痛2点，掻痒感2点の合計11点であったが，術後1カ月で赤み1点，硬結1点合計2点に急速に改善し，術後2年の現在では0点を維持している（図3）。

3 症例3：外科的治療＋術後電子線照射後再発に対してトリアムシノロン局所注射療法を行った症例

再発病変がまだ小さいうちにステロイド局所注射療法を開始すれば，コントロール可能となる症例も少なくない。術後，定期的かつ長期な経過観察を徹底し，再燃兆候を早期に把握することが重要である。

● 30歳，女性，明らかな誘因なく出現した左肩ケロイド

初診時，強い自発痛と掻痒感を伴うケロイドを認めた。これに対して，ケロイド切除＋術

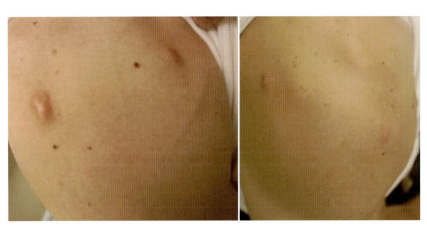

ⓐ初診時　　　　　　　　　　　　　　　　　　ⓑステロイド局注療法5回終了後

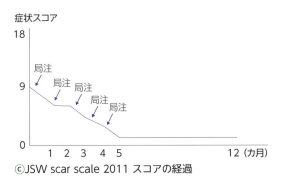

ⓒJSW scar scale 2011 スコアの経過

図2 症例1：右肩に誘因なく出現したケロイド（56歳，男性）

後電子線照射20Gy／10回分割照射を計画し，電子線照射は手術当日より施行した。手術の際は創縁にかかる緊張を分散させる目的でZ形成を施行した。術後，症状は急速に改善した。しかし，術後6カ月頃よりZ形成先端部を中心に，症状の再燃を認めた。そこで，4週間隔でステロイド局所注射療法を開始し，これを計4回施行した。その結果，症状の改善を認めた。現在は無治療にてコントロールできている（図4）。

評価：初診時，症状は18点満点のケロイドであったが，治療後1カ月には赤み1点，硬結1点の合計2点まで急速に改善した。しかし，術後6カ月頃より徐々に増悪を認め，8カ月目には赤み1点，隆起1点，硬結2点，疼痛1点，掻痒感1点合計6点まで増悪したため，ステロイド局所注射療法を開始した。その結果，0点まで改善を認めた（図4）。

4 症例4：外科的治療＋術後電子線照射後再発に対して，再度外科的切除＋ステロイド含有テープ貼付を行った症例

施術時に疼痛があるために治療から脱落する患者も少なくない。ステロイド含有テープ貼付は注射に比べると効果は劣るが，ある一定の効果を得ることは可能である。特に小さな病変には高い有効性を示すことも多い。本症例のように局所注射が困難な症例では，再燃病変が拡大する前からステロイド含有テープを使用することで，コントロール可能となる症例もある。

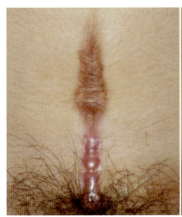
ⓐ初診時

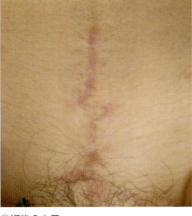
ⓑ術後2カ月

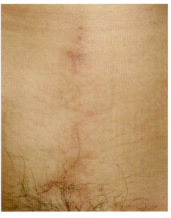
ⓒ術後1年

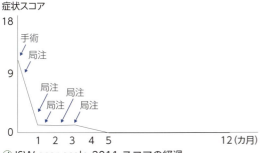
ⓓJSW scar scale 2011 スコアの経過

図3 症例2：帝王切開後に生じたケロイド・肥厚性瘢痕（32歳，女性）

● 23歳，男性，誘因なく出現した胸部ケロイド

ケロイド切除術＋術後電子線照射療法20Gy／10回分割照射を計画し，電子線照射は手術当日より施行した．しかし，急速に症状は再燃し，術後6カ月で完全に元通りのサイズまで再発した．ステロイド局所注射療法を開始したが疼痛が強く断念した．そのため，術後1年で再度病変の切除術を行い，病変を減量した後に，術後7日よりステロイド含有テープ貼付を開始

した．その後，わずかな症状の再燃を認めたが，それ以上の増悪を認めず，術後1年，どうにか症状のコントロールが可能な状態を保っている（図5）．

評価：初診時，症状は赤み3点，硬結3点，隆起3点，発赤浸潤2点，疼痛1点，搔痒感1点合計13点のケロイドであった．外科的治療および術後電子線照射療法を開始したが，治療6カ月目には13点まで症状が再燃した．術後1年で再度外科的治療を行い，以後ステロイド含有テープ貼付にて現在は赤み2点，硬結1点，

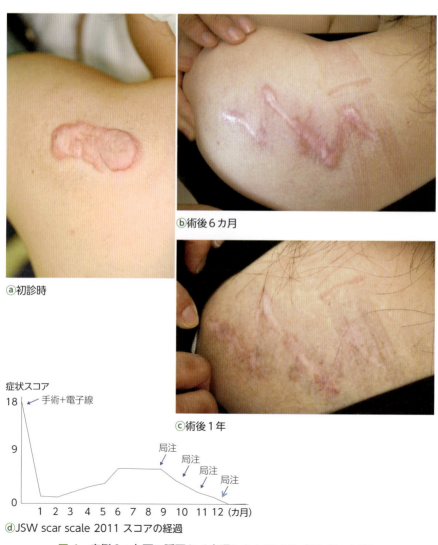

ⓐ初診時
ⓑ術後6カ月
ⓒ術後1年
ⓓJSW scar scale 2011 スコアの経過

図4　症例3：左肩に誘因なく出現したケロイド（30歳，女性）

隆起1点合計4点にてコントロール可能な状態を維持している（図5）。

5　症例5：外科的治療＋術後電子線照射療法後再発に対して，再度外科的治療＋術後早期ステロイド局所注射療法を行った症例

　定期的な経過観察を徹底させ，保存的治療でコントロール困難な再燃病変に対しては，まだ小さいうちに病変の減量を行い，ステロイド局所注射療法を行うことで患者の負担を最小限にして，再治療にて病変コントロール可能となることも多い。このように，術後電子線照射療法に術後早期局所注射療法を組み合わせることで，コントロール困難な症例でも長期の寛解を得ることができる場合もある。

● 65歳，男性，胸部外傷後に生じたケロイド

　外科的治療および術後電子線照射療法20Gy／10回分割照射を施行した。手術ではZ形成を施行した。術後は約1年間症状の再燃なく経過していたが，以後徐々に症状の再燃を認めた。4週間隔でステロイド局所注射を合計3回施行したが症状の改善がなかったため，再度外科的切除にて再燃部の病変の減量を行った。術後7日に抜糸し，同日よりステロイド局所注射療法を開始した。2週間隔で計5回施行し，以後はシリコンテープによる保護にて経過観察を行った。術後2年経過した現在も明らかな症状の再燃を認めていない（図6）。

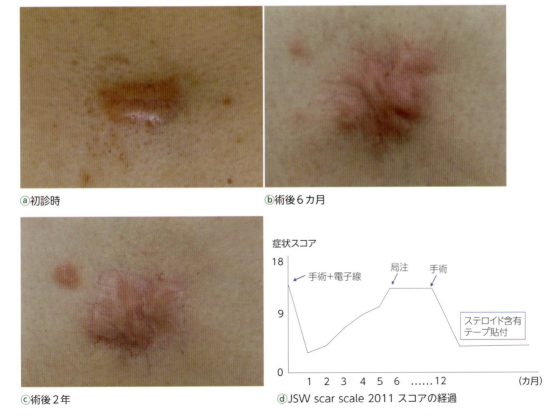

ⓐ初診時　　ⓑ術後6カ月
ⓒ術後2年　　ⓓJSW scar scale 2011 スコアの経過

図5　症例4：誘因なく出現した胸部ケロイド（23歳，男性）

評価：初診時症状は赤み3点，硬結3点，隆起3点，疼痛2点，掻痒感2点合計13点のケロイドであった．外科的治療および術後電子線照射療法を開始し，早期から0点まで改善したが，治療後1年には赤み1点，硬結1点，隆起1点，疼痛1点，掻痒感1点合計5点まで症状が再燃した．再度外科的治療を行い，術後早期ステロイド局所投与療法によって，現在は0点にてコントロール可能な状態を維持している（図6）．

6 読者に伝えたいこと・関連事項

ステロイド局所注射療法の利点として，放射線治療と比べて発がんの可能性を考慮する必要がなく，必要な分だけ何度でも追加治療が可能な点が挙げられる．また，外来診療で治療を行うことが可能な点も，利点として挙げられる．一方で，治療効果を得るのに数カ月と長期間を要す点や，疼痛の強い治療であることが欠点として挙げられる．

また，術後電子線照射療法が有効な後療法として近年多く用いられ，その有効性を示した報告が増えている[16)～20)]．一方で，術後ステロイド早期局所投与にて，術後電子線療法と同等の臨床成績を得たという報告もある[7)]．

これらステロイド局所投与療法の特性を理解すれば，症例によってはステロイド局所投与を治療の軸として治療方針を組むことも可能である．また，一方では大きな病変に対しては術後電子線照射療法を治療の主軸とし，小さな部分

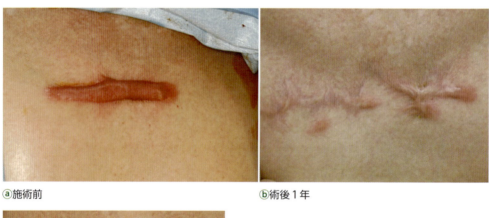

ⓐ施術前　　　　　　　　　　　ⓑ術後1年

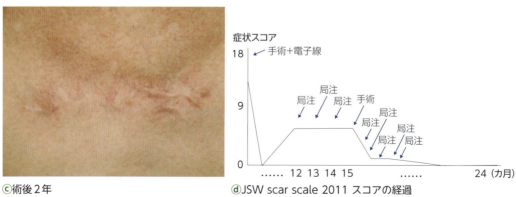

ⓒ術後2年　　　　　　ⓓJSW scar scale 2011 スコアの経過

図6　症例5：胸部外傷後に生じたケロイド（65歳，男性）

再発部にステロイド局所投与を併用し，その補助療法とすることも可能である．このように，他治療とステロイド局所投与療法を組み合わせることで，治療方針の選択肢も増え，コントロール困難なケロイド症例でも，長期寛解状態を維持する治療方針を打ち立てることが可能となると思われる．そのため，ステロイド局所投与療法は，ケロイド・肥厚性瘢痕には必要不可欠な治療法であると考える．

【文　献】

1) Cohen IK, Keiser HR, Sjoerdsma A：Collagen synthesis in human keloid and hypertrophic scar. Surg Forum 22：488-489, 1971
2) MCCoy BJ, Diegelmann R, Cohen IK：Invitro inhibition of cell growth, collagen synthesis, and polyl hydoroxylase activity by triamcinolone acetonide. Proceed Soc F Exp Biol Med 163：216-222, 1980
3) Cohen IK, Keiser HR：Collagen synthesis in keloid and hypertrophic sucar following intralesional use of triamcinolone. Surg Forum 24：521-523, 1973
4) Conway H, Stark RB：ACTH in Plastic Sargery. Plast Reconstr Surg 8：354-377, 1951
5) Hollander A：Intralesional injections of triamcinolone acetonide；A therapy for dermatoses. Antibiot Med Clini Ther 8：78-83, 1961
6) Murray RD：Kenalog and the treatment of hypertrophied scars and keloids in Negoes and Whites. Plast Reconstr Surg 31：275-280, 1963
7) 林利彦, 村尾尚規, 山本有平：ケロイド／肥厚性瘢痕切除後の早期ステロイド局注／外用療法. 瘢痕・ケロイド 4：89-90, 2010
8) Griffith BH：The treatment of keloids with triamcinorone acetonide. Plast Reconstr Surg 38：202-208, 1966
9) Griffith BH, Monroe CW, Mckinney P：A follow up study on the treatment of keloids with triamcinorone acetonide. Plast Reconstr Surg 46：145-150, 1970
10) Ketchum LD, Robinson DW, Master FW：Follow up on treatment of hypertrophic scars and keloids with triamcinolone. Plast Reconstr Surg 48：256-259, 1971
11) Maguire HC：Treatment of keloids with triamcinolone acetonide injected intralesionally. JAMA 192：125-126, 1965
12) Shones AR, Press BH：The treatment ofearlobe keloids by surgical excision and postoperative triamcinolone injection. Ann Plast Surg 10：480-482, 1983
13) 宗内巌：ステロイド局所注射による治療. PEPARS 33：21-26, 2009
14) 冨士森良輔：ケロイド治療のコツ. 形成外科 16：519-529, 1973
15) 青山久, 井沢洋平：ケロイドに対するトリアムシノロン局注の血清コーチゾル値への影響. 日形会誌 2：847-851, 1982
16) Borok TL, Bray M, Sinclair I, et al：Role of ionizing irradiation for 393 keloids. Int J Radiat Oncol Hiol Phys 15：865-870, 1988
17) 清水史明, 渋谷博美, 松尾由紀ほか：術後電子線照射療法を併用したケロイド症例の検討. 西日皮 67：243-246, 2005
18) 小川令, 三橋清, 百束比古ほか：我々のケロイドに対する術後電子線照射法の治療成績. 日形会誌 22：357-361, 2002
19) 三橋清, 宮下次廣：いわゆるケロイドの電子線照射法の効果に関する臨床医学的研究. 日医大誌 62：94-103, 1995
20) 高橋正嗣, 楢林勇, 辰巳智章ほか：いわゆるケロイドの電子線照射療法の治療成績. 日放射腫瘍会誌 11：21-26, 1999

実践編

21 瘢痕・ケロイド治療における圧迫・固定療法

冨士森 英之

1 概念

　ケロイド・肥厚性瘢痕に対する圧迫療法の有用性は古くから報告されている[1~3]。熱傷後の肥厚性瘢痕や耳垂ケロイドに対する圧迫治療について述べられたもの[4]が多いが、それらに限ったことではなく、挫創や縫合創など、瘢痕組織を生じるもの全体に対し、圧迫・固定治療は有用であると考えている。未熟な瘢痕組織は可塑性を持っており、成熟化するまでの期間に受ける外力により、ある程度形を変える。この期間に外力をコントロールし、肥厚や拘縮のない成熟瘢痕へと導くのが圧迫・固定治療の概念である。

　圧迫と固定とでは少し概念が異なる。治療の効果については諸説あるが、イメージとしては、圧迫は接着剤があふれ出てこないように押さえ込むような処置で、固定はその接着剤がしっかりと固まるまで動かさないようにする処置と例えられる。肥厚性瘢痕やケロイドが増悪する原因の1つに、外力による刺激があり、未熟な瘢痕が成熟するまでの期間にできるだけ刺激を与えないことが重要と考えている。

2 適応と非適応

　圧迫・固定治療は、特に形成して間もない瘢痕に効果的である。圧迫を開始してわずか数日で効果が現れるものも少なくない。しかし、拘縮を伴う瘢痕やケロイドに対しては、圧迫・固定治療単独では効果が小さい。運動により瘢痕部が刺激を受けやすく炎症が鎮静化しにくいためと思われるが、拘縮症状があるものは手術で拘縮を解除することが必要になる。また、増大傾向の強いものに関しては、早期に他の治療との併用を検討した方がよい。圧迫・固定治療はケロイド・瘢痕治療の中心的役割をなす必要不可欠なものであるが、単独で行うよりも他の治療と併用して効果を高めるものと言える。

●注意すべき点

　皮膚に接着して用いる素材が多いため、皮膚が弱い患者やアトピー性皮膚炎など皮膚疾患を持っている患者に対して行う場合は注意が必要である。また素材の交換は基本的に患者自身や家族が行うため、正しい処置を行えるようにしっかりと指導する。過圧迫やテープかぶれなど、予想されるトラブルやその対処法を十分に理解してもらうことが重要である。

3 施術手技

1 テーピングの効果

●線状瘢痕に対して

まず，縫合創の抜糸後に一般的に行われているテーピングの効果[5],[6]について考えてみる（図1）。縫合創に直角，傷を引き離す方向に外力が加わった場合，傷は幅の広い目立つ瘢痕になってしまい，肥厚性瘢痕を生じる原因になる。これを防ぐためにテーピングを行い，引き離す外力に対抗しているわけである。しかしテープは引っぱる力には対抗し得るが，逆に押し縮める方向の力には，しわが寄るだけで無力である。瘢痕拘縮は，この縮める方向の外力により増悪する（図2）。肉芽組織内の筋線維芽細胞により瘢痕は収縮しようとするが，瘢痕を押し縮めた状態に置くことによって，さらに瘢痕は収縮してしまい，次に伸ばそうとしたときに伸びにくいため，拘縮症状が生まれる。例えば関節部であれば，拘縮は屈側に生じやすく，伸側には生じにくい。これを防ぐためには，成熟するまでの期間，瘢痕をできるだけ伸展させた状態におくことが必要である。

●面状瘢痕に対して

縫合創のような直線的な瘢痕ではなく，熱傷後瘢痕のように面状の瘢痕の場合は，多方向に収縮力が働き，また多方向からの外力と影響し合う。このためテープ固定では対応できない（図3）。このような場合にはフィックストン®（ニチバン社製）などの接着スプリントを用いる。伸び縮みしにくい素材を瘢痕部に接着させることによって，多方向からの外力に対抗することができる。縫合創に関しても，特に下腹部や頸部のように日常的に屈曲位をとる部位では，押し縮める外力に対抗するために，接着スプリントの使用が望ましい。

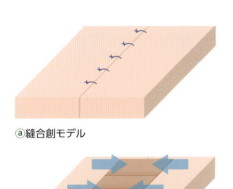
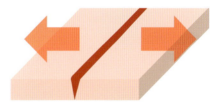
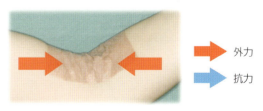

ⓐ 縫合創モデル
ⓑ 傷を拡げる方向の力により，肥厚性瘢痕が生じる
ⓒ テーピングにより抗力が生じる
ⓓ テープは押し縮める力には対抗できない

→ 外力
→ 抗力

図1　テーピングの効果

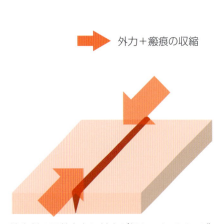
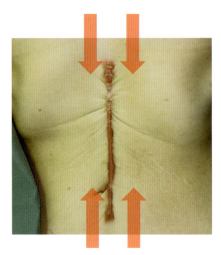

縫合創の長軸方向に外力が加わったイメージ　　開腹術後の瘢痕拘縮

図2　瘢痕拘縮の発生

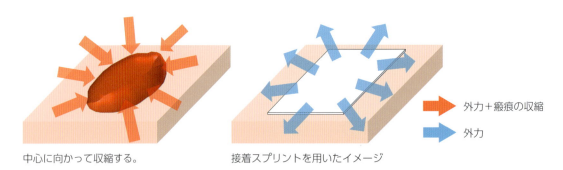

中心に向かって収縮する。　　接着スプリントを用いたイメージ

図3　面状の瘢痕モデル

2　われわれが主に用いている圧迫固定の材料

それぞれの素材は，主に隆起した瘢痕を圧迫するためのものである（図4）。レストン粘着フォームパッド（3M™，以下レストン™）やエラストン®（ニチバン社製）がこれにあたる。一方で，運動による外力を瘢痕部に伝えないように周囲を接着固定する役割を持つものがある。フィックストン®は柔らかいスポンジ層と比較的硬いスポンジ層との二層構造になっており，またピタシート®（アルケア社製）はハイドロコロイドドレッシング材の表面をフィルムで強化して硬さを持たせ，固定する力を高めた素材である。

以前は固定が必要な場合，主にフィックストン®を用いていたが，外力が瘢痕に伝わるのを防止する働きは，ピタシート®の方がより強力である。また他の利点として，ベースがハイドロコロイドドレッシング材であるため，上皮化していない部分が含まれていても使用できることが挙げられる。これは他の素材より早期から圧迫固定治療を行える，非常に有利な点である。またスポンジ素材と比べ貼付したときに厚さが薄く目立ちにくいため，顔面などに使用しても

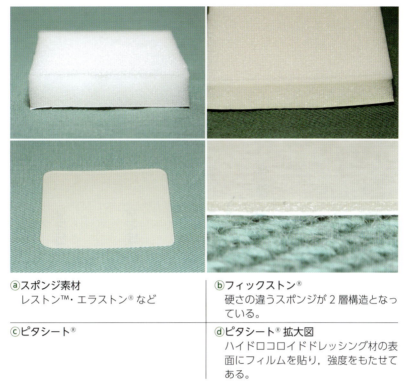

ⓐ スポンジ素材
　　レストン™・エラストン® など
ⓑ フィックストン®
　　硬さの違うスポンジが2層構造となっている。
ⓒ ピタシート®
ⓓ ピタシート® 拡大図
　　ハイドロコロイドドレッシング材の表面にフィルムを貼り，強度をもたせてある。

図4　圧迫固定の材料

違和感が少ない。

　対してフィックストン®は曲面に対する追従性に優れており柔軟性があるため，ある程度関節の動きを温存しながら圧迫・固定治療を行う必要がある場合，非常に有用である。

　このように各素材は部位や症状により使い分けまたは組み合わせて使用する。

3　コルセット

　上記の素材を用いても，関節の大きな動きには十分に対抗できない。われわれは重度の瘢痕拘縮やケロイドに対し，切除や拘縮の解除など手術を行った症例には，術直後から前述の治療に加え，コルセットによる装具固定を行っている（図5）。特にケロイドに対する治療の場合，しっかりした固定をする必要があるが，手術によりかえって重症化する症例があるためである。重症化する原因については，手術刺激により炎症が再燃することと，無理な切除により拘縮が増悪することが考えられるが，われわれはケロイドに対する手術は拘縮の解除が主な目的であり，リスクを伴う全切除は行うべきでないと考えている。手術はむしろ，圧迫・固定治療を行うために有利な状態に持っていく手段と捉えている。

　コルセットは，入浴時以外は就寝時も常に装着することを基本としている。就寝時や就業時には外したいとの患者からの訴えもあるが，コルセットが必要な重症度の患者であれば，半日の固定では不十分な場合が多い。

　こういった装具による固定は，患者の日常生活に大きな負担を強いるため，少し大げさだと

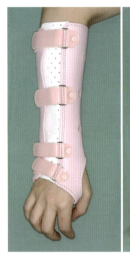
手関節〜前腕用装具

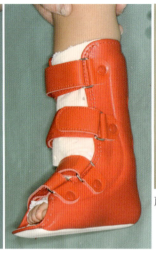
足関節用装具（小児）

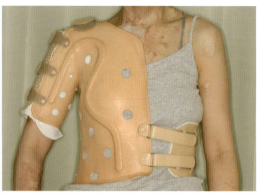
肩関節用装具

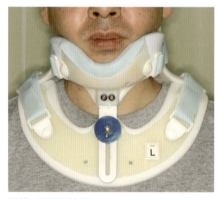
頸部〜下顎用装具

図5　固定用装具の例

感じる読者もあるだろうが，重症化が危惧されるような患者に対しては総力を挙げて臨むべきである．術後の固定が十分に行えないのであれば，手術はごく小さなものに留めるか，行わない方がよい．

4 術後管理・経過観察

●圧迫・固定治療を行う期間

われわれは3カ月を目安としているが，部位・年齢・症状によっては数カ月以上に及ぶこともあるため，患者や家族が治療の意味や処置についてよく理解していることが必要である．外来通院の間隔は2〜3週間ごとにしている．これは，自宅での処置が不適切で3週間以上放置された場合，症状の悪化が不可逆的になる可能性があるためである．また，特にケロイドの場合は再発の可能性を十分に説明し，定期的な診察の重要性を理解してもらう．

●圧迫・固定の解除

解除は必ず段階的に行う．まず3カ月でコルセット固定をいったん終了し，スポンジ素材やピタシート®のみの貼付として2〜3週間経過を観察し，瘢痕の隆起や発赤の悪化などが見られたらコルセット固定に戻す．このように段階的に解除していく間は2〜3週間ごとの診察を行っている．

●かぶれの注意

スポンジ素材で圧迫を行う場合は特にテープかぶれに気をつける。途中で治療を休止する主な原因となるからである。主に上から固定しているテープが原因となる（スポンジ素材そのものの接着剤でかぶれを生じることもある）。通常のテーピングよりも皮膚にかかる負担が大きいためと，長期間おなじ部位にテープを貼るためで，テープの素材の工夫や貼り方の指導，前述のサポーターの使用など，柔軟な対応が必要である。

5 代表症例

1 レストン™＋トリアムシノロンアセトニド局所注射

圧迫治療は形成して間もない瘢痕には非常に有効である。肩は再発や重症化しやすい部位であるため慎重に経過を観察している。圧迫治療はトリアムシノロンアセトニド局所注射との併用がより効果的である[7), 8)]。

●症例1：9歳，女児，右肩に生じた肥厚性瘢痕

初診時，右肩に直径約1cmの肥厚性瘢痕を認めた。

トリアムシノロンアセトニド局所注射後，厚さ6mmのレストン™を貼付し，テープでレストン™を圧縮するように固定した。早期から瘢痕の縮小を認め，6週間後にはほぼ平坦化した。その後，圧迫治療を約3カ月間継続し，成熟瘢痕となった（図6）。

2 レストン™＋ピタシート®

ピタシート®は瘢痕よりやや大きめに貼付する。

●症例2：1歳，男児，足底部に生じた肥厚性瘢痕

手指の熱傷後瘢痕拘縮のため植皮術を行った際，右内足より，分層で約1×1cmの採皮を行ったが，同部位が肥厚性瘢痕化した。

患児は歩行を始めており，軽度であるが瘢痕拘縮の症状が認められたためピタシート®を貼付し，さらに圧迫を強化するためレストン™を併用した。成熟化するまでに1年6カ月を要したが，平坦で拘縮のない瘢痕となっている（図7）。

3 レストン™＋ピタシート®＋トリアムシノロンアセトニド局所注射

四肢に生じた肥厚性瘢痕やケロイドの圧迫固定の場合，市販のサポーターが有用である。スポンジ素材は圧縮した状態で固定することが重要であるが，テープのみでこれを行う場合，肌に負担が大きいためテープかぶれが生じやすい。サポーターが使用できる部位であればテープによる弊害が生じにくく，テープが必要ないケースもある。着脱のしやすさや装着感の良さなど患者にとっても利点が多い。

●症例3：18歳，男性，手術創から生じたケロイド

7歳時に右肘の脱臼骨折を受傷し，観血的整復固定術を受けた際の手術創がケロイド化した。受診時までは未治療でありクラブ活動でテニスをしていた。約1カ月ごとに3回のトリアムシ

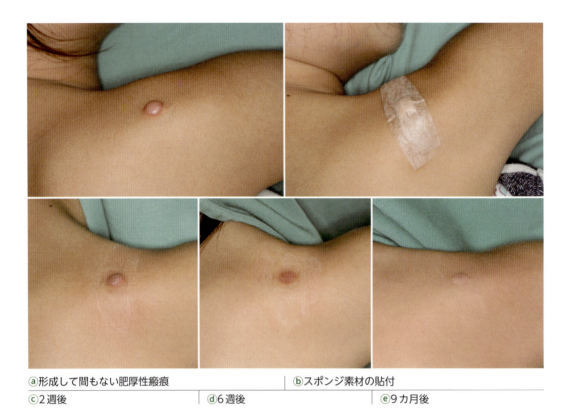

ⓐ形成して間もない肥厚性瘢痕　　ⓑスポンジ素材の貼付
ⓒ2週後　　ⓓ6週後　　ⓔ9カ月後

図6　症例1：右肩に生じた肥厚性瘢痕（9歳，女児）

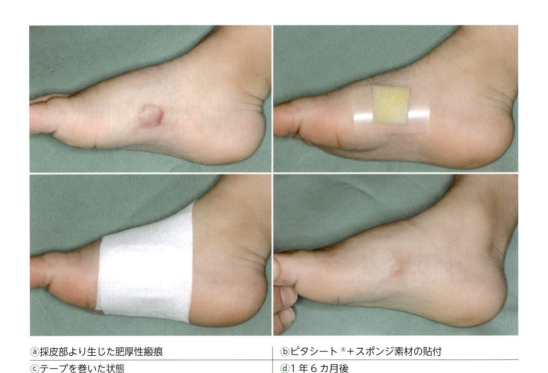

ⓐ採皮部より生じた肥厚性瘢痕　　ⓑピタシート®＋スポンジ素材の貼付
ⓒテープを巻いた状態　　ⓓ1年6カ月後

図7　症例2：足底部に生じた肥厚性瘢痕（1歳，男児）

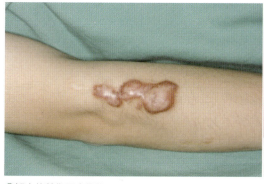

ⓐ観血的整復固定術後のケロイド　　ⓑステロイド局所注射3回＋圧迫治療

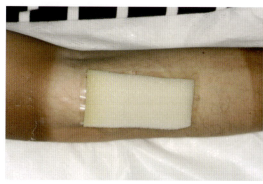
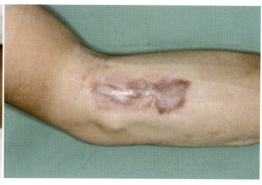

ⓒピタシート®＋レストン™の貼付　　ⓓ8カ月後

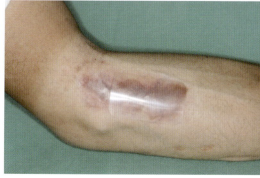
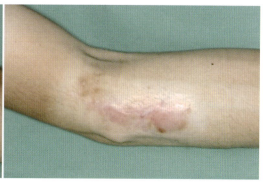

ⓔピタシート®貼付　　ⓕ1年2カ月後

図8　症例3：手術創から生じたケロイド（18歳，男性）

　ノロンアセトニド局所注射とピタシート®，レストン™による圧迫固定を行った。治療開始時では瘢痕の隆起が高く，ピタシート®がうまく周囲まで沿わなかったため，まず厚さ12mmの厚いレストン™から使用をはじめ，隆起の高さがなだらかになってからピタシート®の使用に移った。ピタシート®は固定力が強いが，曲面に対する追従性はやや劣るため，ある程度隆起が治まるまではスポンジ素材の方が有用である。症状はかなり軽減されているが，罹患期間が十数年間と長いため，再発の可能性が高いことが予想される。慎重な経過観察が必要である（図8）。

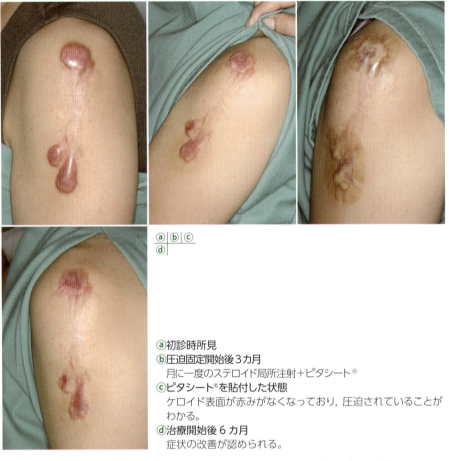

ⓐ 初診時所見
ⓑ 圧迫固定開始後3カ月
　月に一度のステロイド局所注射＋ピタシート®
ⓒ ピタシート®を貼付した状態
　ケロイド表面が赤みがなくなっており，圧迫されていることがわかる。
ⓓ 治療開始後6カ月
　症状の改善が認められる。

図9　症例4：幼少時の注射痕より発生したケロイド（60歳，女性）

●症例4：60歳，女性，幼少時の注射痕より発生したケロイド

　予防接種の注射痕より発生した肩から上腕にかけてのケロイド，強い痒みのあった症例。月に一度のトリアムシノロンアセトニド局所注射とレストン™やピタシート®による圧迫を継続し，約6カ月でほぼ痒みの訴えはなくなり，ケロイドの症状も緩和されている。完全な成熟瘢痕になるまでには至っていないため，引き続き治療と慎重な経過観察が必要であるが，患者は手術や放射線治療など他の治療法を希望しなかった。この症例では特に，ピタシート®によりケロイドが衣服で擦れることでの痛みや痒みが軽減された（図9）。

4　フィックストン®

●症例5：23歳，女性，手の熱傷

　アルコールランプにアルコールを継ぎ足していたところ，右手にこぼれて引火したため熱傷を受傷した。上皮化に約1カ月を要し，一部が肥厚性瘢痕となり，放置すると瘢痕拘縮を来たす可能性が高いと思われたため，早期より圧迫

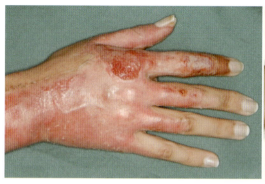
ⓐ熱傷受傷後約2週
示指と手背の一部に潰瘍が残存している。

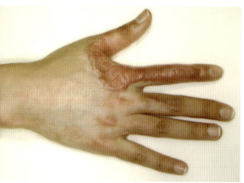
ⓑ上皮化後
示指から手背，母指にかけて肥厚性瘢痕を生じた。

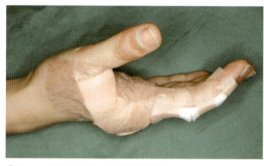
ⓒフィックストン®による圧迫固定
力を抜くと自然に軽度屈曲位になる。指を屈曲し，瘢痕を伸展させた状態でフィックストン®を貼付する。

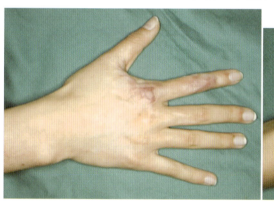
ⓓ治療開始後8カ月　一部を残して瘢痕は成熟化し，拘縮症状も認めない。

図10　症例5：手の熱傷（23歳，女性）

治療を始めることとした。患者は右利きであり，日常生活での利便性を考慮してフィックストン®を使用し，圧迫の補助のため手袋を併用した（図10）。この時に注意すべき点は，瘢痕をできるだけ伸展させた状態，この症例では指を屈曲させた状態に合わせ，フィックストン®を貼付するということである。指を伸展させた状態で貼付すると，患者は指が曲げづらくなり，結果的に瘢痕拘縮を引き起こす原因になってしまう。

6 読者に伝えたいこと

　当然のことであるが，肥厚性瘢痕やケロイドに対する治療は，それが形成される前に予防する方がはるかに簡単である。普段の手術においても，リスクがある患者には術後の圧迫・固定治療は重要である。

　圧迫・固定治療は概して，効果が高いものほど日常生活においては不自由さを感じる。あまり不自由を強いるばかりでは途中でやめてしまう患者も出てくるし，軽くし過ぎて症状が悪化すれば元も子もない。適切な素材を用いているか，固定の程度はどうかなど，そのつど見直し改善する姿勢が重要である。またピタシート®の角は丸く切る，スポンジ素材も断面を直角ではなく斜めに切るなど，ちょっとした工夫で違和感やかぶれが改善することも多いし，素材そのものも必ずしも医療用にこだわる必要はなく，市販されているものを応用すれば，さらに有用でしかも安価にすむこともある。形成外科らしい創意工夫が生かせる治療と考えている。

【文献】

1) Mustoe TA, Cooter RD, Gold MH, et al：International clinical recommendations on scar management. Plast Reconstr Surg 110：560-571, 2002
2) 冨士森良輔：ケロイドの圧迫療法．手術 44：3-13, 1990
3) Costa AM, Peryrol S, Pôrto LC, et al：Mechanical force induce scar remodeling. Am J Pathol 155：1671-1679, 1999
4) Staley MJ, Richard RL：Use of pressure to treat hypertrophic burn scars. Adv Wound Care 10：44-46, 1997
5) Atkinson JA, Mckenna KT, Barnett AG, et al：A randomized, controlled trial to determine the efficacy of paper tape in preventing hypertrophic scar formation in surgical incisions that traverse Langer's skin tension lines. Plast Reconstr Surg 116：1648-1656, 2005
6) Days M：Abnormal scar modulation with the use of micropore tape. Eur J Plast Surg 34：45-51, 2011
7) Hollander A：Intralesional injection of triamcinolone acetonide；A therapy for dermatoses. Antibiotic Med Clin Ther 8：78-83, 1961
8) 冨士森良輔：ケロイド治療のコツ．形成外科 16：519-529, 1973

実践編

22 シリコーン材を用いた瘢痕治療

土佐 泰祥

1 概念

1 肥厚性瘢痕治療におけるシリコーン材使用の歴史

●シリコーンシート

　肥厚性瘢痕の治療目的でシリコーン材を初めて使用した報告は，1983年Perkinsらによるシリコーンジェルシート（Spenco Medical社製，米国）を用いた42例の熱傷後肥厚性瘢痕患者を治療した事例に関する論文で，その有効性についての記載がなされた。当初，Perkinsらは圧迫効果による瘢痕縮小を期待したが，圧迫の有無に関わらず，シリコーンジェルシートを瘢痕表面に接触させておくことで，関節拘縮の可動域改善症例を含めた種々のタイプの瘢痕症状の改善を確認した[1]。この論文をきっかけに，その後，類似した報告が散見されるようになった。Quinnらは40例の肥厚性瘢痕症例にシリコーンジェル（Dow Corning社製，米国）を使用し，圧迫療法単独での治療群より短期間で，瘢痕が柔らかく平らになったとその有効性を報告した[2]。Wesslingらは，シリコーンジェルシートにより，熱傷後瘢痕の関節拘縮に対する関節可動域の改善を報告した[3]。その後，Ohmoriは，1mm厚のシリコーンシートを8〜12時間，ケロイド・肥厚性瘢痕症例の患部に貼付することで，圧迫療法単独の場合より大きな治療効果が得られたとしている[4]。Ahnらは，シリコーンジェルシートを，10例14カ所の成人肥厚性瘢痕症例群に1日12時間以上貼付し，4週，8週，12週経過後に，隣接部の非治療瘢痕と比較して著明な改善を確認したと報告している[5]。Mercerは，18症例22部位のケロイド瘢痕にシリコーンジェルシートを6カ月使用して，その患部のきめ，色調，高さについて，改善を確認できたとしている。使用に際し，開始日は1日1時間のみの貼付とし，貼付時間を1日1時間ずつ延ばし，最長1日8時間までとし，発汗物などによる皮膚炎の合併症の回避の重要性に言及している[6]。しかし，それまでの報告では作用機序については不明であるとしていたなかで，Hirshowitzらは，シリコーンシートの肥厚性瘢痕改善効果に陰性電荷の関与を示唆し[7]，Akaishiらは，物理的刺激の除去がそのメカニズムの1つではないかと指摘した[8]。また，体重2.5〜3.5kgのニュージーランド白色ウサギの耳介肥厚性瘢痕モデルにシリコーンジェルシートを使用した研究では，表皮の厚みが30％以上減少するなど，表皮に対す

る保湿効果をその有用性に挙げている[9]。さらに，Chanらは，50例100胸骨正中切開創の肥厚性瘢痕へのシリコーンジェルシート貼付による予防的効果をランダム化プラセボ比較二重盲検前向き臨床試験として行い，術後早期に使用することの有用性を呈示した[10]。それまでは症例集積研究の手法中心であったなかで，ランダム化比較試験の研究デザインを取り入れた点で画期的な論文と言える。

● シリコーンクッション

1998年にHirshowitzらが肥厚性瘢痕やケロイドに対して，その貼付により臨床症状の有効改善を呈示して，作用機序に陰性電荷の関与を挙げている[11]。著者もシリコーン材に発生する陰性電荷の値を測定して，その形態の違いによる値の変化から，陰性電荷の関与の示唆を支持している[12]。

● シリコーンオイル

Sawadaらが20％シリコーンオイル含有クリームを，ケロイド・肥厚性瘢痕の治療の用途として作製し，47例のケロイド・肥厚性瘢痕症例を対象とした。密閉療法を施行した群では82％で有効であったが，単純に塗布した群ではわずかに22％に有効であったことから，湿潤と密封がその改善に関係しているのではないかと推察した[13]。シリコーンジェルについても，表皮に対する保湿が瘢痕の成熟化に有用であるとされている[14),15]。

2 シリコーン材の構造

● シリコーンゲルの化学構造

シリコーンゲル（Silicone gel）は，化学構造式がケイ素にメチル基とフェニル基を備えた高分子構造のジメチルポリシロキサン（dimethyl-poly-siloxane）である（図1）。

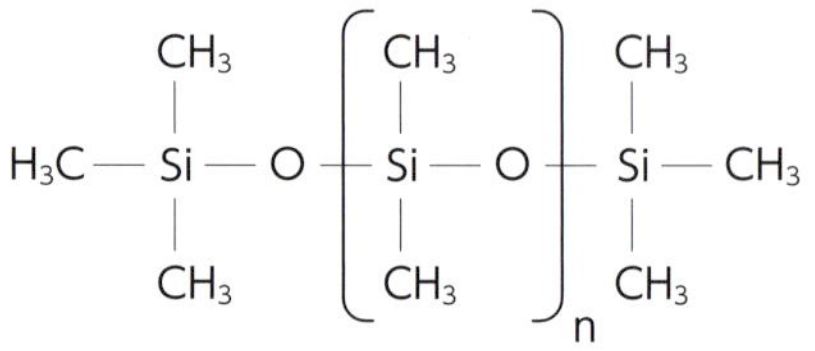

図1　シリコーンゲルの化学構造
化学構造式がケイ素にメチル基とフェニル基を備えた高分子構造のジメチルポリシロキサンである。

● シリコーン材の形態

シリコーン材には，その形態により，シリコーンクッション，シリコーンジェルシート，シリコーンクリームあるいはシリコーンジェル（クリーム基剤を含まないジェルそのもの）がある。

3 シリコーン材の形態別特徴と陰性電荷発生

● シリコーンクッション

シリコーンクッション（クリニセル®，US Biomedical社製，米国／原沢製薬工業，東京）は，その構造が，厚さ0.75mmのシリコーンシートを2枚貼り合わせた閉鎖シート包内に，重合度30,000cP（センチポリーズ）と高粘度のシリコーンオイルを充満させ密閉したものである。20ml封入のSサイズと40ml封入のMサイズとがある（図2）。特に陰性電荷発生の増強を目的として開発作製されたものである。化学構造式で不安定なフェニル基を有する点と不対分子を持った酸素の存在が，不安定で陰性電荷を放出しやすい構造となっていることに加え，構造的に高粘度で半流動体のシリコーンオイルが，シリコーン包内に封入されている。このことで，

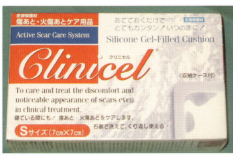
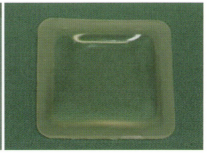

20ml封入のSサイズ

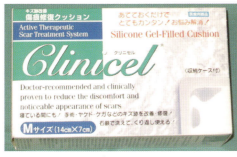
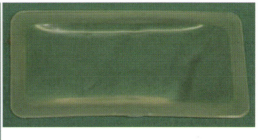

40ml封入のMサイズ

図2　シリコーンクッション（クリニセル®）
厚さ0.75mmのシリコーンシートを2枚貼り合わせた閉鎖シート包内に，高粘度のシリコーンオイルを充満させ密閉したもの。

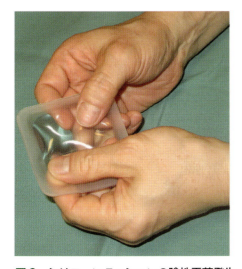

図3　シリコーンクッションの陰性電荷発生
手揉みにより活性化され，陰性電荷を発生する。

衣服の着脱や手揉みによる力学的運動により，再電荷も容易で間欠的に陰性電荷を発生しやすいようにできており，実際手揉み動作にて－45～－57kVの陰性電荷の発生を測定結果として得ている[11), 12)]（図3）。

● シリコーンジェルシート

シリコーンジェルシートは，数社から異なった名称で商品化されており，エフシート®（富士薬品，大宮），ジェルシート「原沢」®（原沢製薬工業，東京），シカケア®（スミス・アンド・ネフュー株式会社，東京），ダーマティックス®シリコーンシートクリアー（Meda Pharmaceuticals社製，英国）（クリアー以外に織地のファブリックというタイプもある）などがある（図4）。その重合度を低くして片面に若干の粘着性を持たせてあることで，周囲の比較的平坦な皮膚と密着する（図5）。陰性電荷

の発生に関しては，手揉み動作にて−7〜−38kVの陰性電荷の測定結果を得ている[11),12)]。

● シリコーンクリーム，シリコーンジェル

シリコーンクリームは，シリコーンオイルと水のoil in water型のクリームで，陰性電荷発生に関しては，手揉み動作ができないため，塗布時にクリームを念入りに捏ねても，陰性電荷の測定結果はわずかに0〜−1kVであった[11)]。ほとんど陰性電荷の発生が確認できなかったため，湿潤効果としての意義があるものと思われる（図6）[12)]。

シリコーンジェルは，クリーム基剤を含まずシリコーンジェルそのものでできている。ポリシロキサン（polysiloxane）と二酸化ケイ素（silicon dioxide）の配合であるダーマティックス®シリコーンジェル（Meda Pharmaceuticals社製，英国），ケロコート®（Advanced Bio-Technologies社製，米国），たまねぎ抽出物をベースとした成分セパリン（cepalin）を配合したメデルマ®（Merz Pharmaceuticals社製，ドイツ連邦共和国）などがある。シリコーンクリームと同様に湿潤効果としての意義があるものと思われる。

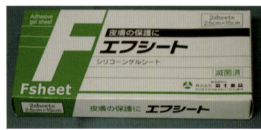
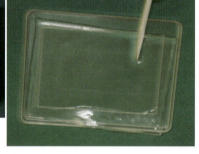

ⓐエフシート®

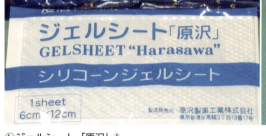

ⓑジェルシート「原沢」®

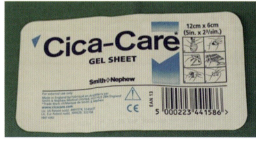
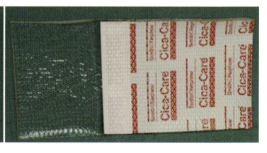

ⓒシカケア®

図4　シリコーンジェルシート

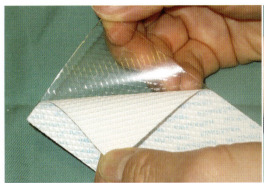 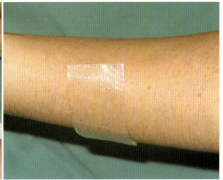

重合度を低くして片面に粘着性を有している。　　皮膚に比較的容易に密着する。

図5　シリコーンジェルシートの特徴

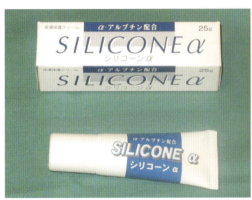 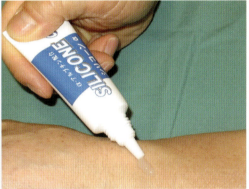

直接塗布して使用する。

図6　シリコーンクリーム（oil in water型）

2　適応と非適応

1　適応

　シリコーンクッションについては，使用時期，治療部位を問わず，その治療効果を期待できるものと考えている．ただし，貼付の継続や固定が困難な部位であれば，片側に粘着性を有しているシリコーンジェルシートが使い勝手がよく，その適応となる．シリコーンクリームは，肥厚性瘢痕の消退促進効果は前二者に比べて小さいという臨床経過を経験しているが，湿潤効果としての期待がもてるため，シリコーンジェルとともに非適応とは考えていない．

2　非適応

　使用部位の清潔，シリコーン材の洗浄と乾燥を心がけても時に使用部位に潰瘍や皮膚欠損が存在する場合がある．びらんなどを生じraw surfaceが存在する場合には，上皮化するまではシリコーン材の使用を控える．また，シリコー

ン材の貼付により，掻痒，発赤，疼痛などの炎症初期症状の徴候が見られる場合にもいったん使用を控え（通常2〜3日），皮膚炎の軽快を確認してからの再使用とする。その間は非適応である。皮膚炎症状軽快後に，シリコーン材料の再使用により，接触性皮膚炎を繰り返す場合には，適応が難しくなる。季節的には，夏期でやや条件が悪くなることがあるので注意が必要である。

3 施術手技

●シリコーンクッション

貼付直前に，陰性電荷の発生を促すため，両手の手指でシリコーンクッションを揉みほぐすようにする（図3）。次に患部にシリコーンクッションを貼付する。できるだけ長時間患部に貼付してもらうことと瘢痕縁まできちんと被覆してもらうことが，その治療効果を高めるうえで重要である。

固定方法は，使用部位により，ネットや包帯などを用いる。皮膚刺激性の強い接着テープなどで固定することは，患部周囲の正常皮膚部に接触性皮膚炎などを併発する可能性が高まるため極力避けるようにする（図7）。

●シリコーンジェルシート

シート状になっており，患部の大きさに合わせて切離しての使用が可能である（図8）。補強のためにメッシュ状の線維を埋入させたものもあるが，ハサミでの切離は容易である。片側

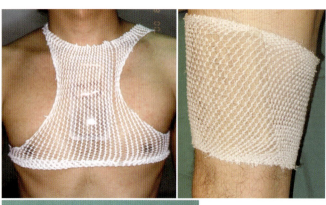
ⓐ前胸部，大腿部のネットで固定

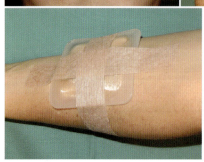
ⓑ悪い使用例
このようなテープでの固定は皮膚炎を併発する可能性を高めるため避ける。

図7 シリコーンクッションの固定例

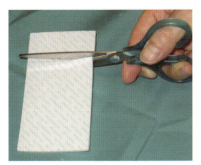

患部の大きさに合わせて切離して使用する。

図8 シリコーンクッションの固定例

が粘着性を有しているため貼付するだけでも固定力があるが（図5），継続使用により粘着力が低下するので，包帯やネットなどで軽く補強しておく。皮膚が過敏である場合には，ネットや弾力包帯のゴム材でも掻痒を来たすことがあるので，インフォームドコンセントを行っておく。こちらも7〜8時間で患部から外して，アルコール消毒または水洗い洗浄を施行したのちに乾燥させて再貼付を心がける。

● シリコーンクリーム，シリコーンジェル

シリコーンクリームあるいはシリコーンジェルは，前二者の貼付が困難な部位への塗布を勧めている。陰性電荷は，ほとんど発生しないため，湿潤の効果が期待できる。使用方法としては，患部に適宜塗布する（図6）。

4 術後管理・経過観察

シリコーン材の使用に際し，患部への長時間貼付がその有効性を高める点と，同時に発汗物と常在菌の増殖などにより接触性皮膚炎の誘発リスクが高まることから，必ず7〜8時間の貼付で，いったん患部から外して軽く洗浄し，乾燥させてから再貼付を行うよう指導する。発赤，掻痒などの症状が出現した場合には，症状が改善するまで貼付を一時中止する。

使用部位の清潔，シリコーン材料の洗浄と乾燥を心がけ，合併症を予防，回避することが何より大切である。

使用部位にびらんなどを生じた場合には，上皮化するまでいったん使用を控え（通常2〜3日），皮膚炎の軽快を確認してからの再使用とする。

患部のケロイド・肥厚性瘢痕の症状が改善し，シリコーン材の持続的貼付の必要性がなくなったかに見えても，体質的な因子から再発の可能性がゼロとは言えないことがある。症例によっては，夜間のみの貼付の継続，一日おきに貼付といったフェードアウト的な使用の選択肢も残しておきたい。

5 代表症例

1 症例：シリコーンクッション使用症例

● 15歳，男性，前胸部瘢痕形成術の再発

受傷2年後に当科を紹介され，シリコーンクッションによる治療を計画した。

初診時，瘢痕の色調は赤色で，硬く隆起しており，掻痒が強く，疼痛を伴っていた。治療開始後1カ月頃より，瘢痕の隆起，硬さ，掻痒，疼痛の改善が認められた。治療開始後3カ月で，ほぼ平坦化して，治療開始から6カ月でわずかに赤みを残す程度に改善した（図9）。

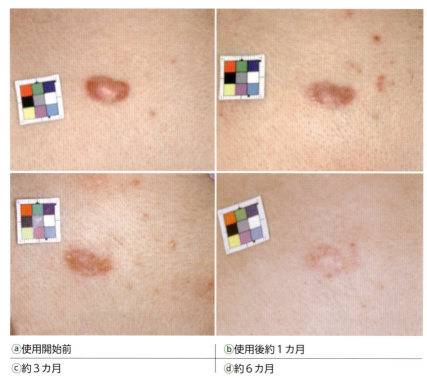

ⓐ 使用開始前　　　　　　　　　ⓑ 使用後約1カ月
ⓒ 約3カ月　　　　　　　　　　　ⓓ 約6カ月

図9　症例：前胸部瘢痕の再発（15歳，男性）
前胸部瘢痕形成術後再発症例にシリコーンクッション貼付治療を施行した。

6 読者に伝えたいこと・関連事項

　最も低侵襲といえるシリコーン材の貼付による肥厚性瘢痕の治療で，症状の改善を多数経験してきている。歴史的背景，異なる材料形態による陰性電荷発生の違いについて述べたが，なぜ陰性電荷を多く発生させるシリコーン材の使用で強い治療効果が得られているのかについての詳細なメカニズムはいまだ不明である。しかし，昨今少しずつそのメカニズムに関しても研究が進められ報告が増えてきており[14),15)]，今後の全容解明が待たれるところである。

【文　献】

1) Perkins K, Davey RB, Wallis KA：Silicone gel；A new treatment for burn scars and contractures. Burns Incl Therm Inj 9：201-204, 1983
2) Quinn KJ, Evans JH, Courtoney JM, et al：Non-pressure treatment of hypertrophic scars. Burns 12：102-108, 1985
3) Wessling N, Ehleben CM, Chapman V, et al：Evidence that use of a silicone gel sheet increases range of motion over burn wound contractures. J Burn Care Rehabil 6：503-505, 1985
4) Ohmori S：Effectiveness of silastic sheet coverage in the treatment of scar keloid (hypertrophic scar). Aestheic Plast Surg 12：95-99, 1988
5) Ahn ST, Monafo WW, Mustoe TA：Topical silicone gel；A new treatment for hypertrophic scars. Surgery 106：781-786, 1989
6) Mercer NSG：Silicone gel in the treatment of keloid scars. Br J Plast Surg 42：83-87, 1989
7) Hirshowitz B, Ullmann Y, Har-Shai Y, et al：Silicone occlusive sheeting (SOS) in the management of hypertrophic and keloid scarring, including the possible mode of action of silicone, by static electricity. Eur J Plast Surg 16：5-9, 1993
8) Akaishi S, Akimoto M, Hyakusoku H, et al：The tensile reduction effects of silicone gel sheeting. Plast Reconstr Surg 126：109e-111e, 2010
9) Tandara AA, Mustoe TA：The role of the epidermis in the control of scarring；Evidence For mechanism of action for silicone gel. J Plast Reconstr Aesthet Surg 61：1219-1225, 2008
10) Chan KY, Lau CL, Adeeb SM, et al：A randomized, placebo-controlled, double-blind, prospective clinical trial of silicone gel in prevention of hypertrophic scar development in median sternotomy wound. Plast Reconstr Surg 116：1013-1020, 2005
11) Hirshowitz B, Lindenbaum E, Har-Shai Y, et al：Static-electric field induction by a silicone cushion for the treatment of hypertrophic and keloid scars. Plast Reconstr Surg 101：1173-1183, 1998
12) 土佐泰祥，保阪善昭，堤清明ほか：形状の異なるシリコーン材料による陰性電荷発生の検討．瘢痕・ケロイド 1：50-52, 2007
13) Sawada Y, Sone K：Treatment of hypertrophic scars and keloids with a cream containing silicone oil. Br J Plast Surg 43：683-688, 1990
14) O'Shaughnessy KD, De La Garza M, Roy NK, et al：Homeostasis of the epidermal barrier layer；A theory of how occlusion reduces hypertrophic scarring. Wound Rep Reg 17：700-708, 2009
15) Mustoe TA, Gurjala A：The role of the epidermis and the mechanism of action of occlusive dressings in scarring. Wound Repair Regen 19 Suppl 1：s16-21, 2011

実践編

23 ケロイド・肥厚性瘢痕に対する Nd：YAGレーザー治療

赤石 諭史・小川 令・百束 比古

1 概念

ケロイド・肥厚性瘢痕に対するレーザー治療は，いくつかの論文でその効果に懐疑的であり，実際にまったく効果がない症例もある[1]。しかしこれは，レーザー治療に効果が出にくい症例，出やすい症例のすべてを治療の対象としているからと考えられ，治療に反応する症例を事前に選別できると，効果を実感することの方が多い。ただ，効果を期待できる症例の選別のためには，ケロイド・肥厚性瘢痕の病態理解とレーザーの効果の理解が必要であり，その理解が効果的なレーザー照射の助けになると思われる。

1 ケロイド・肥厚性瘢痕の病態理解

ケロイド・肥厚性瘢痕にかかる張力・感染は局所に毛細血管拡張・炎症細胞浸潤を来たし，サイトカインを介した線維芽細胞活性化が瘢痕化を来たしていると，われわれは考えている。どのように悪化するのかをシェーマに示した（図1）。したがって，色調の改善だけを目的として治療を行っても，減張・感染に対する治療を行わないと，十分な効果を期待することはできない。Shihらは，Dyeレーザー照射後のケロイドがすぐに再発したことを報告している[2]。われわれの臨床においても，レーザー照射後いったん活動性が低下しても，未照射期間が長い場合には徐々に再発する傾向がある。つまり，いくら瘢痕悪化の中間地点を抑えても，そもそもの原因が治療されない限り，著明な効果は期待できないのである。

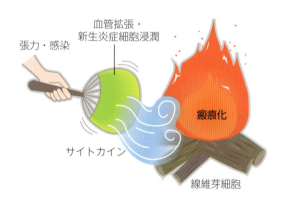

図1 ケロイド・肥厚性瘢痕悪化のシェーマ
張力や局所感染が血管拡張・炎症細胞浸潤を誘起し，放出されたサイトカインが線維芽細胞を活性化する。レーザーによって血管破壊や線維化したコラーゲン融解を促しても，うちわで仰ぐこと（張力・感染）を止めない限り，瘢痕の炎症増大に新たなエネルギーを供給し続けることになる。

2 ケロイド・肥厚性瘢痕に対するレーザー

一般的にDyeレーザーが使用されることが多いが，今回示すようなNd：YAGレーザーの使用の報告も増えてきている。そのターゲットはNd：YAGレーザーとDyeレーザーともに血管であり，次の3つが考えられている[3]。①毛細血管破壊による低酸素，②レーザー照射による熱上昇が誘起する血管透過性亢進・MMP産生・コラーゲン線維束分解，③その他（低出力レーザー照射の効果などのような未解明なもの）である。Nd：YAGレーザーの効果は②＞①であり，Dyeレーザー照射直後のような紫斑形成は来たさない。したがって，Nd：YAGレーザーの効果はマイルドであり，ステロイド局所注射・ステロイドODT・トラニラスト内服・シリコンジェルシートなどを併用して，集学的治療の一部として行っていくのが好ましい。

2 適応と非適応

われわれはレーザー治療をケロイド・肥厚性瘢痕の集学的治療の一部として使用しているが，集学的治療におけるレーザーの役割についての大まかな概念を理解するために，レーザーの適応のアルゴリズムを提示する（図2）。レーザー治療は恒久的な副作用を認めないため，まずすべてのケロイド・肥厚性瘢痕症例が適応になる。その中から非適応症例を選択していく必要性があるが，まず①尋常性ざ瘡・表皮嚢腫などの感染がある場合，②拘縮，③異物，の症例を除外する。

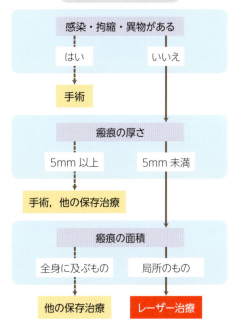

図2 ケロイド・肥厚性瘢痕に対するNd：YAGレーザー適応のアルゴリズム

●尋常性ざ瘡・表皮嚢腫などの感染がある場合

ケロイド・肥厚性瘢痕に含まれる表皮嚢腫が存在する場合，瘢痕内もしくは瘢痕下に含まれるため，レーザー光は届かない。しかし，表皮嚢腫は著明な感染を起こしていない場合においても周囲への炎症細胞浸潤を認めることがあるため，その存在自体が瘢痕の炎症の増大につながっている可能性があり，切除した後の治療開始が望ましい。また，下顎部の尋常性ざ瘡より発生したケロイド・肥厚性瘢痕をピーリングなどで治療すると，瘢痕の炎症が軽減するという報告がある[4]。したがって，尋常性ざ瘡の治療を行った後，もしくはレーザー治療と平行してざ瘡の治療を行う。

●瘢痕拘縮

拘縮が著明な瘢痕は炎症が強く効果を認めない場合がある。手術療法を行った後に瘢痕が肥

厚した際に，レーザー治療の適応を検討する．

●異物

　ケロイド・肥厚性瘢痕が外傷によって起こった場合，瘢痕内部に異物が存在する場合がある．特に交通外傷後の肥厚性瘢痕内部に存在するものや，術後の瘢痕に存在する有色の非吸収糸には注意しなければならない．Nd:YAGレーザーは黒色にも反応するため，想像以上に組織の熱が上昇し熱傷を来たすことがある．したがって，レーザー照射時に瘢痕部にはじけるような反応が見られた場合や数回照射して効果を認めない場合は，手術療法に切り替える必要性がある．

●瘢痕の厚さ

　Nd:YAGレーザー照射後の免疫染色・電子顕微鏡像より，瘢痕内血管の熱上昇が血管透過性亢進・MMP産生・コラーゲン線維束分解を起こすことによって，瘢痕の容量減少を誘起することが示唆されている[2),3)]．ただ，それらによるコラーゲン線維束分解は表面に近い瘢痕局所に限定されるため，深いコラーゲン塊に直接の影響を及ぼすわけではない．そのため，ある程度厚みがある瘢痕に対しては，瘢痕の厚みを解消する目的でほかの保存療法を併用せざるを得ない．したがって，瘢痕の厚みがある場合にはステロイド注射・ステロイドテープなどを併用して厚みを減じた後に，レーザーの適応を検討する必要性がある．

●その他

　全身にわたる瘢痕の場合，照射に労力と時間がかかるため，レーザー治療は推奨されない．さらに，効果が少ない患者においては患者の時間的・経済的・精神的負担の方が大きいため，レーザー主体の治療は推奨されず，併用療法を検討するべきである．

3 施術手技

　われわれはCoolGlide™（Cutera社）やCynergy™（CYNOSURE社）を用いてレーザー治療を施行している（図3）．両製品ともに3／5／7／10mmのスポットサイズがあり，接触照射として使用するのはほぼ同じような使用方法となる．

●中空照射（non-contact mode）

　CoolGlide™（Cutera社）のパラメーターをφ5mm，14J／cm^2，0.3msec，10Hzに調整，ハンドピースを患部より1〜2cm上に保ち，エアブラシで絵を描くように常に前後左右に動かし続け照射を行う．

●接触照射（contact mode）

　φ3mm，φ5mm，φ7mmのスポットサイズでケロイドの病態に合わせた設定を行い，良好な結果が認められている．まず，未治療の

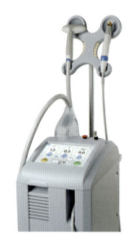
CoolGlide™（Cutera社製）

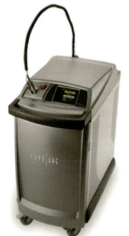
Cynergy™（CYNOSURE社製）

図3　1064nm Nd:YAGレーザー

瘢痕に対しては，φ5mm，50〜75J／cm²，20〜30msecやφ7mm，60〜80J／cm²，10〜20msecで1〜3passずつ照射する。徐々に瘢痕の厚さが減じていくので，必要に応じて，表面に近い太い血管をφ3mm，100〜140J／cm²，0.3msecの設定で照射していく。

どちらの方法の治療の間隔も2〜8週間とする。8週間以上空いてしまうと，いったん症状が減じた瘢痕が元に戻ることが多い。トリートメント施行中，終了後は冷却したジェルパックを当ててcoolingを行い，strong〜very strongのステロイド軟膏を塗布するのが安全である。

4 代表症例

1 症例1：外傷後肥厚性瘢痕

● 48歳，女性

外傷受傷後6カ月で徐々に隆起する掻痒を認める肥厚性瘢痕が発生した。近医でドレニゾンテープによる治療を行い，効果を認めないためレーザー治療開始となった。1〜2カ月ごとにCoolGlide™によるレーザー照射を18カ月間行い，外見上の改善とともに症状の改善を著明に認めた。併用療法は行っていない（図4）。

2 症例2：帝王切開後肥厚性瘢痕

● 36歳，女性

帝王切開後，徐々に掻痒の強くなる肥厚性瘢痕を治療目的で来院した。未治療であったが，併用療法に難色を示したため，Cynergy™によるレーザー治療のみを1カ月ごとに3回施行した。3回施行した時点で，拘縮がやや解除され，発赤・隆起の改善を認めている（図5）。

3 症例3：左肩ケロイド

● 43歳，女性

左肩ケロイドをステロイドテープで治療していたが，寛解と増悪を繰り返し，徐々に拡大してきたため治療を行った。2〜4週毎に

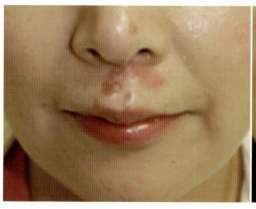
治療前

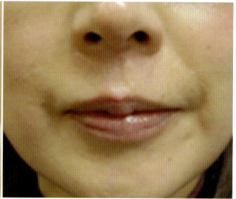
治療開始後1年6カ月

図4　症例1：外傷後肥厚性瘢痕（48歳，女性）
φ5mm，50〜75J／cm²，20〜30msecの設定で，1〜2カ月毎に治療を行った。

CoolGlide™によるレーザー照射を16カ月間行い，発赤・硬結の著明な改善を認めた。併用療法は行っていない（図6）。

4 症例4：前胸部ケロイド

● 43歳，男性

前胸部特発性ケロイドに対してステロイド

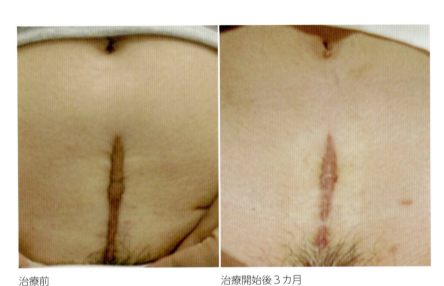

治療前　　　　　　　　　　治療開始後3カ月

図5　症例2：帝王切開後肥厚性瘢痕（36歳，女性）
φ7mm，60J／cm²，20msecで2Passずつ，1カ月ごとに3回施行した。

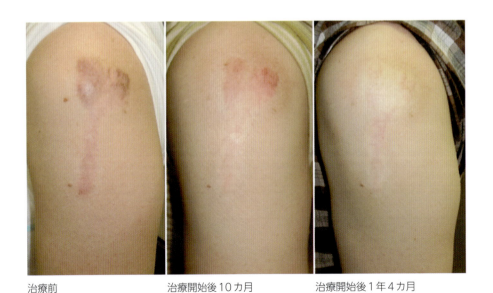

治療前　　　　　治療開始後10カ月　　　　治療開始後1年4カ月

図6　症例3：左肩ケロイド（43歳，女性）
φ5mm，75J／cm²，25msecの設定で，2～4週間おきに治療を行った。

テープ治療を行ったが，効果を認めなかったためレーザー照射を開始した．1〜2カ月ごとに5回照射をしたところ，10カ月で瘢痕の厚み低減，発赤軽減を認めた（図7）．

5 読者に伝えたいこと・関連事項

ケロイド・肥厚性瘢痕は先進国において約1億人以上の患者が存在すると言われている[5]．先進国の中でも有色人種の比率が多いわが国において，ケロイド・肥厚性瘢痕に対する「レーザー治療」の発展は，他国に比べて大きな可能性を秘めていると考えられる．

【文　献】

1) Allison KP, Kiernan MN, Waters RA, et al：Pulsed dye laser treatment of burn scars. Alleviation or irritation?Burns 29：207-213, 2003
2) Shih PY, Chen HH, Chen CH, et al：Rapid recurrence of keloid after pulse dye laser treatment. Dermatol Surg 34：1124-1127, 2008
3) 赤石諭史，小池幸子，小川令，ほか：瘢痕治療に対するレーザーの効果と限界．PAPERS　27：112-118，2009
4) 戸佐眞弓：ケミカルピーリングによるにきび治療．PAPERS　27：46-51，2009
5) Ud-Din S, Bowring A, Derbyshire B, et al：Identification of steroid sensitive responders versus non-responders in the treatment of keloid disease. Arch Dermatol Res 305：423-432, 2013

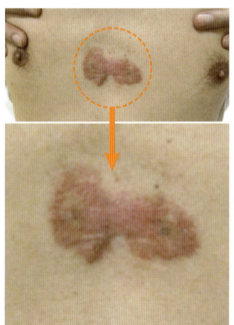
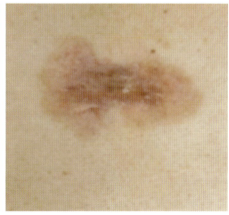

治療前　　　　　　　　　治療開始後10カ月

図7　症例4：前胸部ケロイド（43歳，男性）
φ5mm，60〜75J/cm²，25msecの設定で，1〜2カ月おきに治療を行った．

実践編

24 瘢痕・ケロイドに対するパルス色素レーザー治療

大城 貴史・大城 俊夫

1 概念

1 レーザーによる生体反応とレーザー治療の分類

　レーザー治療は，レーザーによって引き起こされる生体反応を利用して行われる。レーザーは生体に照射されると，照射点から同心円状に周辺部および深部へと拡散する。照射点における光密度が一番高く，照射点からの距離が離れるにしたがって，光密度は低くなる。その結果，生体反応は照射点より「炭化層」「蒸化層」「血液凝固層」「タンパク崩壊層」「タンパク変性層」そして「活性化層」というように次第に弱まることになる。「タンパク変性層」より中心部においては，生体の何らかの破壊を伴った反応となる。著者らは，この反応の中で生体を破壊する反応を利用した治療を高反応レベルレーザー治療（high reactive level laser treatment：HLLT）と呼び，生体の活性化を利用した治療を低反応レベルレーザー治療（low reactive level laser therapy：LLLT）と定義している（図1）[1)〜3)]。

　レーザーの種類（波長）や発振形式，照射出力密度によって，生体に対しての反応は大

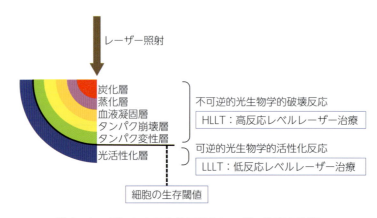

図1　レーザーによる生体反応とレーザー治療の分類

きく異なる。したがって，同一の波長でも生体反応をいかに起こさせるかで，HLLTとしてまたLLLTとして治療を行うことができる。また中心部ではHLLTの効果を出しながら，周辺部ではLLLTの効果を出すという，HLLTとLLLTの両方を使用した治療も行うことが可能になる。この反応を自家同時性LLLT（auto-simultaneous LLLT）という。

2　パルス色素レーザー

パルス色素レーザー（pulsed dye laser：PDL）は，単純性血管腫などの皮膚の微小血管の拡張病変を選択的に破壊する目的で開発されたレーザーである。当初は酸化ヘモグロビンへの吸収ピークを示す580nm前後の波長と小児の血管径から算出した0.45ms前後の照射時間を持つパルスレーザーが開発されたが，580nm前後の波長帯のPDLでは組織深達度に限界があり，血管径がより小口径，大口径のもの，深在性のものに対しては治療抵抗性であった。そのため，より組織深達性を増加させ，口径の大きな血管に対して治療可能とするために，波長をより長く，パルス幅をより長くしたレーザーが開発された。それがロングパルス色素レーザー（long pulsed dye laser：LPDL）であり，代表的機種がVbeam™（Candela社製，米国），Vbeam Perfecta™（Candela社製，米国），Cynergy™（Cynosure社製，米国）などである（図2）。

現在わが国で広く使用されているLPDLはVbeam™である。本機器は発振波長が595nm，パルス幅が0.45〜40msと可変となっており，DCD（Dynamic Cooling Device™）皮膚冷却装置が装備されており，より高出力かつ照射時間を長く設定した条件での照射が可能となっている。また照射径も5，7，10，3×10mmと選択ができ，それぞれの照射径によって15，15，7.5，25J／cm^2 までの照射出力密度を得ることができるようになっている。瘢痕治療においては，面状痕に対しては5，7，10mmの照射径を，また線状痕に対しては3×10mmの照射スポットを用いることが多い。

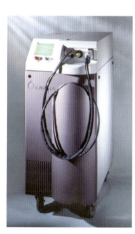
ⓐVbeam™
（Candela社製，米国）

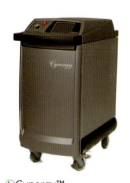
ⓑCynergy™
（Cynosure社製，米国）

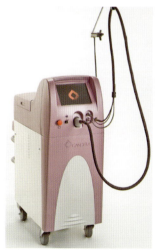
ⓒVbeam Perfecta™
（Candela社製，米国）

図2　ロングパルス色素レーザーの各種

3 レーザーによる瘢痕・ケロイド治療におけるパルス色素レーザー（PDLないしLPDL）の位置づけ

●瘢痕に対して

受傷機転，受傷時期（新鮮例，陳旧例）などを参考に，色調（赤色，白色，褐色），形状（隆起性，平坦，陥凹性），性状（面状，線状）などにより瘢痕のタイプを診断し，治療方針を立てる（表）。通常は急性期・亜急性期（6カ月以内）には瘢痕内に残存した炎症を取り除き，その後の慢性期（概ね6カ月以降）では，色調の改善を第1に，続いて形状・性状の改善の治療を行うことが多い[4]（図3）。

●ケロイドに対して

発赤，掻痒感，疼痛などの症状が強い場合には，半導体レーザーを用いたLLLTを行い炎症の鎮静化を図る。しかし半導体レーザーを用いたLLLTだけでは発赤の軽減，扁平化に時間がかかるため，PDLやLPDLを用いたHLLT＋自家同時性LLLTを併用し，短期間で症状の軽減を図る。

表 瘢痕・ケロイド治療における診断の要点

受傷時期	急性期／亜急性期／慢性期
部位・大きさ	症例による
深達度	表皮／真皮／皮下脂肪織／さらに深部
色調	赤色調／白色／褐色調
形状	隆起性／平坦／陥凹性／混合型
性状	面状／線状／面状＋線状
症状	掻痒感／疼痛／知覚過敏／その他

```
急性期
 抗炎症  LLLT ⇒ PDL lmc LPDL

慢性期
 色調に対する治療
  赤色調
   慢性期：慢性炎症＋毛細血管拡張
        ⇒ LLLT＋PDL lmc LPDL

  褐色調
   表皮成分：表皮メラニン ⇒ 各種Qスイッチレーザー
                    ロングパルスアレキサンドライトレーザー
   真皮成分：真皮メラニン，外傷性異物 ⇒ 各種Qスイッチレーザー

 形態・性状に対する治療
   症例にて状態が異なるため，リサーフェシングの方法を選択する
     各種フラクショナルレーザー（凝固型，蒸散型）
     各種のリサーフェシング用レーザー（2,940nm，10,600nm）
```

図3 瘢痕治療におけるレーザー治療の基本的な進め方
基本的には急性期の治療から慢性期の治療へ移行する。赤枠内は瘢痕治療においてパルス治療レーザーが関係する治療を示す。

2 適応と非適応

瘢痕治療におけるPDLないしLPDLの適応は、急性期および慢性期の炎症を伴った赤色調の瘢痕全般およびケロイドである。

● 注意

乾燥による炎症で赤色調を呈している瘢痕や色素沈着を伴った赤色調の瘢痕に対してPDLやLPDLを照射すると、乾燥を悪化させたり、色素沈着を痂皮化させたりして、上皮を傷害し瘢痕を悪化させることになるため注意が必要である。

3 施術手技

前述のようにPDLやLPDLのターゲットとするのは瘢痕やケロイド内の毛細血管である。PDLやLPDLにより組織内の毛細血管を選択的破壊し、低酸素状態にすることで周囲のコラーゲンの代謝率に変化を与えることに引き続く生体反応により治療効果を出すと考えられている。この反応は、毛細血管の選択的破壊を主とするものであるので、HLLTおよび自家同時性LLLTによるものである。

1 PDL

瘢痕やケロイドに対してPDL照射を行うと、皮膚血管性病変の治療時と同様に、いったん紫斑を形成し、1～2週間で紫斑が消失するとともに瘢痕が一時的に硬化し、その後徐々に軟化してくる。PDLの複数回にわたる照射によって瘢痕は徐々に扁平化し、白色化してくる。しかし紫斑形成を強く起こさせると瘢痕内の毛細血管の過度な破壊が起こり、瘢痕内に再度瘢痕を作ることになるため、PDLを瘢痕やケロイドに照射する場合は、照射出力密度を下げ、紫斑形成が起こるか起こらないかの条件で照射した方がよい。

● 照射出力密度と照射間隔

われわれはPDLを用いる場合、紫斑が起こらない程度の照射出力密度で、4～8週間ごとに照射を行い、瘢痕組織の減量、発赤の改善を図っている。

2 LPDL

● 照射時間

0.45～40msまで変化させることが可能であり、治療におけるパラメータ設定の自由度が大きい。われわれの経験では、照射時間を短く(10～20ms)すると、PDLと同様に瘢痕やケロイド内の毛細血管の選択的破壊を通じて、組織の減量や発赤の改善を得ることができる。特に発赤が強く瘢痕組織量が多い隆起した病変に対してこのような照射条件を用いる。逆に、照射時間をより長く(30～40ms)していくと波長による選択的毛細血管破壊作用(HLLT)のほかに瘢痕組織内に散乱した弱い光による非選択的反応(自家同時性LLLT)が起こりやすくなり、コラーゲンの代謝にさらなる変化を与えて瘢痕やケロイド組織の軟化を起こすことができる。いずれの照射にしても、紫斑を起こすか起こさないかに抑えた照射出力密度に設定した方がよい。

われわれはLPDLを用いる場合、隆起性(肥厚性)、陥凹性病変にかかわらず、赤色調の瘢

痕やケロイドに対してまずは発赤の改善と病変の縮小効果を図るため，選択的毛細血管破壊の目的で 10 ～ 20ms にて照射を行っている。より照射時間を短くすれば瘢痕の発赤の改善や縮小効果も強く出るが，照射後の瘢痕の硬度が高くなってしまい症状の改善に繋がりにくいことが多かったため，照射時間を 10ms より短くすることは積極的には行っていない。瘢痕やケロイドの軟化を目的にした場合には，選択的毛細血管破壊およびそれ以外の光活性化反応による効果を期待し照射時間を 30 ～ 40ms に設定することが多い。

●照射出力密度と照射間隔

症例に応じて反応を見ながら設定している。選択的毛細血管破壊を目的とした場合 4 ～ 8 週ごとに，また非選択的治療を目的とした場合には 2 ～ 4 週ごとに照射を行い，症状の改善度に応じて治療を終了している。症状が固定したことを確認するため，照射終了後 3 カ月以上のフォローアップを行うようにしている。

4 術後管理・経過観察

瘢痕やケロイドに対してレーザー照射を行う場合の注意点として患部の乾燥を防ぐことが挙げられる。PDL や LPDL 照射を行った場合においても，施術後にワセリン含有軟膏の塗布を 1 週間指示する。また施術後に患部に摩擦が加わることが予想される場合には，ガーゼにて患部を被覆し，照射部の安静を保持した方がよい。

5 代表症例

受傷時期に応じた代表的な症例を提示する。

1 症例 1：急性期の例

● 31 歳，女性，陥凹性赤色線状瘢痕，受傷後 2 カ月

上眼瞼の陥凹性赤色線状瘢痕（急性期）。交通外傷により上眼瞼部外側に裂傷を受け，縫合処置を受けた。受傷後 2 カ月，瘢痕部が一部軽度陥凹し，赤色瘢痕が目立つ状態であった。陥凹した赤色瘢痕部に対して，LPDL 照射（V-beam，595nm，10J／cm^2，20ms，φ 3 × 10mm）を 3 ～ 4 週ごとに 5 回施行した。陥凹した瘢痕部は炎症が抑えられると同時に発赤が軽減し，徐々に平坦化した。治療開始後 7 カ月（最終治療後 3 カ月）にて縫合部は目立たない状態まで改善した（図 4）。

2 症例 2：亜急性期の例

● 45 歳，女性，肥厚性赤色線状瘢痕，受傷後 5 カ月

頬部の肥厚性赤色線状瘢痕（亜急性期）。頬部に Y 字状の線状の裂傷を受け，外用薬による保存的治療が行われていたが，5 カ月経過しても瘢痕部の発赤が目立ち，線状の隆起が改善していなかった。まずは発赤の改善のために LPDL 照射（V-beam，595nm，10J／cm^2，20ms，φ 3 × 10mm）を 2 週ごとに 2 回施行し，残った若干の皮膚の凹凸面に対して non-ablative laser resurfacing（Nd:YAGレーザー，Affirm，1,440nm，3.5J／cm^2，φ14mm）を2〜3週ごとに4回施行した。治療開始より5カ月で素顔にもほとんど目立たない状態にまで十分な改善が認められた（図5）。

3 症例3：慢性期の例

● 25歳，女性，肥厚性赤色面状瘢痕，受傷後7カ月

上口唇部の肥厚性赤色面状瘢痕（慢性期）。顔面挫創後に生じた肥厚性の赤色瘢痕に対し

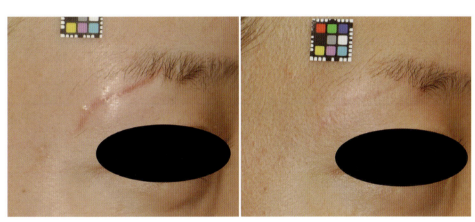

治療前　　　　　　　　　　　　治療開始後7カ月

図4　症例1：上眼瞼陥凹性赤色線状瘢痕（急性期）（31歳，女性）
V-beam，595nm，10J／cm^2，20ms，φ3×10mmを，3〜4週ごとに5回施行した。

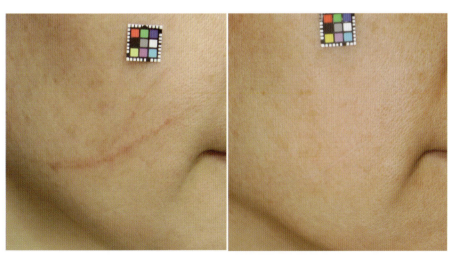

治療前　　　　　　　　　　　　治療開始後5カ月

図5　症例2：頬部肥厚性赤色線状瘢痕（亜急性期）（45歳，女性）
①V-beam，595nm，10J／cm^2，20ms，φ3×10mmを2週ごとに2回
②Nd：YAG，Affirm，1,440nm，3.5J／cm^2，φ14mmを2〜3週ごとに4回施行した。

て，瘢痕の縮小目的でLPDL（595nm，12J／cm²，10ms，φ7mm）にて4週ごとに4回照射した。その後瘢痕の軟化の目的でLPDL（595nm，8〜12J／cm²，40ms，φ7mm）にて2〜3週ごとに4回治療を行った。最終治療後3カ月の状態では瘢痕は目立たない状態まで著明に改善した（図6）。

4　症例4：慢性期の例

● 19歳，女性，肥厚性赤色面状瘢痕，受傷後1年

化学熱傷後の右下肢の肥厚性瘢痕。瘢痕が関節部にかかり搔痒感が強かったため，2週に1

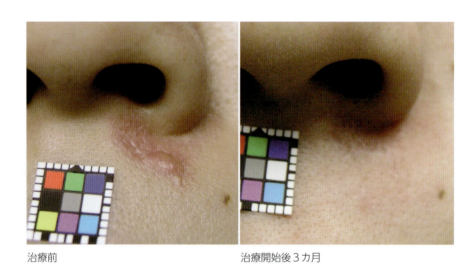

治療前　　　　　　　　　治療開始後3カ月

図6　症例3：上口唇肥厚性赤色面状瘢痕（慢性期）（25歳，女性）
LPDL，595nm，12J／cm²，10ms，φ7mmで4週ごとに4回
LPDL，595nm，8〜12J／cm²，40ms，φ7mmで2〜3週ごとに4回施行した。

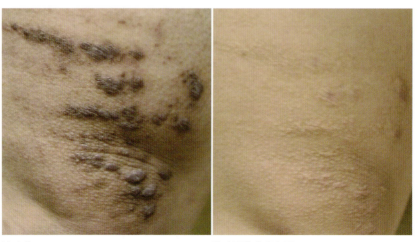

治療前　　　　　　　　　治療開始後3カ月

図7　症例4：大腿部肥厚性赤色面状瘢痕（慢性期）（19歳，女性）

回の割合で半導体レーザーによるLLLTを開始し，7回施行後には自覚症状の軽減が得られた。より早い改善を目的としてLLLTを継続しながら，1〜2カ月に1回LPDL（595nm, 12〜14J／cm^2, 10〜20ms, φ7mm）による治療を併用した。LLLT 21回，LPDL 7回施行後3カ月にて，瘢痕は色調も改善，平坦化し目立たなくなり，また自覚症状も消失した（図7）。

5 症例5：ケロイド症例

● 20歳，女性

ざ瘡瘢痕より生じた前胸部のケロイド。掻痒感，疼痛などの自覚症状が強かったため，半導体レーザーによるLLLTを週1回で開始した。LLLT 5回施行にて患部は平坦化が始まったが，治療期間の短縮目的でPDL照射（585nm, 0.45ms, 4.5J／cm^2, φ7mm）の併用を開始した。治療開始後5カ月にて（LLLT 19回，PDL照射2回）ケロイドの平坦化および自覚症状の改善が得られた（図8）。

6 読者に伝えたいこと・関連事項

PDLやLPDLの瘢痕やケロイドに対しての臨床応用は1993年Alsterらが肥厚性瘢痕に対する治療にPDLを用いた報告[5]をしてからである。以後PDLによるケロイド・肥厚性瘢痕に対する治療報告[6〜10]が相次いでなされ，PDL照射における照射出力密度の違いによる治療効果の相違の検討なども行われてきた。2000年にPDLの改良により誕生したLPDLにより，照射出力密度と照射時間の設定を任意に行えるようになったため，LPDLの照射条件を変化させることによる，治療効果の違いについて報告されてきている[11〜13]。このように臨床ベースで進んできた瘢痕やケロイドに対してのPDLやLPDLの治療であるが，Kuoら[14〜17]は，作用機序について系統的に理論的裏付けを行っており興味深い。

瘢痕やケロイドは個々の症例で病態がまったく異なるため，多角的に症状をとらえて，治療方針を立てていく必要性がある。PDLやLPDLは照射条件により治療効果に違いが出るため，病変部を正確に診断したうえで適切な照射条件にて使用することが重要である。

瘢痕やケロイドの治療はPDLやLPDLだけですべての問題が解決するわけでない。従来の治療法も十分に考慮し，各種レーザーの特性やその治療効果を理解したうえで，集学的治療を行うことが求められる。

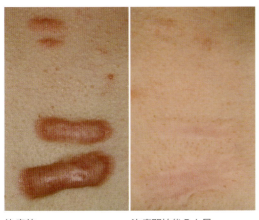

治療前　　　　　治療開始後5カ月

図8　症例5：前胸部ケロイド（20歳，女性）

【文献】

1) 大城俊夫：レーザーと生体反応．皮膚科・形成外科のためのレーザー治療，渥美和彦ほか編，メジカルビュー，pp45-56, 2000
2) Ohshiro T, Calderhead RG：Low Level Laser Therapy：A Practical Introduction, edited by John Wiley & Sons, pp25-31, Chichester, London, 1988
3) Ohshiro T：The laser apple；A new graphic representation of medical laser applications. Laser Ther 8：185-190, 1996
4) 大城貴史，大城俊夫，佐々木克己ほか：創痕（瘢痕，肥厚性瘢痕など）のレーザー治療－適応と限界－．形成外科，S9-17, 2013
5) Alster TS, Kurban AK, Grove GL, et al：Alteration of argon laser-induced scars by the pulsed dye laser. Laser Surg Med 13：368-373, 1993
6) Alster TS：Improvement of erythematous and hypertrophic scars by the 585nm flashlamp-pumped pulse dye laser. Am Plast Surg 32：186-190, 1994
7) Alster TS, Williams CM：Treatment of keloidal sternotomy scars with 585nm flashlamp-pumped pulsed-dye laser. Lancet 345：1198-1200,1995
8) McCraw JB, McCraw JA, McMellin A, et al：Prevention of unfavorable scars using early pulsed dye laser treatments. a preliminary report. Ann Plast Surg 42：7-14,1999
9) Manuskiatti W, Fitzpatrick RE, Goldman MP：Energy density and numbers of treatment affect response of keloidal and hypertrophic sternotomy scars to the 585nm flashlamp pumped pulsed-dye laser. J Am Acad Dermatol 45：557-565, 2001
10) Manuskiatti W, Fitzpatrick RE：Treatment response of keloidal and hypertrophic sternotomy scars. Arch Dermatol 138：1149-1155, 2002
11) 大城貴史，大城俊夫，佐々木克己ほか：ロングパルス色素レーザーによる瘢痕治療の実際．PEPARS 35：38-45, 2009
12) Manuskiatti W, Wanitphakdeedecha R, Fitzpatrick RE：Effect of pulse width of a 595-nm flashlamp-pumped pulsed dye laser on the treatment response of keloidal and hypertrophic sternotomy scars. Dermatol Surg 33：152-161, 2007
13) 大城貴史，大城俊夫，佐々木克己ほか：瘢痕・ケロイドに対するレーザー治療の実際（HLLTとLLLT）．PEPARS 27：102-111, 2009
14) Kuo YR, Jeng SG, Wang FS, et al：Flashlamp pulsed dye laser (PDL) suppression of keloid proliferation through down regulation of TGF-beta1 expression and extracellular matrix expression. Laser Surg Med 34：104-108, 2004
15) Kuo YR, Wu WS, Jeng SG, et al：Activation of ERK and p38 kinase mediated keloid fibroblast apoptosis after flashlamp pulsed-dye laser treatment. Laser Surg Med 36：31-37, 2005
16) Kuo YR, Wu WS, Wang FS, et al：Suppressed TGF-β1 expression is correlated with up-regulation of matrix metalloproteinase-13 in keloid regression after flashlamp pulsed-dye laser treatment. Laser Surg Med 36：38-42, 2005
17) Kuo YR, Wu WS, Wang FS：Flashlamp pulsed-dye laser suppressed TGF-β1 expression and proliferation in cultured keloid fibroblast in mediated by MARK pathway. Laser Surg Med 39：358-364, 2007

実践編

25 成熟瘢痕に対するフラクショナルレーザー治療

河野 太郎

1 概念

瘢痕を除去し，新しい皮膚を形成させる種々のリサーフェイシング法が考案されてきた。レーザー治療もその1つである。1984年にApfelbergらは瘢痕に対し，レーザーリサーフェイシングの有効性を報告した[1]。1980年代は皮膚全面を剝皮するCO_2レーザーがレーザーリサーフェイシングの主役であったが，治療効果もあるものの，再発や遷延する発赤，色素沈着，色素脱失，瘢痕形成等の合併症のリスクも高かった[2]（図1）。1990年代の追試報告は，有効であるものの39～92%が再発するというものであった[3]～[8]。1990年代には治療深度をコントロールしやすいウルトラパルスやスーパーパルスCO_2レーザーが開発され，瘢痕形成のリスクは低下した[9]。しかし，CO_2レーザーやEr：YAGレーザー等の剝皮的レーザー治療は治療効果は高いものの，白人に比べわれわれ東洋人では術後の発赤，腫張，色素異常等の合併症の頻度が高く，わが国においては，やはり一般的とならなかった。

これに対し，2004年にWellman研究所のMansteinらが微細なレーザーを$1cm^2$あたり数百から数千発の照射を行うfractional photothermolysis（FP）理論という新しい概念のレーザー照射法を提唱し，波長1,550nmのフラクショナルレーザーを開発した。具体的には，FPは毛根よりも細い照射口径で間隔をあけて正常皮膚を残しつつ点状に照射する方法である。つまり，従来の皮膚の全面を平面的に照射する方法から，部分的かつ立体的に照射する方法への画期的な転換をもたらした。その後，さまざまな波長のレーザーがフラクショナル化された。さらに近年，高周波をエネルギー源としたフラクショナル機器も開発され，これらのFPの理論に基づく治療法は，もはや一時的な流行ではなく，リサーフェイシング治療の代表的治療法の1つとなりつつある。

現在，フラクショナルレーザーは，波長による生体反応の違いから，凝固層が主体の非剝皮的フラクショナルレーザー（non-ablative fractional laser：NAFL）と，蒸散層と凝固層の両方がある剝皮的フラクショナルレーザー（ablative fractional laser：AFL）の2種類に分類される（図2）。

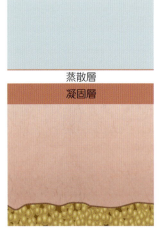

図1 従来の剝皮的レーザー治療（CO_2レーザー等）による凝固層と蒸散層の模式図

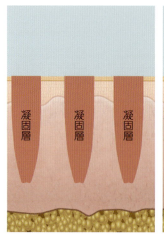

非剝皮的フラクショナルレーザー
NAFL

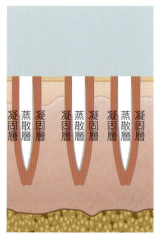

剝皮的フラクショナルレーザー
AFL

図2 NAFL治療，AFL治療による凝固層と蒸散層の模式図

1 Non-ablative fractional laser

●特徴

従来の面状に剝皮するCO_2レーザーに比べ，剝皮されない分，上皮化が早い（図1, 2）。そのため術後の疼痛が少なく，浸出液がないので，翌日からサンスクリーン，化粧，ひげ剃りなどが可能である。また，NAFLは光治療と異なり，真皮に直接作用する。これにより，高い臨床効果を得つつダウンタイムを抑えた治療が可能となる。

●生体へ与える影響

生体組織では300nmより短い波長の光の吸収が大きくなる。可視光の光学特性に最も強い影響を与えるのは，血液中のヘモグロビンであり，ヘモグロビンは600nmを境にして，それ以上の長い波長の光は著しく透過するようになる。また，波長が1.4μm以上になると水分の吸収係数が急激に増加する。よって，600nm〜1.4μmまではヘモグロビンと水分の吸収の両者ともに少ない波長帯であり，光は生体組織中を最も深く透過する。多くのNAFLが，この生体の窓といわれる600nm〜1.4μmの波長を選択している。水分の吸収率の高い順は1,927, 1,440, 1,410, 1,540, 1,550, 1,320 nmであり，深達性の高い順は1,320, 1,550, 1,540, 1,410, 1,440, 1,927nmである。

レーザーの光熱的作用により，生体組織は加熱され，熱的変化が発生する。レーザー照射による発生熱でタンパク質が凝固変性する。凝固変性は一種の化学反応であり，アレニウスの式が適用される。すなわち，凝固の進行は，温度と時間の両方に関係する。フラクショナルレーザー治療において，レーザーの照射径も重要であるが，熱凝固層の幅はより重要である。熱凝固層の幅は波長，照射径，照射時間と出力により決定する。熱凝固層の幅が広くなれば治療効果は上がるが，その分，炎症後の色素沈着のリスクも増える[10),11)]。

なお，皮膚冷却は合併症の予防と疼痛軽減のため必須である。冷却は接触式とair cooling式

がある。

照射パターンはスキャナータイプとスタンプタイプの2方式がある。スキャナータイプの長所は照射方法の設定がある程度自由にできるため、照射エネルギー密度以外にも調整が可能である点である。一方、スタンプタイプは、レーザー光を接射端マイクロレンズを通過させて、マイクロビームに分割して照射する方式であり、照射エネルギー密度以外の調整が困難である。ただし、マイクロレンズの大きさを変更して、マイクロビーム径を変えることができる機器もある。また、レーザー照射面を凸型に加工し、表皮の熱損傷を最小限にしつつ、深達性を増す方法も考案されている（図3）[12]。

● 適応

にきび後瘢痕を代表とする比較的軽微な瘢痕が適応である。NAFLの波長は主に水に吸収され、メラニンに特異的に吸収されるものではないが、リサーフェイシング効果で、色素沈着に対しても有効である。臨床的には瘢痕に対しては高出力照射が、また色素沈着に対しては高密度で照射するのがよい。

● 機器

2004年にはNAFLは1機種しか存在していなかったが、9年後の2013年においては、各国から実にさまざまな種類のNAFLが市販されている。波長は1,320, 1,410, 1,440, 1,540, 1,550, 1,927nm、レーザーの種類はNd：YAG, Raman fiber, Er：Glass fiber, Thulium fiberである。

2 ablative fractional laser

● 特徴

FPの理論を従来の剝皮的レーザーに応用した照射法がAFL治療である。NAFLは凝固層が主体であるが、AFLは蒸散層と凝固層の両方である（図2）。同じCO_2レーザーでも、AFLは蒸散する面積が少ないため、従来の面状に照射する剝皮的レーザーに比べて上皮化が早い。

● NAFLとの相違点

AFLがNAFLと大きく異なる点は組織の蒸散の有無である。NAFLは凝固層のみであるが、AFLでは組織が蒸散され、中央部はドリルで穴をあけたように組織は欠損し、その周囲を凝固層が取り囲む。術後、1日程度浸出液が見られるが、NAFLに比べて治療効果は高い。

NAFLは蒸散がないため、吸引器は不要であるが、AFLは従来のCO_2レーザーと同じく、安全管理上、吸引器は必須である。

● 機器

AFLも現在、各国からさまざまな種類の機器が市販されている。波長は2,790, 2,940, 10,600nm、レーザーの種類はYSGG, Er：YAG, CO_2、照射径は100から1,200μm、照射パターンはスキャナータイプ、冷却はair cooling式のみで、接触式はない[13]。

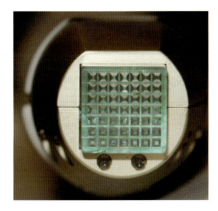

図3 照射面が凸型に加工されたハンドピース

3 fractional radio-frequency：フラクショナル高周波

●特徴

　双極式高周波によるフラクショナル治療である。低出力であれば非剝皮的治療，中・高出力であれば剝皮的治療となる。Franctional radio-frequency（以下FRF）は種々の点でNAFLやAFLと異なる。高周波は組織のインピーダンスに応じて熱を産生する。一般的に，レーザーなどの光エネルギーは皮内で集光し，凝固層や蒸散層は逆円錐形に作成されるのに対し，FRFでは巾着型に作成される（図4）。AFLは術後，浸出を認めるが，FRFでは高出力であっても術後の浸出は認めない。

●機器

　現在のところ，FRF機器は1種類である。周波数は1MHz，照射パターンはスタンプタイプ，冷却はair cooling式のみで，接触式はない。本機器は皮膚のインピーダンスと電極ごとのエネルギー実測値をモニターすることにより，設定したエネルギー値が実際に則するように制御されている。具体的にはインピーダンスが600〜2,000Ω以上になるとレッドエラーが出て電流は遮断され，規定値未満になると低電流であることを示すオレンジエラーが出て，電流は流れる。また，照射面が正しく接触していない場合は接触が少ない分インピーダンスが上がる。インピーダンスが2,000Ωを超えた場合は赤エラーにより遮断されるため，術者による照射のばらつきも軽減される。

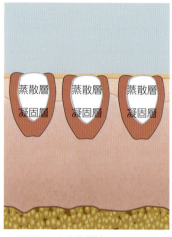

フラクショナル高周波
FRF

図4 FRF治療の凝固層と蒸散層の模式図

2 適応と非適応

●適応

　ざ瘡後瘢痕が最もよい適応である（図5）。擦過傷や熱傷後瘢痕にも適応があるが[14〜17]（図6, 7），瘢痕組織の下に正常組織がほとんどなく，幅の広い，開腹術後瘢痕では効果が乏しい。リストカット瘢痕は，手術が適応とならないような隆起の少ない，幅が狭い症例であれば，いわゆる"ぼかし"効果が期待できる（図8）。

●非適応

　日光過敏症，妊婦，日焼けをしている患者，皮膚悪性腫瘍を有する患者は適応外である。加えて，FRFの場合は，ペースメーカー，体内埋込式除細動器など体内に金属類（金の糸も含む）を埋め込んでいる患者（歯のみの場合は治療可能）も適応外である。

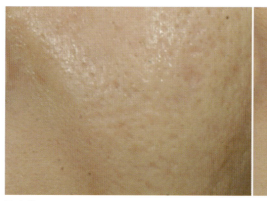 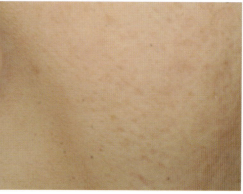

治療前　　　　　　　　　　　　AFL（CO_2）3回治療後

図5 にきび後瘢痕（28歳，女性）

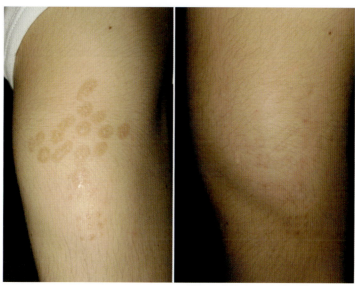

治療前　　　　　　　　　　　　NAFL（1,550nm）6回治療後

図6 たばこによる熱傷後色素沈着および瘢痕（20歳，男性）

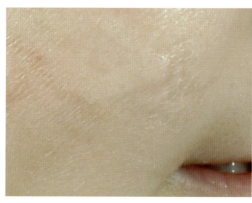 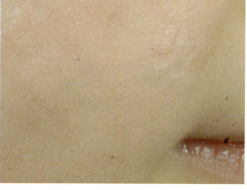

治療前　　　　　　　　　　　　AFL3回治療後

図7 擦過創後瘢痕（6歳，女児）

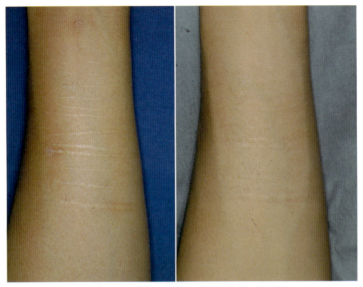

施術前　　　　　　　　　施術後9カ月

図8　リストカット後線状瘢痕（32歳，男性）

3 施術手技

施術手技は概ねNAFLとAFL，FRFに共通するが，一部FRFに特異的な点がある。

1　準備，麻酔

照射前，カバーマークや日焼け止めを落とし，麻酔は表面麻酔（エムラクリーム™を1時間前に塗布）を施行する。表面麻酔剤を除去し，再度，水洗し，しっかりと水分を拭き取る。水分が皮膚表面に残っていると，レーザー光は水に吸収され，高周波は皮膚表面を流れてしまうため，効果が減弱する。さらに，アルコール綿で清拭し，air coolingで，アルコールと水分を飛ばすようにするとより効果的である。治療中もair coolingを使用し，疼痛を緩和させるとともに，肌を乾燥させる。照射後はアイスパックを使用する。これにより疼痛が緩和され，術後の発赤や腫脹も軽減できる。

FRFはレーザーではないため，術者や患者ともに保護ゴーグルは不要である。同様に，遮光カーテンなどのレーザー光が漏れない対策や鏡をおかないなどの配慮も不要である。

2　手技の実際

照射設定と方法について述べる。瘢痕に対しては高出力照射が，また色素沈着に対しては高密度照射が有効である。しかし，効果を求めるあまり，当初から高出力かつ高密度照射を行うことは危険であり，初回は低めの設定から開始する。

同じ密度であっても，20％を1passと，5％を4passでは，合併症の頻度が異なる。手間はかかるが，日本人の場合は，低密度でpassを増やしたほうが安全である。具体的にはレーザーを水平方向と垂直方向に，時間をあけて，

50％重ねて照射を行う．Passを多くすれば，蓄熱が少なく安全性が高いだけでなく，仕上がりもばらつきがない分，きれいである．なお，眼瞼を照射する場合，コンタクトレンズは蓄熱しやすい金属性よりも，蓄熱しにくいシリコン製を使用する．特にFRFの場合は金属を使用してはならない．

4 術後管理

術直後は日焼け後のような発赤と腫脹を認め，熱感は数時間ほど継続する．治療当日は禁酒とし，入浴はシャワーのみとする．照射当日はステロイド含有軟膏を塗布するが，化粧はNAFLとFRFは翌日から，AFLは術後2，3日から可能である．炎症が強く残っている場合，化粧は中止する．

5 代表症例

フラクショナル治療の代表的適応疾患である，ざ瘡後瘢痕の例

●28歳，女性，頬部のざ瘡後瘢痕

FRF（eMatrix™，シネロン社製，イスラエル）を使用しフラクショナルリサーフェイシングを行った．出力は62mJ，64ピン・チップで4pass，air coolingとアイスパックを併用して6回治療を行った．照射後，ざ瘡瘢痕の改善，毛穴の縮小を認めた（図5）．

6 合併症回避のコツ

主な合併症は遷延性発赤，色素沈着，瘢痕，陥凹変形である[18)～20)]．合併症の回避のコツは蓄熱の回避である．

1 色素沈着

色素沈着は，皮膚冷却を行わないで高密度照射を行えば10％以上に認められるため，冷却は必須である．対策として①繰り返し照射を短時間に行わない②皮膚冷却を十分に行う，などが考えられる．特に高出力，高密度照射は慎重に行うべきである．しかし，現在までに報告されている色素沈着は従来の剥皮的レーザー治療と比較して軽微なものであり，術後にハイドロキノン等の美白治療を行うことにより改善が期待できる．

2 陥凹変形

大口径で高出力照射を行うと，陥凹性の病変を認める場合がある．特に，熱凝固層が少ないフラクショナルYSGGレーザー，フラクショナルEr：YAGレーザーではそのリスクが増大する[8)]．今までのところ，フラクショナルCO_2レーザーとFRFの陥凹性の病変の報告はない．しかし，美容治療と異なり，瘢痕治療においては陥凹病変が小さく軽微であるため，問題となることは少ない．

3 色素脱失

CO_2レーザーの合併症として遅発性の色素脱失があるが，AFLでは瘢痕形成のない色素脱失の報告は現在まだない。このことから，AFLであっても横方向の熱が干渉しあえば瘢痕形成のリスクは上昇するが，基底層を部分的にしか蒸散しないAFLでは色素脱失のリスクは極めて少ないと推測される。

以上，合併症回避のポイントをまとめると，以下のようになる。

①術中・術後の冷却を行う
②高密度照射は行わない
③眼瞼・頸部は出力も控えめにする
④ハンドピースを皮膚に垂直にあて，レーザー光が斜めに入らないようにする（特に鼻周囲など面が変わる部位は角度に留意し，必要に応じて皮膚を伸展し照射角度を90°に保つ）

ヒアルロン酸注入も有効であるが，瘢痕内のヒアルロン酸注入による皮膚壊死の報告もあるため，蒼白となるまでの注入はすべきでない。

7 読者に伝えたいこと

Mansteinらがレーザーリサーフェイシングの新しい概念であるFP理論を報告し，リサーフェイシングの状況が変わり始めてきた。FP理論に基づいたフラクショナルレーザーは日本人にも安全に使用できる治療法であり，最初の報告から10年を超え，適応が拡大し，安全性や有効性の新治験が年々報告されつつある。一時的な流行でなく，今後もレーザー治療の中で，大きな柱の1つとなると考えられる。

【文 献】

1) Apfelberg DB, Maser MR, Lash H, et al：Preliminary results of argon and carbon dioxide laser treatment of keloid scars. Lasers Surg Med 4：283-290, 1984
2) Nanni CA, Alster TS：Complications of carbon dioxide laser resurfacing；An evaluation of 500 patients. Dermatol Surg 24：315-320, 1998
3) Apfelberg DB, Maser MR, White DN, et al：Failure of carbon dioxide laser excision of keloids. Lasers Surg Med 9：382-388, 1989
4) Norris JE：The effect of carbon dioxide laser surgery on the recurrence of keloids. Plast Reconstr Surg 87：44-49, 1991
5) Bernstein LJ, Kauvar AN, Grossman MC, et al：Scar resurfacing with high-energy short-pulsed and flash scanning carbon dioxide lasers. Dermatol Surg 24：101-107, 1998
6) Kantor GR, Wheeland RG, Bailin PL, et al：Treatment of earlobe keloids with carbon dioxide laser excision；A report of 16 cases. J Dermatol Surg Oncol 11：1063-1067, 1985
7) Sheridan RL, Lydon MM, Petras LM, et al：Laser ablation of burns；Initial clinical trial. Surgery 125：92-95, 1999
8) Hulsbergen-Henning JP, Roskam Y, van Gemert, MJ：Treatment of keloids and hypertrophic scars with an argon laser. Lasers Surg Med 6：72-75, 1986
9) Fitzpatrick RE, Goldman MP, Satur NM, et al：Pulsed carbon dioxide laser resurfacing of photoaged facial skin. Arch Dermatol 132：395-402, 1996
10) Kono T, Chan HH, Groff WF, et al：Prospective direct comparison study of fractional resurfacing using different fluences and densities for skin rejuvenation in Asians. Lasers Surg Med 39：311-314, 2007
11) Chan HH, Manstein D, Yu CS, et al：The prevalence and risk factors of post-inflammatory hyperpigmentation after fractional resurfacing in Asians. Lasers Surg Med 39：381-385, 2007
12) Zelickson B, Walgrave S, Al-Arashi M, et al：Evaluation of a fractional laser with optical compression pins. Lasers Surg Med 43：137-142, 2011
13) Munavalli GS, Turley A, Silapunt S, et al：Combining confluent and fractionally ablative modalities of a novel 2790nm YSGG laser for facial resurfacing. Lasers Surg Med 43：273-282, 2011
14) Cho SB, Lee SJ, Chung WS, et al：Treatment of burn scar using a carbon dioxide fractional laser. J Drugs Dermatol 9：173-175, 2010
15) Haedersdal M, Moreau KE, Beyer DM, et al：Fractional nonablative 1540 nm laser resurfacing

for thermal burn scars ; A randomized controlled trial. Lasers Surg Med 41 : 189-195, 2009

16) Waibel J, Beer K : Ablative fractional laser resurfacing for the treatment of a third-degree burn. J Drugs Dermatol 8 : 294-297, 2009

17) Lee Y : Combination treatment of surgical, post-traumatic and post-herpetic scars with ablative lasers followed by fractional laser and non-ablative laser in Asians. Lasers Surg Med 41 : 131-140, 2009

18) Metelitsa AI, Alster TS : Fractionated laser skin resurfacing treatment complications ; A review. Dermatol Surg 36 : 299-306, 2010

19) Ross RB, Spencer J : Scarring and persistent erythema after fractionated ablative CO_2 laser resurfacing. J Drugs Dermatol 7 : 1072-1073, 2008

20) Fife DJ, Fitzpatrick RE, Zachary CB : Complications of fractional CO_2 laser resurfacing ; Four cases. Lasers Surg Med 41 : 179-184, 2009

21) Avram MM, Tope WD, Yu T, et al : Hypertrophic scarring of the neck following ablative fractional carbon dioxide laser resurfacing. Lasers Surg Med 41 : 185-188, 2009

実践編

26 ざ瘡瘢痕に対するケミカルピーリング

戸佐 眞弓

1 概念

ざ瘡の瘢痕には，大きく分けて急性期のものと陳旧性のものの2つが考えられる。急性期のものは，発赤・赤味を伴う陥没，色素沈着，赤味を伴う隆起性瘢痕である。陳旧性のものは，すでに肌色化した陥没および隆起性瘢痕である。

急性期の発赤や色素沈着などは，一般的な創傷治癒に則った病態と考えているが，ざ瘡後の隆起性瘢痕については，ほかの異なった要素を含んでいると考えている。隆起部の組織には，多数の炎症後の毛包内に角栓などを残したまま瘢痕形成が生じている。そのため，ほかの肥厚性瘢痕などに比較し，ステロイド治療にも反応がよくないことが多い。

ざ瘡後瘢痕を治療するうえで，当院で施行している各種ピーリングおよびマイクロダーマアブレージョンを用いたコンビネーション治療について，有効性と限界について報告する。

2 適応と非適応

ざ瘡をきれいに治すためには，ざ瘡が活動している急性期の時期の治療が最も大切である。内服（抗菌剤，漢方薬），外用治療（抗菌剤，アダパレン），ケミカルピーリング，Light emitting diode（以下，LED）治療[1]を組み合わせ，局所の炎症を慢性化させないようにする（表1）[2]。また，面皰圧出の際も，毛孔の開口

表1 ケミカルピーリングの深達度による分類

レベル	剥離深度による分類名称	組織学的剥離の深さ
レベルⅠ	最浅層ピーリング	角層
レベルⅡ	浅層ピーリング	表皮顆粒層から基底層の間
レベルⅢ	中間（深）層ピーリング	表皮と真皮乳頭層の一部から全部
レベルⅣ	深層ピーリング	表皮と真皮乳頭層および網状層に及ぶ深さ

古川福実ほか：日本皮膚科学会ケミカルピーリングガイドライン2004, 日皮会誌 114：953-957, 2004より引用

表2 当院における主なピーリング法選択の基準

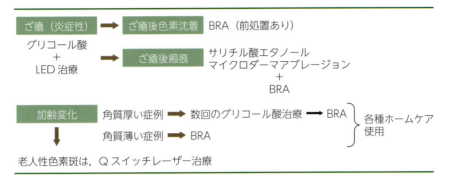

部から極小器具を用い圧出を施行するとほぼ組織ダメージがない。当院のざ瘡における治療選択のフローチャートを示す（表2）。

施行しているケミカルピーリングは，グリコール酸，Biocell Rejuvenation Activator（BRA®, Auriga社，ベルギー）（ビタミンC＋フィチン酸），サリチル酸エタノールピーリングで，マイクロダーマアブレージョンと組み合わせることも多い。

● 急性期のざ瘡瘢痕に対して

急性期は，色素沈着も赤味を伴う陥没も面皰も膿疱も混在していることがほとんどである。面皰，膿疱が多少でもある場合は，グリコール酸ピーリングを第1選択として治療を行い，ほぼ消失した時点でBRAやマイクロダーマアブレージョンに移行する。赤味を伴う隆起性瘢痕には，サリチル酸エタノールピーリングを部分的に選択する。

● 陳旧性の瘢痕に対して

陥没に関してはサリチル酸エタノールピーリングとマイクロダーマアブレージョンの組み合わせを選択する。隆起性のものについてはサリチル酸エタノールピーリングを選択するが，治療に難渋することが多い。

● 非適応

① 瘢痕に対しステロイド局所注射治療中の症例
② アトピー性皮膚炎にて，ステロイド剤，タクロリムス軟膏使用中の症例
③ 各ピーリング剤に過敏症の既往がある症例

3 施術手技と術後管理

各種ピーリングについての手技を示す。

1 グリコール酸ピーリング

グリコール酸ピーリングは，ざ瘡および色素沈着改善の効果が期待できる。LED（青，赤）治療を組み合わせると効果的である。

● 脱脂，および前処置

角質が厚い場合や皮脂が多い時に施行する。脱脂には，アセトンやエタノールを使用。前処置には，ヘクトライト含有のピュリファイングフェイスマスク（図1）を使用し，薬剤の深達度を効果的にする。

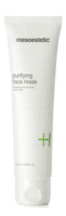

図1　ピュリファイングフェイスマスク®
（Mesoestetic社，スペイン）

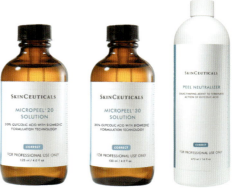

グリコール酸　　　　　　　中和剤
図2　グリコール酸ピーリング剤一式
（日本ロレアル社，日本）

●グリコール酸を塗布

　20〜30％のグリコール酸を使用する。2〜3分後または発赤を確認した時点で，炭酸水素ナトリウムで中和する（図2）。

●クーリング

　冷水を含んだマスクにて10〜15分間冷却し，水洗いする。

●施術後の管理

　施行後3〜7日間は，皮膚患部が乾燥し過敏なため，なるべく過度な刺激を避ける。治療間隔は2〜4週間で，6〜12回程度行い，膿疱や面皰が改善した時点で次のステップに移行する。ホームケアで，グリコール酸含有化粧品や，ビタミンCの外用剤の使用を推奨する。

2　BRA

　炎症後の治癒過程において高濃度ビタミンC，フィチン酸を塗布することにより，コラーゲン合成による陥没予防，またメラニン産生抑制効果により色素沈着予防が期待できる治療である。

　BRAは，マイクロダーマアブレージョン後に施行し組み合わせることも有効である。

●前処置

　洗顔後，オプションでグリコール酸ピーリング同様ピュリファイリングフェイスマスク®を使用する（物理的剥離目的）。

●BRAを塗布

　BRA溶液を綿棒で塗布し，赤味が出現した時点（約3〜5分）でふき取る（図3）。

●クーリング

　冷水を含んだ専用マスクで5分冷却した後，水洗いをして終了する。

●施術後の管理

　ダウンタイムもなく，副作用がほぼないため，当日より通常のスキンケアが可能である。治療間隔は，2〜3週間おきに6回程度が推奨される。UVケアは必須である。

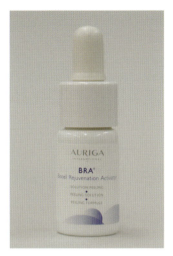

図3　BRA®薬剤
（AURIGA社，ベルギー）

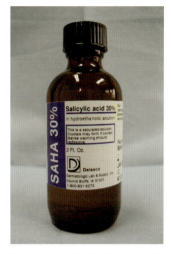

図4　サリチル酸エタノール溶液
（Delasco社，USA）

3　サリチル酸エタノールピーリング

陥没型の瘢痕，および隆起性瘢痕に施行する[3]。

●脱脂

患部をエタノールで拭き取る。

●サリチル酸エタノールを塗布

眼を保護するためアイプロテクターを装着する。20～30％のサリチル酸エタノール溶液（Delasco社，USA）（図4）を綿棒にて数回塗布する。サリチル酸の白い被膜が形成されるが，それを2～4回重ねて塗布していく。その後，温水ガーゼで取り除く[4]（図5）。

●クーリング

冷水含有シートで10～20分冷却し，水洗いした後，専用保湿クリームを塗布し終了する。

●施術後の管理

1週間のダウンタイム（痂皮の剥離）があり，その間は化粧は避けて，低刺激の化粧水，保湿

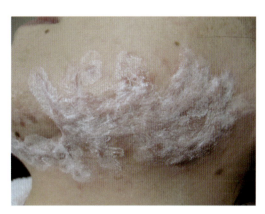

図5　サリチル酸の被膜
ピーリング施行時に形成される。

剤のみの使用となる。一過性の色素沈着が起こる可能性があるが1カ月程度で消失する。通常の治療間隔は，1～3カ月であるが，難渋性症例では，2～4週間隔で施行可能である。

4 代表症例

1 症例1：急性期ざ瘡の例

● 33歳，女性，前額部のざ瘡（膿疱）および急性期のざ瘡後瘢痕（赤味）

グリコール酸ピーリングを選択し，3週間おきに4回施行した。その後BRA治療を4回施行し，色素沈着も残さず改善した（図6）。

2 症例2：急性期ざ瘡の例

● 22歳，女性，膿疱を伴う頬部，下顎部ざ瘡

グリコール酸ピーリングおよびLEDの組み合わせ治療を選択し，3週おき6回施行した。下顎の膿疱は消失し，頬部の赤味のみになり，ビタミンC外用施行を継続している。また，今後マイクロダーマアブレージョン＋BRAに移行していく予定である（図7）。

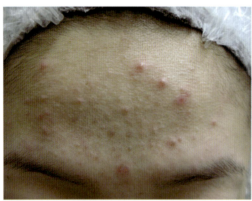 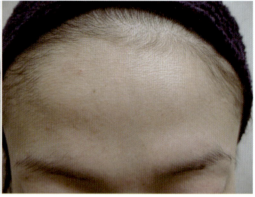

施術前　　　　　　　　　　　　施術開始後3カ月

図6　症例1：前額部ざ瘡および急性期のざ瘡後瘢痕（33歳，女性）

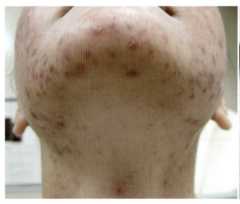 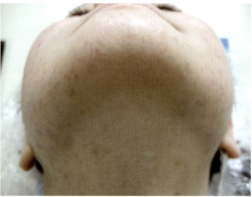

施術前　　　　　　　　　　　　施術開始後5カ月

図7　症例2：膿疱を伴う頬部，下顎部ざ瘡（22歳，女性）
グリコール酸ピーリングおよびLEDの組み合わせ治療を3週おき6回施行した。

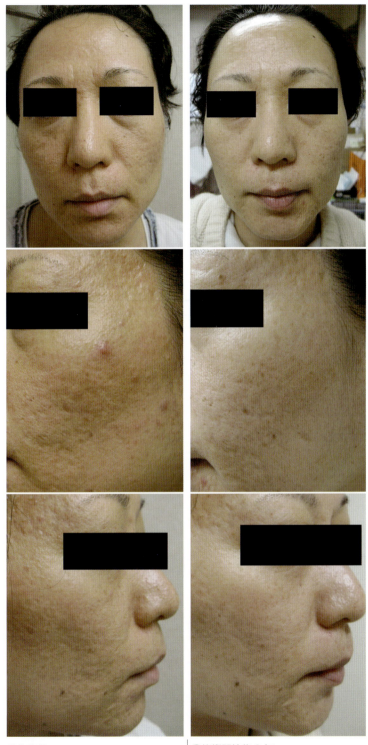

ⓐ施術前
グリコール酸ピーリングを3週おき6回施行した。

ⓑ施術開始後2年
マイクロダーマアブレージョン,BRAの治療を4週おき16回(約2年間)施行した。

図8 症例3:膿疱を伴う急性期ざ瘡およびざ瘡後瘢痕(44歳,女性)

3 症例3：急性炎症を伴うざ瘡後瘢痕の例

● 44歳，女性，膿疱を伴う急性期ざ瘡および瘢痕

20代のころからのざ瘡後瘢痕の治療を目的に受診した。初診時，急性期の膿疱を伴うざ瘡が認められたため，まずグリコール酸ピーリングを選択し，6回施行した。その後，膿疱がなくなった時点でマイクロダーマアブレージョン，BRA治療に移行した。治療期間は約2年間である（図8）。凹凸の軽減，肌面の改善が認められた。

4 症例4：ざ瘡後瘢痕の例

● 25歳，女性，下顎部の急性期の隆起性瘢痕

サリチル酸エタノールピーリングを選択し，1カ月おきに3回施行した。隆起は消失し，瘢痕は改善した（図9）。隆起性瘢痕形成後，早期にサリチル酸ピーリングを施行したため，治療回数も少なく改善が速やかであった。

5 症例5：慢性期のざ瘡後瘢痕の例

● 32歳，女性，両下顎部

22歳頃よりざ瘡が認められ，25歳には両下顎部のざ瘡後肥厚瘢痕が認められ他院にてケロイドの診断にて3年間ステロイド局注を施行したが，改善は認められなかった。また，別のクリニックでもレーザー治療なども試みるが改善せず，31歳時に当院を受診した。

初診時，慢性化した隆起性ざ瘡後肥厚瘢痕が認められた。サリチル酸エタノールピーリングを選択し施行を開始する。2～4週おきに，7回施行したところ，隆起部が部分的に平坦になり発赤の軽減が認められた。また隆起部の毛穴から，今まで認められなかった有毛が認められた。しかし，完全に平坦にはならず，患者の希望もあり現在も継続中である（図10）。

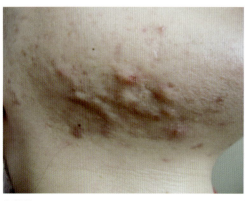 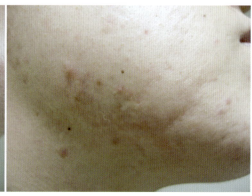

施術前 　　　　　　　　　　　施術開始後3カ月

図9　症例4：下顎部の急性期瘢痕（25歳，女性）
サリチル酸エタノールピーリングを4週おき3回施行した。

両側

右側

左側

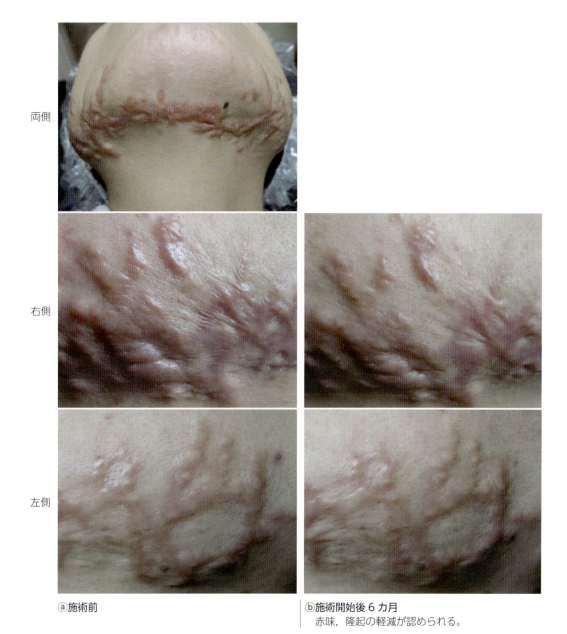

ⓐ 施術前

ⓑ 施術開始後 6 カ月
赤味，隆起の軽減が認められる。

図 10　症例 5：下顎の慢性期瘢痕（32 歳，女性）
サリチル酸エタノールピーリングを 2〜4 週おきに 7 回施行した。

5 読者に伝えたいこと・関連事項

　ざ瘡の治療は，アダパレンなどの薬剤により進歩したものの，瘢痕を未然に防ぐためには，ケミカルピーリング，ビタミンC製剤の外用療法は，有効性が高いものと思われる。

　ざ瘡後の隆起性瘢痕に対しては，症状発現後早期にサリチル酸ピーリングを施行することにより改善が認められ，瘢痕治療の1治療法として考えている。

　経過の長いざ瘡後の隆起性瘢痕に対しては，ステロイド局注の有効性が低いことが多く治療に難渋する。今後，病理学的な検討をもとに治療法に対するさらなる検討が必要と考えている。

【文　献】

1) Scherdin U, Bürger A, Bielfeldt S, et al：Skin-lightening effects of a new face care product in patients with melasma. Cosmet Dermatol 7：68-75, 2008
2) 古川福実，松永佳世子，伊藤正俊ほか：日本皮膚科学会ケミカルピーリングガイドライン2004, 日皮会誌　114：953-957, 2004
3) Kligman D, Kligman A：Salicylic acid as a peeling agent for the treatment of acne. J Cosm Dermatol 10：44-47, 1997
4) 戸佐眞弓：サリチル酸. Facial Rejuvenation最近の進歩，波利井清紀ほか編, pp33-39, 克誠堂, 2001

実践編

27 瘢痕に対するリハビリメイク

かづき れいこ

1 概念

1 リハビリメイクとは

　日本では1960年以降，病気による皮膚変色や傷あとなどをカバーするメディカルメイクやカバーメイクが医療の補助手段として導入されてきた。これらのメイクの特徴は患部を完全に被覆する"カモフラージュ"であった。患部の被覆により自信を持った明るい生活を目指すものである。著者自身も先天性心疾患である心房中隔欠損症を患っていた幼少期に血液の循環が短絡となり，顔がむくみ赤くなる症状を抱えていた。著者は体調の不調よりも外観からくる心の不調に悩まされており，顔と体と心は繋がっていることを強く感じ，自身のような疾患により外観を受容できない患者に対し，外観を受容する手段としてリハビリメイクを1995年に提唱した[1)～3)]。

　リハビリメイクの特徴は，3つある。①患部の被覆に主眼をおかない[4)]こと，②メイクアップを施すことで自身の外観の受容へ導くこと，③生活の質（quality of life：QOL）を高め社会復帰を促進することである。患部も含め，外観のメイクアップを施すことにより，メイク後の自身の外観が心の安心に繋がり外観の受容が簡易となる可能性がある。さらに，患部にとらわれていた患者が，患部が気にならなくなったことで新たな長所を発見し，言動が変わることも示唆される。

2 メディカルメイクとの違い

　メディカルメイクでは患部の完全な被覆に特化していた。患者自身も患部を完全に被覆しなければならないと思い，厚塗りにし，メイク自体に長時間を要する場合も多々見られた。それに対し，リハビリメイクは，患者の劣等感を払拭することを考慮し，簡単で短時間，薄塗りで崩れにくい方法[4)]を考案した。また，化粧品は一般的に販売されているものを使用し，特殊な化粧品を使用しないことで後ろめたさの低減に努めている。

2 適応と非適応

　形成外科，美容外科，皮膚科に留まらず，眼科や精神科など，対象は多岐の科にわたる[1)]。

また，病的疾患がなく医療の対象外であっても自身の外観に対する満足度が低く，社会生活に支障を来たしている場合も適応となる。

　著者は現在，日本医科大学付属病院や東京女子医科大学附属女性生涯健康センターなどの医療機関で，約3,000人（2006年より）にリハビリメイクを実施している。

3 施術手技

1 ヒアリング

　施行前にヒアリングを行い，現病歴，既往歴とともに患者の状況を把握する。医学的問題だけでなく嗜好（普段の化粧，老化に伴う症状など）や環境（家族構成，仕事の種類など）も聞き，悩みを明らかにする。

2 ふき取り洗顔、血流マッサージ

●洗顔と保湿

　洗顔剤などを使用せず，化粧水とスクワランオイル※をコットンに適量染み込ませ，図1の方向に従い肌の上から下へと滑らせ，汚れや余分な皮脂などを取り除く。同時に保湿を行うことが可能である（本工程を以下ふき取り洗顔と記す）。

●血流マッサージ

　続いて，美容液を含ませたスポンジを用いて顔の静脈の流れに沿って一定の方向でマッサー

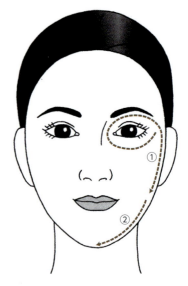

図1　血流マッサージの方向
美容液をスポンジに含ませておく。目尻の皮膚を指で保持したまま，もう一方の手で下眼瞼外側から内側，上眼瞼内側から外側に円を描くように滑らせる（①）。下顎角まで滑らせ（①），顔の輪郭に沿っておとがい方向にマッサージを行う（②）。このマッサージは数回，約30秒間繰り返す。

ジを行い（図1），滞った血液の循環を促す。このマッサージ（血流マッサージと称している）により血色が良くなり，くまやたるみが解消され透明感が増す。また，皮膚表面の温度が下がり，毛穴が引き締まることで，化粧の塗布が簡便となり化粧崩れもしにくくなる。

3 リハビリメイクの手順

　基本的な化粧の手順は，医学的問題や悩みにかかわらず同じである。

①化粧下地の塗布

　保湿性の高い，日焼け止め効果のある黄色の下地を顔全体に塗布する。肌色のトーンが明る

※スクワランオイル：サメの肝油を抽出・精製したスクワレンを安定化させるために水素を添加した油剤。ヒトの皮脂と同等の組成を示し，肌上でなじませることで皮脂膜の役割を果たし，保湿効果を上げるとともに皮脂を柔軟にする。

くなり，ファンデーションの発色の補助に繋がる。

②ファンデーションの塗布

患者の肌色のみを考慮するのではなく，生活環境や嗜好を合わせて塗布色や塗布量も患者に合うものを選定する。こうすることで患者自身がメイクをより行いやすいように導く。

③フェイスパウダーの塗布

汗や水によってメイクが崩れない目的で塗布する。パウダーをパフに取り，手掌でよく揉みこんでから，顔面の尾側から頭側に向かって押さえるようにして塗布する。その後，フェイスブラシで余分な粉を払い落とす。

④カバー力の高いファンデーションの塗布

②のファンデーションで隠れなかった患部を被覆するため，よりカバー力の高い練り状のファンデーションを使用する。ファンデーションをスポンジに取り，手掌でよく混ぜ合わせ，患部にポンポンとたたくように塗布する。

⑤眉メイク

眉用のブラシで毛並みを整えた後，眉用のペンシルを用い，眉山から眉尻，眉中から眉山，眉中から眉頭の順に描く。眉の形は，眉山から横顔（黒目の外側の縦ライン）を考慮して描くことにより，顔を立体的に仕上げる。

⑥ポイントメイク

患者の嗜好や個性に合わせて，アイシャドー，アイライン，マスカラ，頬紅，口紅などを塗布する。チャームポイントを強調させると，他者の視線が患部から外れることで，患部が気にならなくなり，外観に対する満足度の向上に繋がる。

●施術の行い方

前述のようにリハビリメイクが従来のメディカルメイクと異なる大きな特徴は，患部を隠すことのみを目的とせず，メイクという手段を用い，患者が病変を精神的に受容することを目的としている。そこで実際にリハビリメイクを行う際は，患者の右半分の顔だけにメイクを行い，鏡を見たときに左右の比較を行うことで客観的に自分の顔の変化を見る機会を与える。また，左右の顔を触ることによって薄塗りである質感や軽さを感じてもらい，外観の受容に導く。患者が"被覆できる"と体感することで安心感を覚え，患部への脅迫神経のような感情を払拭することも受容の1つである。残りの半分の顔を施術する際はメイクの効果や手法を指導しながら行う。終了後には外観だけでなく心も変化していることが多い。リハビリメイクは患部だけでなく，顔全体をメイクしQOLの向上に努めるが，患部が体部の場合も患部のみでなく広範囲をメイクする。顔のメイクも同時に行うとさらに満足度が向上し社会復帰へと繋がりやすい。

●施術の評価

リハビリメイクを行う際に患者の自身の外観に対する満足度を知るため，Visual Analogue Scale（VAS）を用いて，施術前，施術直後，施術後3週に調査を行っている[5]。

「0mm：外観に非常に不満，100mm：外観に非常に満足」として，その時点での満足度がどこに位置するかを0～100mmのどこに位置するかをプロットさせ，その変化を検討する。

4 瘢痕に対するリハビリメイクの特徴

1 変色と凹凸

　瘢痕に関してリハビリメイクを希望する患者の瘢痕は，皮膚変色を伴う瘢痕と，凹凸を伴う瘢痕，あるいは双方を伴う瘢痕が主である。

　皮膚変色を伴う瘢痕は赤みの変色が多いため，日本人では黄色のファンデーションが有効である。黄色は有彩色のうち最も明度が高く，明るさと黄みを与える。瘢痕の色みは赤や茶褐色（赤の明度を低くした色）が多く赤系統の色で，赤に黄を足すとベージュになるように，黄色のファンデーションは赤色や茶褐色の色みをベージュへ補正すると考えられる。受傷時期が浅いかまたは治療中であり，肌に突っぱり感や乾燥感がある場合はファンデーションがなじみにくいため，スクワランオイルを用いて保湿を十分に行い，ファンデーションの塗布を簡便にする。

　凹凸を伴う瘢痕には，著者が医療用テープ企業とともに開発したテープ（かづきデザインテープ®）の活用も有効である。総厚0.01mmの極薄テープで，エンボス加工を施しており，皮膚のきめを再現している。また，透湿性に優れているため，蒸れにくく，長時間の貼付が可能である。低刺激の粘着剤を使用している。貼付後，水でテープを馴染ませることで，より肌に密着するため瘢痕の凹凸を低減することができる。ファンデーション塗布前に患部に貼付することで，凹凸や肌の質感の違いを低減することができる。凹凸がなくなると触り心地が変化するため，患者の満足度は非常に高い。

　また，凹凸だけでなく皮膚変色も伴う場合においても有効で，貼付後，テープ上にメイクを行っても違和感がない。

2 瘢痕の発症時期による受容の違い

　瘢痕の発症時期が先天性（唇裂など）および幼少期（自身の記憶として残っていない時期）の患者と後天性の患者を比較すると，自身の外観に対する満足度や最終的な外観の目標を含め受容の度合いが異なる場合が多く見られる。

　先天性であったり，幼少期に発症した患者は，外観に瘢痕がある状態しか見たことがなく，物心ついた時からそれが自分の外観であるため，自身の病変を精神的に受容できていることが多い。そのため，自身が望む範囲や生活環境に合わせ，被覆を求めた際の手段の1つとしてリハビリメイクを提供することができる。また，先天性の患者の場合は本人だけでなく母親の精神状態も考慮する必要がある。遺伝的要素や不慮の事故を自身のせいだと考え，患者本人よりも親が気にしているケースが多々見られる。

　一方，後天的に瘢痕を生じた患者の場合，発症時期が浅く，瘢痕がない時の外観が自身の外観という意識が強く，受容が難しい場合がある。メイク施術前にヒアリングをし，要望をよく捉える必要がある。患者は瘢痕がなかった時の外観を求めることが多いが，施術時には長所を強調するメイクを行い，患部に囚われないように導くよう心がける。

　また，受傷時期が患部の受容に大きく影響する。思春期や青年期に受傷した場合は特に将来に不安を感じ，受容が難しいことが多い。うつ傾向になり社会に出られなくなるケースもある。

3　瘢痕に対するリハビリメイクの実際

●幼少期に受傷した熱傷瘢痕

49歳，女性。5〜6歳時，熱湯により右頸部から胸部にかけて受傷した。露出を避けるため，夏でもショールや襟付きの服を欠かさない。母親と熱傷について話したことはない。家族（夫，息子3人）の前では傷あとは気にならない。

●施術にあたり考慮すること

言動から明るい雰囲気の女性であったが，メイク前のVASが0であることから表面には出さないが患部を非常に気にしていると考えられた。また，母親と患部について話をしたことがないことから，本人以上に母親が気にしており，青年期には親に気を遣っていた可能性が推察される。患部が衣服に触れる箇所であるため，メイクが剥離しないように工夫する必要がある。

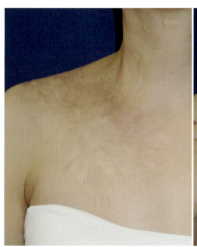
施術前

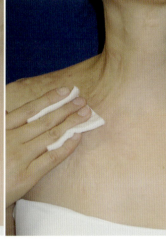
ふき取り洗顔

①ふき取り洗顔
本症例のように受傷後の皮膚は，乾燥し硬くなっている場合が多く見られ，この状態だと化粧料を肌上に塗布することが難しい。スクワランオイルと化粧水をコットンに適量取り，前述のふき取り洗顔の要領で上から下に向かって塗布し，保湿する。

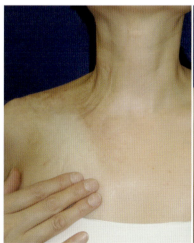
化粧下地の塗布

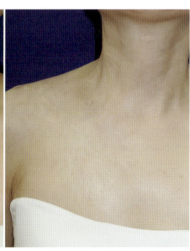
化粧下地塗布後

②化粧下地の塗布
カバー力の高い黄色の化粧下地を手掌に出し，両手でよくなじませてから，手で塗布する。この時点で赤みが押さえられ，大体の色調は統一させることができる。

図2　リハビリメイクの実際 ①，②

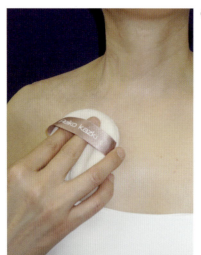

フェイスパウダーの塗布

③フェイスパウダーの塗布
フェイスパウダーをパフに取り，パフにパウダーがしっかりと含まれるように手掌でよく揉みこむ。尾側から頭側に向かって押さえるように塗布する。この時，患部のみでなく胸部全体に塗布するようにする。その後，フェイスブラシを用いて余分な粉を払う（カウンセリングで完全なカバーを必要としていないと推察された患者に対しては，ここで終了することもある）。

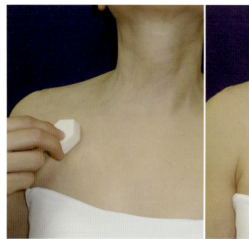

ファンデーションの塗布　　　　ファンデーション塗布後

④ファンデーションの塗布
スポンジにカバー力の高い黄色のファンデーションとベージュのファンデーションを取り，患者の肌色に調整しながら手掌でよくなじませる。前工程までで被覆しきれなかった箇所を中心に塗布する。スポンジを滑らせると塗布した化粧料が取れてしまうため，ポンポンとたたくように塗布する。
この時，患者によっては完全に被覆することで厚塗りだと感じ，逆に満足度が下がってしまう場合もあるため，患者がどこまでの被覆を希望しているかを考慮しながらファンデーションの塗布量を調整する。

図2　リハビリメイクの実際 ③，④

●使用物品

スクワランオイル，化粧水，カバー力の高い黄色の化粧下地，カバー力の高い黄色のファンデーション，ベージュのファンデーション，フェイスパウダー

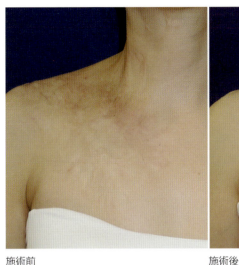
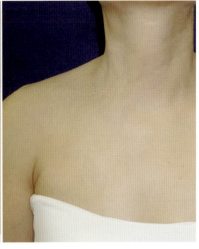

施術前　　　　　　　　施術後

⑤化粧崩れを防ぐ
化粧を崩れないようにするためフェイスパウダーを塗布し，フェイスブラシを用いて余分な粉を払う。その後、水スプレーをかけ軽く流し，ティッシュペーパーで押さえて密着させるとさらに化粧崩れを防ぐことができる。

図2　リハビリメイクの実際 ⑤

● 施術手順

図2①〜⑤で説明する。

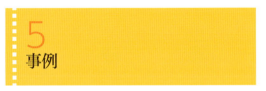

5 事例

リハビリメイクの方法を習得する目的で講座を受講した事例から代表的なものを提示する。

1 事例1：幼少期の熱傷による瘢痕

● 26歳，女性（図3）

1歳時，つかまり立ちをしていてテーブルの湯を被り右頸部から胸部に受傷した。すぐに病院に行ったが，処置の際，表皮を剥離された。3年前に傷跡を目立たなくするため手術を受けた（何の手術かは不明）。リハビリメイク受講当日は，同居の母親も同伴した。家族構成は両親と姉である。

● 施術にあたり考慮すること

母親も上京し同伴していることから本人以上に母親が気にしていると推察される。そのため，母親に対してもメイクで患部が隠せることを見せ，安心感を与える必要がある。また家族構成として同性である姉がいることから，姉のきれいな肌状態と比較し劣等感や嫉妬感を抱いている可能性も考えられるので，配慮が必要である。これは兄弟が男である場合は見られない傾向である。

● 施術手順

前述した瘢痕に対するリハビリメイクと同様の要領で，患部と顔に対して施術を行った。患部をカバーするために特別なファンデーションが必要で，このために自分はほかとは違うと意識している患者もいる。特別な化粧品は使用せず，一般の人と同じ顔に使用する化粧品で目立たなくすることができることを伝え，身だしなみとして顔をメイクするように顔と患部とを合わせたメイクを提案した。また，患部を主訴に受講したが，顔のメイクアップも行うことで

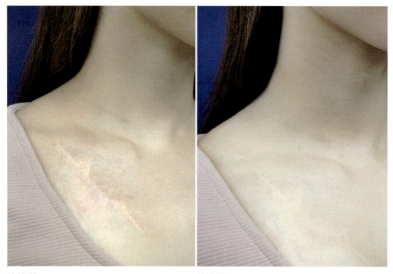

施術前　　　　　　　　　　施術後

図3　事例1：幼少期　熱傷後瘢痕

QOLの向上につなげることができた．喜んだ様子を見せることで，母親にも安心感を与えた．

●施術後の患者の反応

ほとんど目立たないことを非常に喜び，「自身でメイクができるようになったら，さらに気にならなくなる」との感想が得られた．カバーしたい時はいつでも能動的にメイクできるようになると満足感や安心感が高まり，患部の受容が可能となる．

本患者のVAS	施術前	施術直後	施術後3週
	40	100	回答無し

2　事例2：後天性　熱傷後瘢痕

● 44歳，女性（図4）

8月，自宅でスプレー缶のガス爆発により左手と顔にⅡ度熱傷を受傷した．退院後，10月より仕事に復帰するため9月にリハビリメイクを受講した．職業は教員で，ベリーダンス，ゴルフなどを趣味としている．

●施術にあたり考慮すること

人前に立つ機会が多いことから，社会復帰をメイクの目的としている．受傷が転機となり外出できなくなることへの心のケアも必要と考えた．

●施術

手は，前述した瘢痕に対するリハビリメイクの要領でメイクを行った．手元や指先はよく動かし，物に触れる機会が多いため，フェイスパウダーを十分に塗布し水で洗っても崩れないようにした．

顔面・頸部のファンデーションは，手と同じものを使用した．特別なファンデーションは必要としないことを伝え，精神的負担の軽減に努めた．

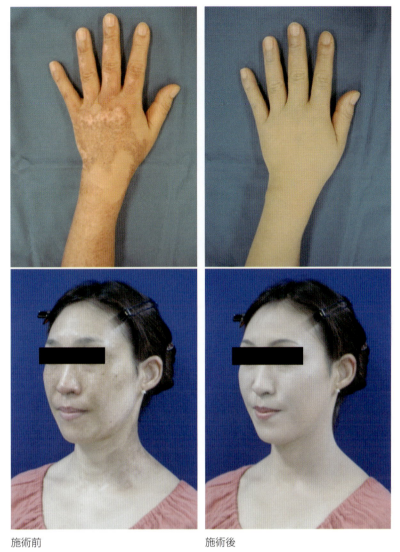

施術前　　　　　　　　　施術後

図4　事例2：後天性　熱傷後瘢痕

●施術後の患者の反応

施術後の変化を非常に喜び，数回レッスンを受講し，仕事復帰に向けて準備をした。

本患者のVAS	施術前	施術直後	施術後3週
	5	90	90

3　事例3：後天性　外傷痕

● 50歳，女性（図5）

駐車場にて車に巻き込まれ4～5m引きずられ，左大腿部，左足首に受傷した。頭をかばったため両肘を骨折した。人生に絶望し自殺も考えたが，できることはすべてやってからと思いリハビリメイクを受講した。

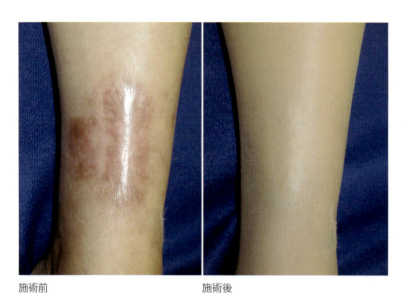

施術前　　　　　　　　施術後

図5　事例3：後天性　左足首の外傷痕

● 施術にあたり考慮すること

　不慮の事故により自殺を考えるほど精神的負担が大きかった。自身の不注意によるものと他者の不注意によるものでは，同じ交通事故でも患部の受容度が変わってくる。本症例は他者の不注意による事故であったことから，加害者を責め，受容が困難と考えられた。

● 施術

　瘢痕に対するリハビリメイクの要領でメイクを行った。患部の肌状態はつっぱり感が強かったため，スクワランオイルで十分な保湿を行い，肌質を柔らかくしファンデーションを塗布しやすいような状態にしてから行った。

● 施術後の患者の反応

　色や質感が求めていた事故前の外観に近く，満足度が高かった。技術の習得を望まれた。

本患者のVAS	施術前	施術直後	施術後3週
	2	100	回答無し

4　事例4：後天性　外傷痕

● 52歳，女性（図6）

　2カ月前はさみか犬の爪が当たり鼻背部に外傷を受傷した。しみが全体にあることも気になっている。美容外科で傷のレーザー治療について相談に行ったが，傷ではなく顔全体に美白目的のレーザーを2度照射した。すると逆にしみが濃くなり，レーザーで焦げたような状態になったため治療を中止した。現在，傷は完治しており，あとはメイクでカバーするようにと言われ，リハビリメイクを受講した。

● 施術にあたり考慮すること

　傷のみでなくしみも気にしており，美容外科で美白のレーザーも受けていることから，非常

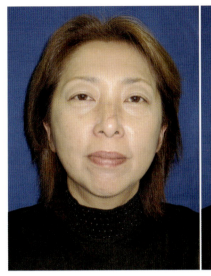
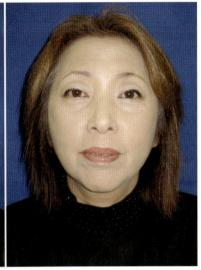

施術前　　　　　　　　施術後

図6　事例4：後天性　外傷痕

に美容意識が高いと推察される。このような患者に対しては，傷あとのカバーのみではなく，アンチエイジングを目的としたメイクが必要である。

●施術

前述したリハビリメイクの要領でメイクを行った。この症例では血流マッサージの後に，かづきデザインテープ®を耳の周辺に貼付した。フェイスラインが引き締まるように見える方向に貼付している。

●施術後の患者の反応

「普段は傷あとのことを忘れていて素顔でも平気で過ごせるが，特別な席では傷あとはできるだけメイクで目立たないようにしたかった。傷あとはメイクで隠せることがわかり，気持ちが大変楽になった」と感想を述べた。

本患者のVAS	施術前	施術直後	施術後3週
	77	100	回答無し

5　事例5：ケロイド

● 27歳，女性（図7）

約6年前に特別な原因なく肩にケロイドができ，現在レーザー治療中である。普段は全く気にしていないが自身の結婚式があるためリハビリメイクを受講した。

●施術

瘢痕に対するリハビリメイクの要領でメイクを行った。

●施術後の患者の反応

「普段は全く気にしていないが，患部のみでなく腕全体もきれいになった」と喜んでいた。

本患者のVAS	施術前	施術直後	施術後3週
	30	90	回答無し

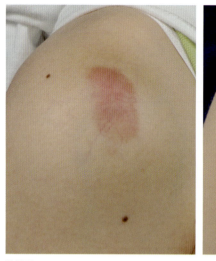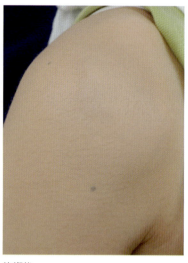

施術前　　　　　　　　　施術後

図7　事例5：ケロイド

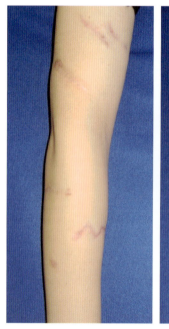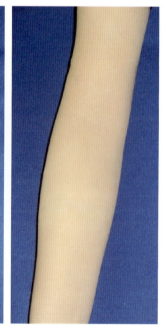

施術前　　　　　　　施術後

図8　事例6：リストカット

6　事例6：リストカット

● 29歳，女性（図8）

　10年前に両腕に分散しながらリストカットをした。リストカットしている時は痛みを感じなかった。形成外科で手術を受け，現在治療中である。自身の結婚式があるためリハビリメイクを受講した。

● 施術にあたり考慮すること

リストカット患者に対しては，必ず切っているときに痛みを感じたかどうかを確認する。レベンクロンによると，自傷行為は解離性と非解離性に分類され，痛みを伴う場合は非解離性である。非解離性の患者は，痛みを得て他者に注目されることを目的とし，全体的な健康度は高い。一方，痛みを伴わない場合は解離性であり，感覚麻痺を目的とし，健康度が低いと考えられる[6]ため，注意が必要である。患者の状況によっては精神科医に相談する。

● 施術

瘢痕に対するリハビリメイクの要領でメイクを行った。腕の内側部と外側部では肌の色が違うため，それぞれに色調を調節し，より自然に見えるようにする。メイクは患部だけでなく腕全体に行い，さらに腕の左右差が生じないように色調を合わせた。

● 施術後の患者の反応

メイク後の腕を見て喜び，その場で習得を試みた。同伴した夫も「母に見せてあげたい」と満足度が高かった。

本患者のVAS	施術前	施術直後	施術後3週
	45	63	58

6 読者に伝えたいこと

傷を負った後の患者の感情はさまざまである[7]。前述したように，先天性の患者と後天性の患者では傷の受容度に大きな差がある。さらに患者の性格や生活環境・家庭環境などにより，同様の傷を負っても，非常に気にする患者とまったく気にしない患者とがいる。外観の問題は心に大きな影響を与え，精神疾患につながることもあるため，カウンセリングの際に患者の求める外観を見極めることが必要となる。

VASを用いた調査からも，リハビリメイクは瘢痕を治療する過程において非常に有効であることが明らかとなった。形成外科手術前の患者に対しては，手術前にリハビリメイクを行うことで，メイクで隠せる部位，隠せない部位を見分けることができ，治療の優先順位をつけることができる。また，メイクの効果を知ることは外科手術の必要性を患者自身が選択する材料となる。長期治療を行っている患者に対しては，治療中のQOL向上の手段の1つとして提供可能である。また，メイクをすることで目指している外観に近づけることができ，次の手術の誘導にもなる。手術後は，リハビリメイクで満足度を高めることができ，不必要な手術を繰り返すポリサージャリーのリスクの軽減につながると推察される。また，外科的手術において限界がある場合に，最終手段としてリハビリメイクは有効な場合もあると考える。さらに，リハビリメイクは患者と医師をつなげる役割を果たす。リハビリメイクを受講する患者の中には瘢痕は治らないと諦めている場合もあるが，医師を紹介し，診断を受けて治療が可能になることも経験した。上記のように，治療にリハビリメイクを導入するには医師との連携が必要不可欠である[8]。カンファレンスで医師と積極的にコミュニケーションをとり，患者の必要とする治療を見極めていく必要がある。

今後もリハビリメイクの普及活動を行い，医師と連携することで，より多くの患者のQOL向上に貢献できるよう活動していきたいと考える。患部をさらに目立たなくするメイク技術や化粧料などを探求し提案することで，瘢痕・ケロイドに悩む患者の一助となることを願っている。

【文献】

1) かづきれいこ，青木 律：医療スタッフのためのリハビリメイク．百束比古監修，pp39-51，克誠堂出版，東京，2003
2) かづきれいこ：リハビリメイクとは．日香粧品会誌 29：335-339，2005
3) かづきれいこ：リハビリメイクと医療．形成外科 44：1029-1036，2001
4) かづきれいこ：黒アザに対するリハビリメイク．PEPARS 24：62-67，2008
5) 檜垣祐子，かづきれいこ，加茂登志子ほか：顔面の皮膚病変に対するリハビリメイク®の患者QOLへの影響．臨床皮膚科 60：879-883，2006
6) 岡野憲一郎：リストカット：ボーダーラインか解離性か？ こころの科学 127：76-83，2006
7) 内田嘉壽子，寺田員人，北村絵里子ほか：リハビリメイクの精神心理学的効果についての研究．新潟歯会誌 35：19-28，2005
8) かづきれいこ，百束比古：新しいメイクアップセラピー．PEPARS 27：120-127，2009

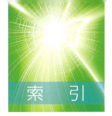

索引

■■■ 欧文索引

【A】
ablative fractional laser 201
ablative fractional laser：AFL 199
adenosine diphosphate：ADP 45
adenosine triphosphate：ATP 45, 49
aggressive fibromatosis 61
air cooling 202
auto-simultaneous LLLT 191

【B】
BED 計算 152
bi-pedicled free superthin flap 129
Biocell Rejuvenation Activator：BRA® 209
biological effective dose：BED 147
biological equivalent dose：BED 141
blister 法 110
BM-40 25
BRA 210

【C】
catenin 74
CCN 25
CD4 サブセット 54
CD4 陽性 T 細胞 53
chip skin graft 110, 114
chondroitin sulfate：CS 36
collagen bundle 26
collagen fibril 26
cone 構造 9
connective tissue growth factor 28
contact mode 186
cooling 187, 210
core protein 27
CTGF 28
CXCL12-CXCR4 経路 66

【D】
DANCE 33
dermatofibrosarcoma protuberans：DFSP ... 90
desmoid tumor 61
dimethyl-poly-siloxane 176

【E】
effector T cell：Teff 54
emilin 33
endothelial-mesenchymal transition：EndMT ... 62
epigenetic silencing 63
epithelial-mesenchymal transition：EMT ... 62
epithelial-mesenchymal transmission：EMT ... 65
expanded flap 129
extracellular fluid：ECF 16
extracellular matrix：ECM 24, 46

【F】
fibrillin 32
fibroblast like cell 65

fibrocyte 65
fibrocyte の機能 66
fibroproliferative disease 60
fibrosis 52
fibulin 31
fibulin-4 33
fibulin-5 33
forkhead box protein 3：FOXP3 54
fractional photothermolysis（FP）理論 ... 199
fractional radio-frequency 202
franctional radio-frequency：FRF 202

【G】
giant cell fibroblastoma 90
glycosaminoglycan：GAG 27, 31
graft versus host disease：GVHD 55
Guix の原法 152

【H】
hairless descendant of the mexican hairless dog ... 9
high reactive level laser treatment：HLLT ... 190
hyalinized collagen bundle 61
hypertrophic disorder of skin 61
hypoxia inducible factor 1α（HIF-1α） ... 50

【I】
IL-10 56
IL-6 53
IL-6 産生能 71
IL-6 シグナル 69, 71
IL-6 シグナル伝達経路 70
IL-6 受容体遺伝子発現 71
inducible regulatory T cell（iTreg）..... 54
intenational commission on radiological protection：
 ICRP 142

【J】
JSW Scar Scale 87, 88
junctional epidermolysis bullosa：JEB ... 27

【K】
keloid fibroblast：KF 69

【L】
latency-associated proteins（LAPs）.... 62
latent TGF binding proteins（LTBPs）... 62
latent TGF-β complex 63
latent TGFβ -binding protein 4 33
Light emitting diode：LED 208
long pulsed dye laser：LPDL 191
low reactive level laser therapy：LLLT ... 190
LOX 32
LOXL 1 32
LPDL 193
Lysyl oxidase 32
Lysyl oxidase-like 1 32

【M】
Manchester Scar Scale（MSS）....... 79, 82

Marfan syndrome … 26
Matching Assessment of Scars and Photograph（MAPS）… 77
matricellular proteins … 28
matrix metalloproteinases：MMP … 26
mechanobiology … 15
mechanosignaling pathways … 17
mechanotherapy … 18
microSelectron−HDR … 147
MMP-2 … 26
MMP-9 … 26
myofibroblast … 65

【N】
naturally occurring regulatory T cell（nTreg）… 54
Nd：YAG レーザー治療 … 184
neoplasm … 61
non-ablative fractional laser：NAFL … 199, 200
non-contact mode … 186
normal fibroblast：NF … 69

【O】
oil in water 型クリーム … 178

【P】
pathway 解析 … 69
Patient and Observer Scar Assessment Scale（POSAS）… 80, 83
PDL … 193
pirfenidone … 63
plasminogen activator inhibitor-1（PAI-1）… 50
post-operative adjuvant radiation therapy … 136
prefabricated flap … 129
primary radiation therapy … 136
pulsed dye laser：PDL … 191

【Q】
quality of life：QOL … 217

【R】
red duroc pig … 11
regulatory T cell：Treg … 54
remote after loading system：RALS … 144
RSTL … 156

【S】
scarless wound healing … 2
Seattle Scar Scale … 77
Secondary vascularized flap with free vascular bundle transfer, SV-flap … 129
secreted protein, acidic and rich in cysteine … 28
silicone gel … 176
single nucleotide polymorphysms：SNPs … 42
small leucine rich proteoglycans：SLRPs … 27
SPARC … 25
Stony Brook Scar Evaluation Scale（SBSES）… 77

【T】
Teff／Treg バランス … 57
TGF-β … 53, 62
TGF-β／Smad シグナル伝達経路 … 17
Th1 … 54
Th1／Th2 バランス … 57

Th17 … 54
Th2 … 54
transient receptor potential：TRP … 16
Treg … 54
Treg の線維化抑制機序 … 56

【V】
Vancouver general hospital burn scar assessment score … 2
Vancouver Scar Scale（VSS）… 76
vascular endothelial growth factor（VEGF）… 50
vimentin … 66
Visual Analogue Scale（VAS）… 79, 219

【W】
Wnt シグナル … 69, 73
Wound Evaluation Scale（WES）… 82

【X】
X … 25

【記号】
α-SMA 陽性線維芽細胞 … 52
β-カテニン … 74

■■■ 和文索引

【あ行】
赤い病的瘢痕 … 40
アキレス腱部 … 134
アグリカン … 25
亜性期 … 194
圧迫・固定療法 … 164
圧迫固定の材料 … 166
厚み（高さ）… 83
アデノシン三リン酸 … 45
アプリケータ … 152
一塩基多型 … 42
遺伝子発現抑制 … 63
異物 … 186
インターロイキン 6（IL-6）… 69
インフォームドコンセント … 113, 155
ヴィトロネクチン … 25
腋窩部 … 133
エネルギー代謝 … 45
エピジェネティクス … 63
エフェクター T 細胞 … 54
エミリン … 33
エラスチン … 25, 26
遠隔皮弁 … 126
遠隔操作式後装填法 … 144
炎症細胞 … 53, 56
炎症反応 … 4
オステオネクチン … 25
オステオポンチン … 25

【か行】
解糖系 … 49
外鼻 … 132
顔 … 105
下顎・頸部 … 132
下肢 … 107, 134

合併症回避	205
カノニカル経路	73
下腹部	107
眼瞼	132
患者および観察者瘢痕評価スケール	79
完全切除	138
機械的刺激	62
機能・形態障害	99
急性期	194
共培養モデル	57
局所皮弁法	126
筋線維芽細胞	52, 65
区域皮弁移植	126
クーリング	187, 210
グリコサミノグリカン	25, 31, 35
血管内皮間葉転換の関与	62
血管の扁平率	49
血管の密度	49
血流マッサージ	218
ケナコルト®	156
ケミカルピーリング	208
ケミカルピーリングの深達度	208
ケモカイン	66
ケロイド・肥厚性瘢痕　分類・評価表2011	87, 88
ケロイド・肥厚性瘢痕に対するレーザー	185
ケロイド・肥厚性瘢痕のATP値	45
ケロイド・肥厚性瘢痕の過形成	42
ケロイド・肥厚性瘢痕の形成	39
ケロイド・肥厚性瘢痕の病態理解	184
ケロイド・肥厚性瘢痕の分類	86
ケロイドと肥厚性瘢痕の違い	43
ケロイド発生部位	41
高血圧	42
膠原線維	31
膠原線維束	26
口唇	132
高反応レベルレーザー治療	190
国際放射線防護委員会	142
コラーゲン	25, 26, 31
コラーゲン線維	26
コルセット	167
コンドロイチン硫酸（CS）	36
コンピュータシミュレーション	41
【さ行】	
再建材料	126
再生能	6
細胞外液	16
細胞外構造	25
細胞外マトリックス	6, 16, 24
細胞機能の調整	25
細胞接着性分子	25
細胞接着における足場	25
剝皮的フラクショナルレーザー	199
ざ瘡瘢痕	208
サリチル酸エタノールピーリング	211
酸素分圧	49

耳介	132
自家同時性LLLT	191
色調	83
柔軟性	83
手術方法	21
術後放射線治療	136
術後放射線併用療法	136
受容	220
上肢	107, 133
照射線量	141, 147
照射部位	141
照射方法	145
上皮間葉転換	62
上腕～肩甲部	107
植皮術	110
植皮術による再建	140
シリコーンオイル	176
シリコーンクッション	176
シリコーンクリーム	178
シリコーン材	175, 176
シリコーンシート	175
シリコーンジェル	178
シリコーンジェルシート	177
白い成熟瘢痕	40
シンデカン	25
真皮縫合	102
ステロイド治療	154
生活習慣	99
制御性T細胞	54
成熟瘢痕	40
成熟瘢痕・肥厚性瘢痕・ケロイドの違い	124
切開	19, 103
接触照射	186
線維化	52, 60
線維芽細胞	5
線維増殖性疾患	60
洗顔と保湿	218
前胸部	106, 133
線種	145
線状瘢痕	165
線状瘢痕と面状瘢痕の違い	124
全身的因子（体質）	42
双茎遊離超薄皮弁	129
創の安静・固定	22
足部	134
組織内照射の適応	146
【た行】	
体幹下部	134
胎仔創傷治癒	2
体質	97
体積	84
弾性線維	31
中空照射	186
超薄皮弁	132
張力	41
手	134

低反応レベルレーザー治療……………………190
テーピング………………………………………165
デコリン……………………………………25, 27
テネイシンファミリー……………………………29
テネシンC…………………………………………25
電子線治療………………………………………69
頭部・前顎部……………………………………132
動物の瘢痕形成……………………………………8
動物の皮膚構造……………………………………8
動物モデル………………………………………10
動脈穿通枝プロペラ皮弁………………………117
トリアムシノロン（ケナコルト®）……………156
トリアムシノロンアセトニド…………………169
トロポエラスチン………………………………32
トロンボスポンジン………………………25, 28

【な 行】

乳酸値……………………………………………47
妊娠………………………………………………42
熱傷瘢痕…………………………………………124
年齢………………………………………………99
ノンカノニカル経路……………………………73

【は 行】

バーシカン…………………………………25, 27
バイグライカン…………………………………25
パルス色素レーザー……………………………191
バンクーバ瘢痕スケール…………………………77
ハンドピース……………………………………201
瘢痕拘縮…………………………………………185
瘢痕の厚さ………………………………………186
瘢痕評価スケール…………………………………76
瘢痕分類評価表……………………………………84
ピアスケロイド…………………………………105
ヒアリング………………………………………218
ヒアルロン酸………………………………25, 27
肥厚性瘢痕の予防………………………………125
非剥皮的フラクショナルレーザー……………199
肘…………………………………………………133
微小血管付加超薄皮弁…………………………127
ピタシート®……………………………………167
ヒトの皮膚構造……………………………………2
皮膚疾患…………………………………………43
皮膚の伸展方向……………………………………20
皮弁手術…………………………………………117
皮弁術による再建………………………………139
ビメンチン………………………………………66
評価ツール………………………………………83
表面性状…………………………………………83
表面積……………………………………………84
ピルフェニドン…………………………………63
ファイブリン……………………………………31
ファイブリン-4…………………………………33
ファイブリン-5…………………………………33
フィックストン®………………………167, 172
フィブリリン……………………………………25
フィブリン………………………………………25
フィブロネクチン………………………25, 26, 27

ふき取り洗顔……………………………………218
副作用……………………………………………142
物理的刺激…………………………………18, 40
部分切除…………………………………………138
フラクショナル高周波…………………………202
フラクショナルレーザー治療…………………199
プロテオグリカン…………………………25, 27
プロペラ皮弁……………………………………131
変色と凹凸………………………………………220
縫合………………………………………………103
縫合の深さ………………………………………20
縫合方法…………………………………………21
放射線一次治療…………………………………136
放射線照射治療計画……………………………148
放射線照射プロトコル…………………………141
頬部………………………………………………132

【ま 行】

マウス胎仔…………………………………………4
マトリセルラータンパク…………………25, 28
マトリックスメタロプロテアーゼ………………26
マトリリン………………………………………25
マルファン症候群…………………………………26
慢性期……………………………………195, 196
マンチェスター瘢痕スケール……………………78
ミクロフィブリル………………………………31
未熟瘢痕…………………………………………40
耳…………………………………………………105
ムコ多糖…………………………………………27
メカノシグナル伝達経路…………………………17
メカノセラピー……………………………15, 17
メカノセンサー…………………………………16
メカノバイオロジー………………………………15
メカノレセプター…………………………………16
免疫バランス…………………………55, 56, 57
面状瘢痕…………………………………………165

【や 行】

有茎超薄皮弁・遠隔超薄皮弁…………………127
遊離血管束埋入二次皮弁………………………129
遊離皮弁…………………………………………126

【ら 行】

ラミニン……………………………25, 26, 27
リシルオキシダーゼ……………………………32
リストカット……………………………110, 228
リセット・コンセプト…………………………101
リハビリメイク…………………………217, 221
レーザー治療……………………………………190
レストン™………………………………………169
ロングパルス色素レーザー……………………191

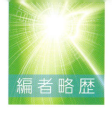

小川 令
(おがわ れい)

医師（M.D.），医学博士（Ph.D.），米国外科学会フェロー（F.A.C.S.）
日本形成外科学会認定・形成外科専門医
日本熱傷学会認定・熱傷専門医
日本創傷外科学会認定・創傷外科専門医
日本抗加齢医学会・抗加齢医学専門医

1999年　日本医科大学卒業
1999年　同大学形成外科入局
2005年　同大学大学院修了
2005年　同大学形成外科助手
2005年　会津中央病院形成外科部長
2006年　日本医科大学形成外科講師，同大学付属病院形成外科・美容外科医局長
2007年　米国ハーバード大学ブリガムウィメンズ病院形成外科研究員
2009年　日本医科大学形成外科准教授
2013年　東京大学形成外科非常勤講師（兼任）

著　書　「きずのきれいな治し方」（全日本病院出版会）
　　　　「Color Atlas of Burn Reconstructive Surgery」（Springer）
　　　　など多数

瘢痕・ケロイドはここまで治せる
― Less-Scar Wound Healing のための形成外科 ―

〈検印省略〉

2015年2月20日　第1版第1刷発行

定　価（本体14,000円＋税）

編　集	小川　令
発行者	今井　良
発行所	克誠堂出版株式会社
	〒113-0033　東京都文京区本郷3-23-5-202
	電話　03-3811-0995　　振替　00180-0-196804
	URL　http://www.kokuseido.co.jp

印刷・製本：株式会社シナノパブリッシングプレス
デザイン・レイアウト：日本トライリンガル株式会社

ISBN 978-4-7719-0436-1 C3047　￥14,000E
Printed in japan ©Rei Ogawa, 2015

- 本書の複製権・翻訳権・上映権・譲渡権・公衆送信権（送信可能化権を含む）は克誠堂出版株式会社が保有します。
- 本書を無断で複製する行為（複写，スキャン，デジタルデータ化など）は，「私的使用のための複製」など著作権法上の限られた例外を除き禁じられています。大学，病院，診療所，企業などにおいて，業務上使用する目的（診療，研究活動を含む）で上記の行為を行うことは，その使用範囲が内部的であっても，私的使用には該当せず，違法です。また私的使用に該当する場合であっても，代行業者等の第三者に依頼して上記の行為を行うことは違法となります。
- JCOPY〈（社）出版者著作権管理機構　委託出版物〉
本書の無断複写は著作権法上での例外を除き禁じられています。複写される場合は，そのつど事前に（社）出版者著作権管理機構（電話 03-3513-6969, Fax 03-3513-6979, e-mail：info@jcopy.or.jp）の許諾を得てください。